M. Phyllis Lose
Sabine Meinecke-Tillmann

Die Stute und ihr Fohlen

Die Stute und ihr Fohlen

Ein tierärztlicher Leitfaden für die Zucht

von
M. Phyllis Lose
Sabine Meinecke-Tillmann

Aus dem Amerikanischen übertragen
von Dr. med. vet. Sabine Meinecke-Tillmann

1981 · Mit 51 Abbildungen, davon 21 farbig, auf 24 Tafeln

Verlag Paul Parey · Berlin und Hamburg

Die amerikanische Ausgabe erschien unter dem Titel „Blessed are the Brood Mares" bei
Macmillan Publishing Co., Inc., New York

CIP Kurztitelaufnahme der Deutschen Bibliothek
Lose, M. Phyllis:
Die Stute und ihr Fohlen: e. tierärztl. Leitf. für d. Zucht/M. Phyllis Lose.
Sabine Meinecke-Tillmann. Aus d. Amerikan. übertr. von Sabine Meinecke-Tillmann. –
Berlin; Hamburg: Parey, 1981
Einheitssacht.: Blessed are the brood mares«dt.»
ISBN 3-489-63016-5
NE: Meinecke-Tillmann, Sabine [Bearb.]

Einband: Christian Honig, D-5450 Neuwied 1, unter Verwendung eines Fotos von
Werner Ernst, Ganderkesee

Anschriften: Lindenstraße 44–47,
D-1000 Berlin 61, Spitalerstraße 12, D-2000 Hamburg 1
Satz: Dörlemann-Satz GmbH & Co. KG, D-2844 Lemförde
Druck: Saladruck Steinkopf & Sohn, D-1000 Berlin 36
Bindung: Lüderitz & Bauer Buchgewerbe GmbH, D-1000 Berlin 61
ISBN 3-489-63016-5

Für meine Mutter

Gesegnet seien die Zuchtstuten . . .
denn sie werden Fohlen gebären.

Obgleich wir krank, schwach, müde und erschöpft sind,
Lo, können alle Dinge geboren werden!

Elizabeth Akers Allen (1832—1911)
Endurance

Danksagung

Wie kann ich jemals meiner
Sekretärin, Anna Lamp,
meinem Herausgeber, Joyce Morrow,
meiner Schwester Norma und
meiner Nichte Magaret danken . . .
gemeinsam haben sie meinen Traum
wahr werden lassen.

Geleitwort

Die Reihe der Bücher, die dem Pferd gewidmet wurden, ist lang, denn »das Schönste und Edelste, was der Mensch aus dem ganzen Tierreich seiner Herrschaft unterworfen hat, ist unstreitig das Pferd« (Taschenbuch der Pferdekunde. Herausgegeben von den Professoren A. Will und K. L. Schwab, München 1817).

Es ist ein verdienstvoller Entschluß der Verlagsbuchhandlung Paul Parey, das Werk der amerikanischen Autorin M. Phyllis Lose, das im Original den Titel »Blessed are the Brood mares« trägt und in der englischsprachigen hippologischen Literatur den Rang eines Bestsellers erreicht hat, in vorliegender Übersetzung dem deutschsprachigen Leser zugänglich zu machen.

Der Mensch, der sich durch die in fast alle Lebensbereiche auswirkende Technologie gestreßt fühlt, empfindet immer mehr das Bedürfnis zur Entspannung in der Natur und in der Beschäftigung mit dem Tier: »Zu den Tieren gehen heißt, sich heimbegeben« (Johannes Vilhelm Jensen). So ist aus dieser verstärkt erkennbaren Neigung das Pferd zunehmend als Kamerad, Freund und Partner des Menschen hervorgetreten und in diesem Zusammenhang auch das Mehr-Wissen-Wollen über seine Lebensvorgänge. Dabei fasziniert immer wieder das fundamentale Ereignis des Daseins — die Fortpflanzung — mit dem Werden und Heranwachsen der Nachkommen.

In dem Buch eröffnet die amerikanische Fachtierärztin für Pferde und Gestütswesen an lebendig geschilderten Beispielen aus ihrer großen und vielseitigen praktischen Erfahrung den Zugang zur Kenntnis über den normalen Ablauf der Trächtigkeit der Zuchtstute, der Geburt und des Puerperiums sowie über die natürlichen Anpassungsvorgänge ihres neugeborenen Fohlens bei der Umstellung aus der im Mutterleib geborgenen Existenz in die Außenwelt. Hier muß es sich bewähren, um nach Abschluß seines Lebensabschnittes als Saugfohlen, wohl vorbereitet von der Mutterstute, das unabhängige und selbständige Dasein, das mannigfache Ansprüche stellt, bestehen zu können.

In der Darstellung der Ereignisse zeigt das Buch ohne Idealisierung die wissenschaftliche Erkenntnis als Grundlage der Pferdezucht auf. Die aus dem tierärztlichen Alltag erzählte Wirklichkeit geht aber auch auf verschiedene Störungsmöglichkeiten von Trächtigkeit und Geburt ein sowie auf Gefahren, denen Mutterstute und Fohlen ausgesetzt sein können, wobei zuchthygienische Probleme, diätetische Empfehlungen, Überlegungen zur Zuchtauswahl, Maßnahmen zur Prophylaxe und umweltbedingte Einflüsse mit in die Betrachtung einbezogen sind.

Aus dem Spannungsfeld von Gesundheit und Krankheit schildert die Autorin in lehrreicher Weise und mit fesselnder Aussagekraft die Bemühungen, Regelwidrigkeiten bei Stutengeburten zu beheben, interpretiert Krankheitserscheinungen und erteilt Ratschläge für zweckmäßiges und überlegtes Handeln in bedrohlichen Situationen bei der Mutterstute und dem Fohlen, um der erforderlichen tierärztlichen Hilfeleistung möglichst günstige Voraussetzungen zu schaffen.

Die Verfasserin des Buches erweist sich nicht nur als souveräne Kennerin der Materie, sie glaubt auch an das Pferd und ist von ihm begeistert. Man erkennt ihre Zweifel, die beim nicht zu rechtfertigenden Verhalten des Menschen zum Ausdruck kommen. Sie kritisiert den Züchter, der als Besserwisser auftritt oder sich in dem Hang an rückständige »Traditionen« nicht vom Althergebrachten zu lösen vermochte und sich das moderne und fundierte Wissen, das dem Erfolg in der Pferdezucht förderlich ist, nicht immer zu eigen gemacht hat.

Das informative, spannend geschriebene Sachbuch präsentiert sich auch als aufschlußreiches Nachschlagewerk. Seine Lektüre bereichert den Pferdeliebhaber, dessen Vorkenntnisse in der geplanten oder in Angriff genommenen züchterischen Tätigkeit noch lückenhaft sind. Aber auch der in der Pferdezucht und im Gestütswesen Bewährte kann profitieren, denn er wird so manches hinzulernen und erhält Anregungen und Vergleichsmöglichkeiten zur eigenen Erfahrung oder Impulse zum Nachdenken. Jeden Pferdeliebhaber, erst recht den Züchter, natürlich den angehenden Tierarzt, der auf seinem Berufsweg die Richtung zur Praxis einschlagen möchte, werden die objektiven Schilderungen erschütternder Erlebnisse fesseln, aber auch die glücklichen Ausgänge, in denen den in Not befindlichen Tieren dank Einsatz aller verfügbaren, wissenschaftlich untermauerten Methoden geholfen werden konnte.

Die Übersetzung des Buches wurde von einer Tierärztin besorgt, die selbst über spezielles hippologisches Wissen verfügt und aus eigener Forschungsarbeit auf dem Gebiet der Tierzucht und Genetik Voraussetzungen hierzu mitbringt. Sie hat den fachlichen Teil des Originals in sinnvoller Weise den praxisbezogenen deutschen Verhältnissen unter Berücksichtigung der neueren wissenschaftlichen Ergebnisse angeglichen und durch Beifügung zahlreicher neuer Abbildungen zum wissensvermittelnden Wert beigetragen.

Harry Tillmann   Gießen, im Sommer 1981

o. Prof. Dr. med. vet. Dr. agr. h. c. Dr. iur. h. c., emer. Direktor der Ambulatorischen und Geburtshilflichen Veterinärklinik der Justus-Liebig-Universität Gießen

Vorwort

Ich habe mir immer gewünscht, ein Buch über das Pferdegeschlecht und insbesondere über die Zuchtstute zu schreiben. So habe ich nach zwanzig Jahren aufregender, aber zermürbender tierärztlicher Praxis einige meiner Fälle zusammengetragen und, während ich von Gestüt zu Gestüt fuhr, mein Tonbandgerät eingeschaltet und zufällige sowie typische Eindrücke aufgezeichnet. Mit Hilfe der Mitglieder meines Assistententeams ist dieses Buch schließlich entstanden.

Es ist schwierig, die absolute Klarheit des Ausdrucks in einem Buch beizubehalten, das für eine weitgestreute Leserschaft gedacht ist — Reiter, die es nur genießen, die Landschaft zu durchstreifen, Kinder, die gerade erste Erfahrungen mit ihrem Pony machen, Turnierreiter, Besitzer von Turnierställen, Einpferdebesitzer, Neulinge, die daran interessiert sind, ihr erstes Fohlen zu züchten, Professionelle, die die Zucht bereits in großem Stil durchführen — alle die Personen, die die Freude (und die Schwierigkeiten) gehabt haben oder haben werden, für eine Stute und ihr Fohlen zu sorgen.

Das Mysterium des Lebens wird uns von jeder Kreatur, die zur Fortpflanzung in der Lage ist, vor Augen geführt. Aber von allen Tieren, mit denen wir während unseres täglichen Lebens in enger Beziehung stehen, ist keines beeindruckender als die Stute, die mit solcher Leichtigkeit und Schnelligkeit gebärt. Nach einer kurzen Ruhepause steht sie würdevoll von dem Strohlager auf, begrüßt ihren wenige Minuten alten Nachwuchs, säugt das Neugeborene und nimmt, nachdem sie ihr Fohlen trockengeleckt hat, ihre Abend- oder Morgenmahlzeit ein.

Bald nimmt sie ihr normales Verhalten hinsichtlich Nahrungsaufnahme, Schlaf und Bewegung wieder auf, aber ihre Aufmerksamkeit gilt immer dem Fohlen.

Es gibt Dinge, die der Tierarzt, Pfleger oder Besitzer tun kann, damit die Stute und ihr Fohlen gut versorgt sind. Von diesen Dingen sowie von Maßnahmen für die Gesunderhaltung in allen Lebensstadien und für das Erreichen einer hervorragenden Verfassung zum Paarungszeitpunkt handelt dieses Buch.

Probleme können fast immer gelöst werden, wenn der Besitzer oder Pfleger lernt, wie man Fehler vermeidet und wann ein Tierarzt zuzuziehen ist. Dieses Buch hat den Zweck, den Durchschnittsstutenbesitzer zu informieren, auf die Situationen, denen man begegnen kann, vorzubereiten und Lösungen vorzuschlagen.

Nicht jeder befindet sich innerhalb der Reichweite einer Klinik oder eines Tierarztes, aber ich wünschte, daß es so wäre. Ich zum Beispiel würde gerne jedem Tier helfen, jedes Problem lösen. Da das leider unmöglich ist, möchte ich Ihnen die natürlichen Vorgänge sowie die ideale Betreuung von der Paarung bis zum Ende des ersten Lebensjahres des Fohlens beschreiben.

Manche der traurigen Unfälle, die ich aufgezeichnet habe, könnten den Eindruck erwecken, sie seien erfunden. Ich versichere Ihnen, daß sie tatsächlich stattgefunden haben. Manche hätten verhindert werden können, wäre das Pflegepersonal nicht ängstlich gewesen, wodurch Fehler in ungewohnten Situationen gemacht wurden. Andere waren unvermeidbar. Aber aus jedem Ereignis können wir lernen, auch aus einer Tragödie.

Wenn ich mit Ihrer Hilfe, der Sie dieses Buch lesen, irgendwelchen Zuchtstuten Schmerzen erspart oder Fohlen das Auf-die-Welt-kommen erleichtert habe, dann bin ich gut belohnt worden.

M. Phyllis Lose

Inhalt

1 Einleitung

Bei der hohen Geschwindigkeit war es schwierig, den mit Medikamenten, Instrumenten und Vorräten schwer beladenen Wagen zu beherrschen. Der ungenügende Reifendruck beunruhigte mich mehr als der Verkehr um zwei Uhr morgens auf der Landstraße, und die zu fahrenden zwölf Kilometer schienen mir fast einhundertzwanzig zu sein. Der langerwartete, aber gefürchtete Telefonanruf, den ich vor fünf Minuten erhalten hatte, ließ ernste Schwierigkeiten vorhersehen, und meine Befürchtungen wurden noch gesteigert, denn ich wußte, daß auf dem Betrieb, den ich jetzt aufsuchen wollte, alle Routineabfohlungen mit Können gemeistert wurden. Erst am Nachmittag des vorhergehenden Tages hatte der Gestütsleiter meine Aufmerksamkeit auf eine alte, überaus wertvolle Vollblutstute gelenkt, die den errechneten Geburtstermin überschritten hatte. Dies sollte ihr letztes Fohlen werden, denn ihr Besitzer plante ihre Pensionierung, nachdem sie viele Jahre so erfolgreich war.

Die teuflische Kurve am Ende der sich hinziehenden Straße stellt für den Fahrer immer eine Herausforderung dar, und die letzten zweihundert Meter der Strecke waren, auch wenn sie in einem vernünftigen Tempo zurückgelegt wurden, für den Wagen besonders quälend. Am Stalleingang nahm die scheinbar unendliche Fahrt mit ihren zahllosen Verzögerungen ihr Ende, das darin bestand, den Wagen anzuhalten, die Zündung abzustellen, die Tür zu öffnen, den Sicherheitsgurt zu lösen, die Praxistasche zu greifen und zum Stall zu rennen.

Leise Stimmen waren in dem dunstgefüllten Stall, in dem es zunächst unmöglich war zu sehen, wahrnehmbar, und als ich die Stallgasse hinunterlief, begegneten mir Menschen mit erschöpften Gesichtern und ängstlichen Augen. Aber plötzlich füllte ein schönes, lautes Fohlengewieher die Luft und nahm allen Beteiligten die Spannung. Als ich zur Stute gelangte, konnte ich das breite Grinsen im Gesicht des Gestütsleiters sehen, als er das strampelnde, zarte Neugeborene abrieb.

Ich untersuchte die Mutterstute und ihr Neugeborenes und sah mich dann im Stall um. Es war ein erinnerungswürdiger Anblick — eine zufriedene, stolze, erfahrene Stute und das lebende, noch nasse Fohlen stellten einen Höhepunkt nach der elfmonatigen Wartezeit dar. Während ich die Routinebehandlung fortsetzte, berichtete man mir den Hergang der Ereignisse.

Die Stute war im Stall liegend, klatschnaß und der Erschöpfung nahe, aufgefunden worden. Als der Pfleger mehrere angestrengte, ausgedehnte Wehen beobachtete, ohne daß die Fruchtblase erschien, veranlaßte er den Nachtwächter, mich zu holen und ließ die widerstrebende Stute aufstehen. Sie warf sich jedoch mehrere Male zu Boden und wälzte sich vor Schmerzen, wurde aber gezwungen, wieder aufzustehen. Schließlich war es trotz der gemeinsamen Anstrengung mehrerer Männer unmöglich, die Stute weiter im Stehen zu halten. Doch plötzlich wälzte sie sich auf die Seite, die Wehen bekamen einen anderen Rhythmus, und sie gebar, gerade als ich durch die Stalltür kam, ein lebendes Fohlen.

Offensichtlich hatte das Fohlen zunächst eine Haltung eingenommen, die die normale Geburt unmöglich machte. Dadurch, daß der Pfleger die Initiative ergriff, nachdem er sicher war, daß die Stute Hilfe benötigte und sie zum Aufstehen zwang, half sich die Natur selbst, und die Haltung des Fohlens änderte sich, als es durch Einwirkung der Schwerkraft in den großen Uterus zurückrutschte; die natürliche Geburt wurde möglich.

Als ich zur Abfahrt bereit war, verzehrte die Stute ruhig ihr Heu, und ich bemerkte bei meinem letzten Blick auf das friedliche Paar, wie sie mich mit erstaunlich intelligent blickenden Augen ansah, als ob sie mit mir übereinstimmte, daß alles in Ordnung sei.

Während der Rückfahrt begann die Sonne den Himmel zu erhellen, und die Aktivitäten, die von den verstreut liegenden Milchkuhställen zu sehen und zu hören waren, verdeutlichten die frühe Stunde. Trotz der Anstrengung, die nötig war, meine Augen offen zu halten und mich auf das Fahren zu konzentrieren, fühlte ich mich zufrieden — mit Gott und der Welt — und sogar mit meinem Auto.

Eine neue Abfohlsaison hatte begonnen.

Episoden mit glücklichem Ausgang, bei denen sich die Natur behauptet, sofern sie eine Chance erhält, entschädigen den nicht zur Ruhe kommenden Praktiker für seine Mühen. Zahlreiche Stuten fohlen ohne Schwierigkeiten. Die Ausnahmen resultieren aus nur kleinen Regelwidrigkeiten oder winzigen Abweichungen, die ein Rädchen in der eindrucksvollen Maschinerie der Geburt verstellen, wodurch eine chaotische Wende der Ereignisse zustande kommen kann und eine Hilfeleistung notwendig wird.

Die Abfohlsaison beginnt Ende Januar und bedeutet für den Praktiker wenig Schlaf, unregelmäßige Mahlzeiten, die meist nur aus belegten Broten bestehen, und kurze Aufenthalte, um Medikamente und Instrumente zu ersetzen. Abfohlungen, die normalerweise nachts stattfinden, kommen zu den Anforderungen der normalen Zuchtsaison hinzu, so daß die ganze Szene einer Fließbandarbeit ohne Schichtwechsel ähnelt. Die ganze Nacht bemühen wir uns, Fohlen auf die Welt zu helfen und ernten so die Früchte der Bemühungen des letzten Jahres, während tagsüber Anstrengungen gemacht werden, andere Stuten trächtig zu bekommen, um so die Früchte für das nächste Jahr zu sichern. Daneben muß auch Zeit für andere tierärztliche Probleme bleiben. Es ist deshalb kein Wunder, daß Praktiker an der Zweckmäßigkeit einer starren, kurzen Zuchtsaison zweifeln.

Veterinärmedizinische Ausbildungsstätten heben das Wissen und den akademischen Standard besonders hervor, aber keine weist auf die physische Kraft und vor allem die Ausdauer hin — die Ausdauer, die vom Tierarzt gefordert wird, den Belangen der Zuchtsaison zu entsprechen, die, auf die normalen Praxisanforderungen verteilt, über das Jahr noch aufgestockt werden müssen.

Eine schier unbegrenzte Energie wird benötigt, einer Stute während einer schwierigen Geburt zu helfen, eine unterstützende, aufbauende Therapie bei einem schwachen Fohlen durchzuführen, für das Einsetzen der Atmung bei Neugeborenen zu sorgen, Gipsverbände an verstellten Gliedmaßen anzubringen, Stuten zu untersuchen, Zuchtdaten zu ermitteln, mit den Anforderungen der Problemstuten fertig zu werden, Fruchtbarkeitsuntersuchungen durchzuführen und die Leistungsfähigkeit von Zuchthengsten zu steigern.

Dazwischen müssen Kolikbehandlungen, Röntgenuntersuchungen der Gelenke von Rennpferden und eine kosmetische Operation der Gesichtsverletzung eines Fohlens neben der zwölfstündigen Überwachung und Behandlung eines schwachen Neugeborenen durchgeführt werden.

Wäre es dann Zeit, sich zu baden, zu essen und auszuruhen, bittet eine Stimme am Telefon: »Bitte kommen Sie schnell. Meine Stute fohlt.« Ein endloser Zyklus, den wir entweder lieben lernen oder der uns zum Aufgeben und zur Suche nach einer anderen Beschäftigung mit geregelter Arbeitszeit bringt.

Zusätzliche Aufgaben machen es bei der großen Zahl von Anrufen bis spät in die Nacht während der Saison notwendig, einen Assistenten einzustellen. Die Zahl von enthusiastischen jungen Leuten, die Pferdepraktiker werden wollen, setzt mich immer in Erstaunen. Ihr vielfach oberflächlicher Eindruck von der Praxis und ihrem Glanz wechselt immer zu einem Bewußtwerden über die Anforderungen des Dienstes an den Tieren. Ohne Ausnahme wünschen sich alle meine Assistenten, bei Abfohlungen zuzuschauen, aber sie lernen bald, daß sie nur die schwierigen, unschönen Geburten sehen werden. Die Geschwindigkeit einer normalen Geburt und die kurze Zeitspanne vom Anruf bis zum Erscheinen der Fruchtblase sind Gründe dafür, daß die Fohlen vor dem Tierarzt ankommen, und es ist immer ein bedenkliches Zeichen, wenn mein Wagen zum Halten kommt und das Fohlen immer noch nicht geboren ist.

Wenn die neuen Assistenten Erfahrungen gesammelt haben, sind sie unwillkürlich freudig erregt, das Fohlen bereits vorzufinden, da ihnen jetzt die drohenden Verwicklungen, die auftreten können, bewußt sind.

Ein gesundes Fohlen zu haben, unabhängig von Farbe oder Geschlecht, ist nicht nur ein freudiges Ereignis, sondern erfordert einen sorgfältigen, planenden Einsatz des Züchters. Sollten Sie zu den zahlreichen Leuten mit Interesse an der Pferdezucht zählen, werden Sie den Wunsch nach mehr als nur einem selbstgezogenen Fohlen, auf das Sie stolz sein können, hegen, sei es, um einen Zweck oder einen Traum zu erfüllen.

Hier ist der Punkt, einige Fakten zu überdenken. Man sollte sich daran erinnern, daß das Fohlen von beiden Eltern die gleiche Anzahl von Chromosomen (aus der Ei- beziehungsweise der Samenzelle) erhält. Warum beginnen dann viele, besonders die Neulinge, die Zucht mit einer schlechteren Stute? Zahlreiche Anfänger sind im Besitz einer Stute, die aus verschiedensten Gründen abgegeben, von der lieben alten Tante geerbt oder von Nachbarn »billig« erworben wurde. Man sollte der Versuchung, mit ihr zu züchten, nicht unüberlegt erliegen, sondern daran denken, daß das Fohlen zu fünfzig

Prozent Erbmaterial von der Stute erhält, die Sie jetzt vor den Augen haben. Sie könnte zwar einen Schatz von versteckten, rezessiven Genen besitzen, aber die Chancen, daß dieses vortreffliche Erbgut auch tatsächlich wirksam würde, sind nicht allzu groß. Warum verbessern Sie stattdessen die Chancen nicht dadurch, daß Sie bei der Auswahl der Stute die gleiche Zeit, Energie und den gleichen Aufwand einsetzen, wie bei der Wahl des Hengstes und damit des Vaters Ihres zukünftigen Pferdenachwuchses?

Wählen Sie Ihre Stute mit der gleichen Objektivität, Überlegung und Vorsicht wie den Hengst aus. Die verwendete Zeit und die kleinen Unbequemlichkeiten repräsentieren eine Investition, die aussichtsreich und lohnend ist. Sehen Sie Ihre Stute nicht als Brutschrank an, aus dem eine Miniatur des blendend schönen Hengstes, den Sie ausgewählt hatten, schlüpft, sondern erinnern Sie sich daran, daß dem Nachwuchs zwei mengenmäßig gleiche genetische Anteile mitgegeben werden, die seine Eigenschaften und Fähigkeiten bestimmen.

Der Züchter sollte über das ins Auge gefaßte Tier Nachforschungen anstellen und sein Pedigree genau prüfen, da es wiederum eine Zusammensetzung des Erbmaterials seines Vaters und seiner Mutter repräsentiert, wodurch sich weitere Hinweise für mögliche erwünschte als auch unerwünschte Charakteristika Ihres zukünftigen Fohlens ergeben. Natürlich wird der Einfluß der früheren Generationen geringer sein, so daß die größere Aufmerksamkeit auf das Individuum, das Sie in Betracht ziehen, gelenkt werden sollte.

Zudem leistet die Stute noch einen weiteren Beitrag durch ihren ständigen Einfluß, ihre Verhaltensweisen und ihre Persönlichkeit. Denken Sie außerdem daran, daß die Stallgefährten, sofern vorhanden, auch eine Rolle spielen, denn Fohlen sind Nachahmer. Die sehr sorgfältige Auswahl Ihrer Stute stellt einen Hauptfaktor im Unternehmen der Pferdezucht dar. Sie könnte bei Erfüllung der in sie gesetzten Erwartungen die Mutter aller Ihrer zukünftigen Fohlen werden.

Jedes unerwünschte Merkmal einer Stute, gleich wie gering, wird meist unverändert beim Fohlen sichtbar, wenn es das erste Mal steht, um zu trinken, denn die meisten dieser Eigenschaften werden dominant vererbt und lassen sich nicht durch den Hengst ausgleichen.

Die Hengstauswahl ist etwas einfacher. Alle Daten, sachdienlichen Informationen und Angaben über Leistungen sind bei den Zuchtverbänden, Züchtervereinigungen, Gestüten und Interessengemeinschaften zu bekommen, denn nur gekörte Hengste dürfen eingesetzt werden. Durch die staatliche und private Hengsthaltung sind große Auswahlmöglichkeiten gegeben, die es auch Ihnen erlauben sollten, den hinsichtlich Gestalt, Leistung und Abstammung passenden Partner für Ihre Stute zu finden, um so wünschenswerte Charakteristika zu ergänzen und unerwünschte auszuschalten oder zu verringern.

In Landgestüten besteht außerhalb der Zuchtsaison durch Anwesenheit aller Hengste vielfach die Möglichkeit, Vergleiche zu ziehen. Dagegen wird die Auswahl während der Saison erschwert, da die Hengste dann auf den Stationen stehen. Das gleiche Problem besteht, wenn man private Vatertiere besichtigt.

Gestütsbesitzer sind Geschäftsleute; deshalb ist zu erwarten, daß jeder Hengst so präsentiert wird, wie es für ihn am vorteilhaftesten ist. Lassen Sie sich nicht nur vom glanzvollen Vorüberparadieren beeinflussen, sondern stellen Sie im Geist Vergleiche an und wägen Sie das gesamte Erscheinungsbild in bezug auf Ihre Stute ab. Man wird zu leicht durch das Bewundern eines einzelnen Pferdes abgelenkt und kann den ursprünglichen Plan aus den Augen verlieren.

Die Deckgebühren sind zwar ein wichtiger Gesichtspunkt, jedoch sind diese Kosten im Vergleich zur Unterhaltung der Stute meist gering — warum also nicht den besten Hengst wählen, den man sich leisten kann? Machen Sie nicht den Fehler, daß eine geringe Preisdifferenz zwischen den Deckgebühren den Ausschlag gibt, sondern wählen Sie davon unabhängig das beste Pferd aus, und bemühen Sie sich um eine Verbesserung des Zuchtergebnisses.

In der Vollblutzucht sind die Hengstbesitzer beim Abschließen von Verträgen oft sehr wählerisch. Eine Stute minderer Qualität kann die jährliche Statistik und die Durchschnitte der Zuchtleistung eines Hengstes ungünstig beeinflussen. Deshalb ist häufig, sehr zum Erstaunen des unerfahrenen Züchters, die angekündigte Deckgebühr nicht der Hauptgesichtspunkt für den Besitzer eines hervorragenden Hengstes, sondern die Qualität und der Zuchtwert der Stute. In den großen amerikanischen Gestüten läßt man nicht zu, daß einer der Hengste eine geringwertigere Stute deckt, gleich wieviel Geld dafür geboten wird, denn der Ruf des betreffenden Vatertieres könnte leiden, wenn Fohlen von fragwürdiger Qualität auf den Markt kommen.

Vor dem Erwerb einer Stute sollte sich der künftige Besitzer beraten lassen, denn Fehler können teuer und entmutigend sein. Eine tierärztliche Untersuchung des betreffenden Tieres, bei der sich auch die Fruchtbarkeitsaussichten ermitteln lassen, ist anzuraten. Hoffnungen und Erwartungen könnten sonst durch die Erkenntnis zunichte gemacht werden, daß Ihre Stute, die Sie zu solch einem vernünftigen Preis erworben zu haben glauben, den züchterischen Anforderungen nicht entspricht oder durch die tierärztliche Untersuchung Fruchtbarkeitsprobleme aufgedeckt werden.

Solche Rückschläge sind teuer. Es ist deshalb sinnvoll, sich durch erfahrene Züchter oder andere in der Pferdezucht engagierte Personen beraten zu lassen und das Für und Wider zu diskutieren. Sie werden von der Hilfsbereitschaft überrascht sein, wichtige Informationen und moralische Unterstützung erhalten oder sogar neue Freunde mit den gleichen Interessen finden. Die meisten sind bestrebt, einem Neuling weiterzuhelfen, und es wäre unvernünftig, verfügbares Wissen nicht zu nutzen. Untermauern Sie Ihre Entscheidungen durch Fakten aus mehreren Quellen und den Rat von Personen, die hierbei kein Eigeninteresse vertreten.

Jedes Jahr stellt eine große Investition dar, wenn man Pferde züchtet. Das beste Ergebnis, das man erwarten kann, ist ein Fohlen pro Jahr von der betreffenden Stute. Zwillinge, Drillinge und größere Würfe sind bei anderen Spezies normal. Beim Pferd dagegen werden Zwillingsträchtigkeiten ungünstig beurteilt und sind unerwünscht.

Möglicherweise ist es die ungewöhnlich lange Trächtigkeitsdauer der Stute, die die Menschen veranlaßt, mit Ungeduld auf das Ergebnis ihrer Bemühungen und Planungen und die Belohnung am Ende des elften Monats zu warten. Ein lebendes Fohlen ist zwar eine Dividende, jedoch gehört meist noch mehr dazu, wenn Sie einen Rückgewinn Ihrer Investitionen wünschen. Die Preise für Absatzfohlen, Jährlinge oder ältere Pferde regeln sich im allgemeinen nach Angebot und Nachfrage, und es ist oft günstiger für den Züchter, das Fohlen selbst aufzuziehen.

Wenn die Stute ein Fohlen bei Fuß hat und erneut erfolgreich bedeckt wurde, besteht bei ihr eine Periode der doppelten Produktivität.

Ganz gleich auf welchem Gebiet Ihr Interesse liegt — Rennen, Jagdreiten, Turniersport, Freizeitgestaltung — oder welche Pferderasse Sie bevorzugen, es gilt immer die goldene Regel: Züchte mit dem besten Material, dann kannst Du auf das beste Produkt hoffen. Das ist ein guter Leitsatz, aber es ist mehr als Hoffnung nötig. Stute und Hengst sind die erste Sorge, Management und Züchtung die zweite. Dann kommt das Fohlen, in das man alle Hoffnungen gesetzt hat und die mit ihm erfüllt oder verloren sind.

Zum Schluß noch ein Wort an eine ganz besondere Gruppe von Pferdebesitzern — die Gruppe, für die dieses Buch eigentlich geplant war, obwohl zunächst das Gegenteil zuzutreffen scheint. Ich beziehe mich auf diejenigen unter Ihnen, die bereits mit einem Mitglied der Pferdefamilie gesegnet sind: es kann eine Stute, ein Pony oder eine Eselin sein, ganz egal. Diese geliebten Kreaturen erfüllen vielleicht nicht die Anforderungen, die ich für die Auswahl einer Zuchtstute mit der Aussicht eines günstigen Verkaufs der Nachkommen angeführt habe; aber wenn Sie ein Tier besitzen, das ideal auf Ihre Anforderungen abgestimmt ist und mit dem Sie oder Ihre Kinder zum eigenen Vergnügen ein Fohlen züchten wollen, das in der Familie bleibt, lassen Sie es untersuchen und bringen Sie es zum Hengst Ihrer Wahl.

Folgen Sie dabei zu einem vernünftigen Ausmaß meinen Vorschlägen hinsichtlich der Auswahl eines Hengstes, denn das könnte die Fehler der Stute mindern, wenn sie welche haben sollte oder, wenn möglich, das Aussehen ihrer Nachkommen verbessern.

Alle die anderen Kapitel, die die Periode von der ersten Begegnung mit dem Hengst über die Geburt bis zum Erreichen des Jährlingsalters einschließen, sind auch auf Ihr spezielles Tier anwendbar.

2 Vorbereitungen

Obwohl dem Stutenbesitzer während der Zuchtsaison zunächst keine große Bedeutung zukommt, wenn er seine Stute auf ein Gestüt gibt, ist es doch eine seiner wichtigsten Verpflichtungen, dem Gestütsleiter oder Hengsthalter eine gesunde Stute vorzustellen, die mit den gewünschten Bescheinigungen ausgestattet ist.

Die meisten Gestüte fordern neben der zwingend vorgeschriebenen Bescheinigung über die zuchthygienische Untersuchung eine neue Impfbescheinigung und gegebenenfalls einen negativen Coggins-Test; zusätzlich wird ein internationales Gesundheitszeugnis verlangt, wenn die Stute über Landesgrenzen gebracht werden soll. Diese Dokumente können alle mit tierärztlicher oder amtstierärztlicher Hilfe beschafft werden.

Eine regelmäßige Kommunikation zwischen Stutenbesitzer und Gestütspersonal ist wichtig, aber auf der Höhe der Zuchtsaison häufig mit Schwierigkeiten verbunden. Einschließlich des täglichen Abprobierens und der anfallenden Bedeckungen müssen so viele Daten gesammelt und auf der Karteikarte jeder Stute vermerkt werden. All diese Papierarbeit wird noch auf ein bereits voll beladenes Tagespensum aufgepfropft und stellt eine zusätzliche Belastung zu der täglichen, anstrengenden körperlichen Arbeit dar.

Stellen Sie sich einen Telefonanruf beim Gestütsleiter spät am Abend vor, bei dem eine freundlich besorgte Stimme am Hörer sagt: »Guten Abend, hier ist Frau Schmidt. Wie geht es meiner Stute?«.

Nach dem Abprobieren und Versorgen von bis zu hundert Stuten von Sonnenaufgang bis zur letzten abendlichen Kontrolle, ist es für den erschöpften Gestütsleiter kaum möglich, diese namenlose Stute zu identifizieren. Wenn er nach der Karteikarte suchen will, um einen genauen Bericht geben zu können, so muß er wahrscheinlich ein schier endloses Geplauder unterbrechen, um den Namen des Tieres vom gesprächigen Besitzer zu erfahren.

Das Gestütspersonal entwickelt mit der Zeit eine tiefe Dankbarkeit für jenen Besitzer, der dadurch Verständnis zeigt, daß er die Anrufe in die Dienstzeit legt und sofort sachdienliche Informationen geben kann. Wieviel weniger frustrierend wäre ein Anruf, wenn er sich so darstellte: »Guten Tag Herr Müller, hier ist Frau Schmidt. Haben Sie Ihre Aufzeichnungen in der Nähe? Wie geht es meiner braunen Maidenstute »Baby's Dream«? Wenn Sie sich erinnern, sie wurde vor vier Wochen vom Transportunternehmen Braun zu Ihnen gebracht. Ist sie bereits gedeckt worden?« Das würde jedem hart arbeitenden Gestütsangestellten die Auskunft erleichtern und sowohl den Besitzer als auch die Stute sofort in ein gutes Licht rücken.

Nach einer schier endlosen Wartezeit von sechs oder sieben Wochen werden Sie dann einen Anruf erhalten, der ankündigt, daß Ihre Stute trächtig ist und abgeholt werden kann.

Wenn Sie Ihre Stute dagegen selbst zum Hengst bringen, ist die richtige Rosseerkennung und das Führen eines Rossekalenders zweckmäßig, damit termingerechte Bedeckungen möglich werden und dem Tierarzt Hinweise gegeben werden können, wenn Fruchtbarkeitsstörungen bestehen. Angaben zum Zyklusablauf aus dem Gedächtnis sind meist äußerst lückenhaft und unzuverlässig.

Da bei einzelnen Stuten erhebliche Unterschiede in der Zykluslänge (erster Tag der Rosse bis zum ersten Tag der nachfolgenden Rosse) und der Rossedauer (Zeit des Auftretens eindeutig erkennbarer Erscheinungen des Geschlechtstriebes) bestehen, ist der Rossekalender für den Züchter unentbehrlich.

Die Trächtigkeit kann von erfahrenen Tierärzten bereits ab dem achtzehnten bis einundzwanzigsten Tag nach der Bedeckung durch die rektale Untersuchung (Abtastung der Geschlechtsorgane durch den Enddarm) festgestellt werden.

Es sind aber auch biologische und immunologische Trächtigkeitsnachweise möglich, bei denen meist PMSG (pregnant mare serum gonadotropin), ein gonadotropes Hormon fetalen Ursprungs, im Blutserum der graviden Stute nachgewiesen wird.

Der Nachweis von PMSG ist zwischen dem einundvierzigsten und hundertdreißigsten Tag der Trächtigkeit möglich. Der höchste Spiegel ist jedoch zwischen dem fünfzigsten und achtzigsten Tag nach der Bedeckung zu erwarten, so daß sich die Fehlerrate durch Blutuntersuchungen in diesem Zeitraum senken läßt. Für die frühe Trächtigkeitsuntersuchung eignet sich auch die Progesteronbestimmung im Blut oder in der Milch.

Lassen Sie Ihren Tierarzt, bevor die Deckgebühr fällig wird, die

Stute einmal untersuchen, denn sie kann die Frucht resorbiert oder ausgestoßen haben.

Die normale Trächtigkeit bei der Zuchtstute dauert dreihundertdreißig bis dreihundertfünfzig Tage, und die meisten Pferde fohlen zwischen dem dreihundertzweiunddreißigsten und dreihundertachtundvierzigsten Tag. Eine Verlängerung oder Verkürzung dieser Zeitspanne ist ein Grund zur Aufmerksamkeit und erfordert eine sorgfältige Beobachtung der Stute.

Die genaue Trächtigkeitsdauer kann nicht berechnet werden, da die Stute sowohl genetischen Einflüssen als auch Einwirkungen aus der Umwelt unterliegt und der Hengst und viele andere Faktoren eine Rolle spielen können. Das führt zu unvermeidbaren Unbequemlichkeiten und Aufregungen, aber auch zu großer Spannung und Erwartung.

Während die Stute mit der Produktion des Fohlens die Hauptlast trägt, können Sie, der gewissenhafte Besitzer, viele Dinge tun, um die Gesundheit und das Wohlbefinden des Muttertieres und des zu erwartenden Nachwuchses zu gewährleisten.

Ernährung

Die Berechnung des Nährstoffbedarfes ist für die Ernährung des Pferdes sowie für seine Gesundheit und Fruchtbarkeit von Bedeutung. Die Werte sind leider bisher noch nicht wissenschaftlich einwandfrei dargelegt, und die Forschung auf diesem Gebiet liegt weit hinter der für andere landwirtschaftlichen Nutztiere zurück, wurde jedoch in den letzten Jahren intensiviert.

Der Nährstoffbedarf liegt bei der Stute während der frühen Gravidität etwa auf dem gleichen Niveau wie vor der Trächtigkeit, deshalb sollte man, wenn keine Arbeitsleistung verlangt wird, die Energiezufuhr weitgehend auf den Ernährungsbedarf abstimmen. Sofern der Stute jedoch auch noch Leistung abverlangt wird, müssen entsprechende Futterzuschläge berücksichtigt werden. Als Faustregel kann man dabei annehmen, daß ein durchschnittlich großes Warmblutpferd bei leichter Arbeitsleistung vierhundertfünfzig bis vierhundertachtzig Gramm verdauliches Rohprotein und zwanzig Megakalorien verdauliche Energie pro Tag erhalten sollte. Eine entsprechende Ration läßt sich leicht an Hand der DLG-Futterwerttabellen für die in jedem Stall individuellen Fütterungsbedingungen berechnen.

Bei der traditionellen Heu-Hafer-Fütterung würden dem Pferd beispielsweise fünf bis sechs Kilogramm Heu und vier bis viereinhalb Kilogramm Hafer gegeben. Hierbei ist jedoch der Zusatz einer vitaminisierten Mineralstoffmischung nötig, um insbesondere die Kalzium- und Karotinversorgung zu verbessern, oder man tauscht einen Teil des Hafers gegen ein geeignetes Ergänzungsfutter aus.

Werden dagegen Mischfutter gegeben, so sind sie meistens in der gleichen Menge wie Hafer zu füttern, es sei denn, sie weisen einen höheren Energiegehalt auf, was eine entsprechende Reduktion in der Menge erforderlich macht. Der freie Zugang zu Wasser muß selbstverständlich gewährleistet sein, und auch ein Salzleckstein sollte in der Box nicht fehlen.

Vor der Paarung der Stute ist besonders am Ende des Winters an eine ausreichende Vitaminversorgung zu denken, um die Fruchtbarkeitsaussichten zu verbessern.

Es reicht aus, wenn erst ab dem achten Trächtigkeitsmonat eine Zulage bei der Fütterung berücksichtigt wird, da jetzt ein Mehrbedarf an Nährstoffen für die wachsende Frucht besteht. Man steigert dabei allmählich die Kraftfuttermenge und reduziert die voluminösen Futtermittel in gewissem Ausmaß (im 8. Monat zunächst Steigerung um 75 g verdauliches Rohprotein und 0,4 Mcal verdauliche Energie pro Tag, dann langsamer Anstieg, bis im 11. Monat ein Zusatz von 225 g verdauliches Rohprotein und 1,05 Mcal verdauliche Energie pro Tag erreicht ist).

Die Befürchtungen, durch Eiweißüberfütterung bei einer trächtigen Stute Rehe zu induzieren, sind unnötig. Das Auftreten einer Fütterungsrehe ist in der Häufigkeit verschwindend gering und läßt sich dann meistens auf sogenannte Futterkammerunfälle und die dabei erfolgende maßlose Haferaufnahme oder einen nicht informierten Pferdepfleger, der die Stute mit Kraftfutter vollstopft, zurückführen. Bei Zuchtstuten kann Rehe jedoch nach der Geburt auftreten, ist aber dann meist auf eine Nachgeburtsverhaltung zurückzuführen.

Bei der Ernährung der trächtigen Stute ist auf eine besonders gute Qualität der Futtermittel zu achten, und der auf gute Fütterung bedachte Besitzer sollte sich rechtzeitig mit hochwertigem Futter, das oft schwer zu finden ist, eindecken. Dem Amateurzüchter wird häufig mit Mißtrauen begegnet, wenn er beim Futterkauf kritisch mit dem Bauern verhandelt. Dem Landwirt scheint das Heu von seinem eigenen Grund und Boden so an das Herz gewachsen zu sein, daß der von ihm verlangte Preis nicht immer der Vorstellung des Käufers entspricht.

Das zu bevorzugende Heu muß vielseitig zusammengesetzt und nicht zu stengelreich sein, ein frisches grünes Aussehen und einen angenehmen aromatischen Heugeruch aufweisen und im Feuchtigkeitsgehalt nicht über fünfzehn Prozent liegen, da sonst ein Schimmelpilzwachstum begünstigt wird. Das hochsensible Pferd reagiert bereits auf einen geringen Pilzbefall und kann ernsthaft erkranken — auch Pilzaborte können vorkommen.

Es kommt darüberhinaus heutzutage noch in bedenklichem Ausmaß vor, daß tragende Stuten unterernährt sind oder unter den Folgen einer Fehlernährung zu leiden haben. Unglücklicherweise behaupten sich alte und nicht zutreffende Meinungen immer noch, so daß die Fütterungsgewohnheiten in vielen Ställen nicht optimal sind.

Ich erinnere mich an eine traurige Episode, die passierte, weil zwei wohlhabende Amateurpferdezüchter den Ratschlägen eines professionellen Besserwissers folgten und verheerende Folgen erfahren mußten.

Ich wurde zu einer stark unterernährten, im zehnten Monat trächtigen Stute gerufen, deren Besitzer ahnten, daß irgendetwas nicht in Ordnung war. Man hatte ihnen die genaue zu fütternde Menge Hafer und Heu empfohlen und ihnen eingeschärft, sie sollten nicht zulassen, daß die Stute vor der Geburt zunimmt, da nach der Geburt außerhalb der Gebärmutter für das Fohlen mehr Platz zum Wachstum vorhanden sei. Solch eine irrige Annahme sollte für immer aus dem Gedächtnis getilgt werden.

Über zwanzig Jahre habe ich gut genährte Zuchtstuten beobachtet und habe niemals ein Fohlen gesehen, das, hervorgerufen durch die Menge des an die Stute verabreichten Futters, zu groß geworden war, um geboren zu werden. Die Größe wird hauptsächlich genetisch, aber auch durch die Rasse und Größe des Muttertieres und die Trächtigkeitsdauer beeinflußt, so daß die Fohlen, abgesehen von auftretenden genetischen Anomalien, trotz des geringen Spielraums, den die Natur für die Absicherung der Geburt gelassen hat, nicht zu groß werden, um auf natürlichem Wege auf die Welt zu kommen. Es besteht selbstverständlich die Notwendigkeit zu vermeiden, daß tragende Stuten mastig werden.

In dem geschilderten Fall offenbarte mein erster Blick auf die unterernährte Stute eine drohende Tragödie. Durch das Stallfenster war die Silhouette eines Knochengerüstes, von dem ein großer, ballonähnlicher Sack herabhing, zu sehen — eine unvergeßliche Erscheinung. Irreparable Schäden waren verursacht worden, so daß Stute und Fohlen trotz meiner Anstrengungen während des letzten Trächtigkeitsmonats, Nährstoffe durch Infusionen, Zusatzfutter und besonders zubereitete Futtermittel zuzuführen, verloren waren.

Natürlich handelte es sich hier um einen Extremfall, aber er ist ein lebendiges Beispiel für das, was passieren kann und was sogar bei wohlmeinenden Leuten geschieht.

Bewegung

Bewegung ist beim Pferd eine zwingende Notwendigkeit, denn ohne sie werden alle vitalen Körperfunktionen zu einem gewissen Grad beeinträchtigt. Herz, Lunge, Verdauungsapparat, Muskelfunktion (die direkt mit der Durchblutung zusammenhängt) und sogar die Hufe der Stute werden durch Bewegung günstig beeinflußt. Frische Luft und die Möglichkeit, ungestört auf der Weide oder im Auslauf umherzuschweifen, führen zu gutem Appetit, Gesundheit und Zufriedenheit.

Die trächtige Stute sollte zur Gewährleistung ihrer Sicherheit und ihres Wohlbefindens nur gemeinsam mit anderen trächtigen Stuten, alleine oder in Gesellschaft eines alten Freundes (ein ruhiges Pony oder ein alter, toleranter Esel) herausgelassen werden. Eine gemischte Gesellschaft führt häufig zu einer Katastrophe — eine Lektion, die viele Züchter lernen müssen. Wallache sind oft die Hauptschuldigen und können die größte Gefahr für die Stute darstellen. Einige dieser Pferde bleiben ihr ganzes Leben auf amourösen Pfaden und liefern dadurch potentielle Probleme. Die nächste Gefahr geht von »falschen Wallachen« oder »Klopphengsten« aus, die äußerlich als Neutrum erscheinen, sich aber wie ein Hengst benehmen.

Hier handelt es sich um Tiere, die unvollständig kastriert wurden, weil ein Hoden nicht aus der Bauchhöhle abgestiegen war. Im Fall des echten Wallachs ist ein solch bizarres Verhalten nicht ohne weiteres zu erklären.

Weitere Gefahrenquellen sind offenkundig, denn Maiden und güste Stuten sind aktiver und konkurrenzfähiger als die trächtige Stute, die in ihrer Gesellschaft deutlich im Nachteil sein wird. Sie verdient während der Gravidität sicherlich einen verträglicheren Umgang.

Stall

Der Züchter sollte dafür sorgen, daß eine geeignete Abfohlbox zur Verfügung steht, die auch während der Säugeperiode genutzt werden kann. Ihre Größe ist ein wichtiger Gesichtspunkt, denn die Stute benötigt ausreichend Platz, um abfohlen zu können, und es muß auch genügend Raum vorhanden sein, der es erlaubt ihr zu helfen, wenn es notwendig werden sollte. Außerdem müssen Stute und Fohlen diese Quadratmeter bis zum Absetzen teilen. Sechs mal sechs Meter sind optimal. Gewöhnlich werden Abfohlboxen mit diesen Ausmaßen in größeren Gestüten gefunden. Für Besitzer kleiner Zuchtställe bietet sich als Lösungsmöglichkeit das Entfernen der Trennwand zwischen zwei normalen Boxen an, um so den Platz zu verdoppeln.

Die Box sollte glatte, vorsprungslose Innenflächen haben und bis zu einer Höhe von mindestens einmeterzwanzig solide sein, um zu verhindern, daß das Fohlen seine Gliedmaßen in Löcher oder Spalten stecken kann. Auch die Türen, die bis zum Boden reichen und ebenfalls solide und gut gesichert sein müssen, dürfen nicht übersehen werden. Abnehmbare Futterkrippen und Tränken sollten hoch genug angebracht werden, um Verletzungen zu vermeiden. Metallene oder hölzerne Heuraufen dürfen nicht im Stall bleiben.

Eines Morgens wurde ich wegen eines Notfalls sehr früh aus dem Bett geholt. In dem Gestüt, das mich alarmiert hatte, fand ich ein hervorragendes Fohlen vor, das unter einer hölzernen Stalltür hoffnungslos verkeilt war, deren Hauptgewicht direkt über Herz, Lunge und Rippen lag.

Oben: Natürliche Paarung

Unten: Stute 8 Tage vor dem Geburtstermin. Das Beckengewebe ist durchsaftet, aufgelockert und am Unterbauch ist ein Ödem zu erkennen.

Ich forderte den Stallburschen auf, die schwere Tür aus den Angeln zu heben und von dem schwachen Körper zu entfernen. Das Fohlen befand sich in einem Schockzustand; seine Rippen waren gebrochen und hatten sich in die Lunge gebohrt, was zu einer unstillbaren Lungenblutung führte. Ein wunderschönes dunkelbraunes Stutfohlen verlor sinnlos sein Leben unter einer Tür.

Als ich das Gestüt verließ, gelobte ich feierlich, diese Geschichte jedem weiterzuerzählen, in der Hoffnung, daß sich solch ein trauriger Unfall niemals wieder ereignen würde.

Ein Stall sollte so sicher und zweckmäßig wie möglich sein und gute Belüftungsmöglichkeiten aufweisen. Dabei muß gewährleistet sein, daß das Fohlen keinem Zug oder direktem Luftstrom ausgesetzt wird, egal ob es steht, spielt oder im Stroh schläft.

Zur notwendigen Ausrüstung des Stalles gehört auch ein der Abfohlbox benachbarter und mit einem versteckten Beobachtungsfenster versehener Schlafplatz für die Stallwache, die die Geburtsüberwachung rund um die Uhr ausführt. Es ist sinnvoll, hier ein Verständigungssystem (Telefon, Glocke, Summer oder Gong) einzurichten, um bei bestehenden Komplikationen andere aufmerksam machen zu können, ohne den Platz verlassen zu müssen.

Ihr Abfohlstall muß sauber sein. Schrubben Sie Stallboden, -wände und -decke mit heißem Seifenwasser oder anderen Detergenzien und benutzen Sie, wenn nötig, eine Drahtbürste, um all den sichtbaren Schmutz und alles organische Material zu entfernen. Haben Sie einen Naturboden, sollte eine Schicht ausgehoben und der Boden dann wieder eingeebnet werden.

Wenn der Stall sorgfältig gesäubert und trocken ist, muß er desinfiziert werden. Hierfür ist ein Gartensprühgerät mit einer feinen Düse geeignet, denn der Sprühnebel erreicht Risse und Spalten, die sonst übersehen werden könnten. Auch Krippen und Tränken sind einzubeziehen. Die meisten im Handel erhältlichen Desinfektionsmittel sind geeignet, es ist jedoch sinnvoll, sich über die Verträglichkeit zu vergewissern.

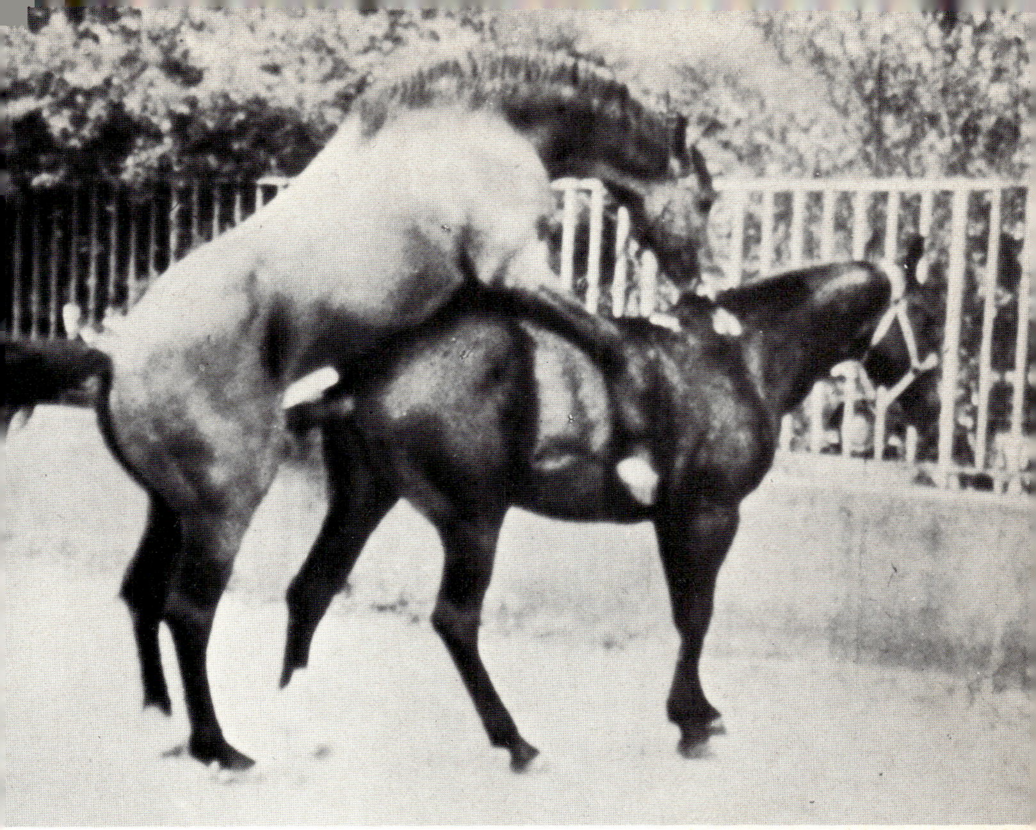

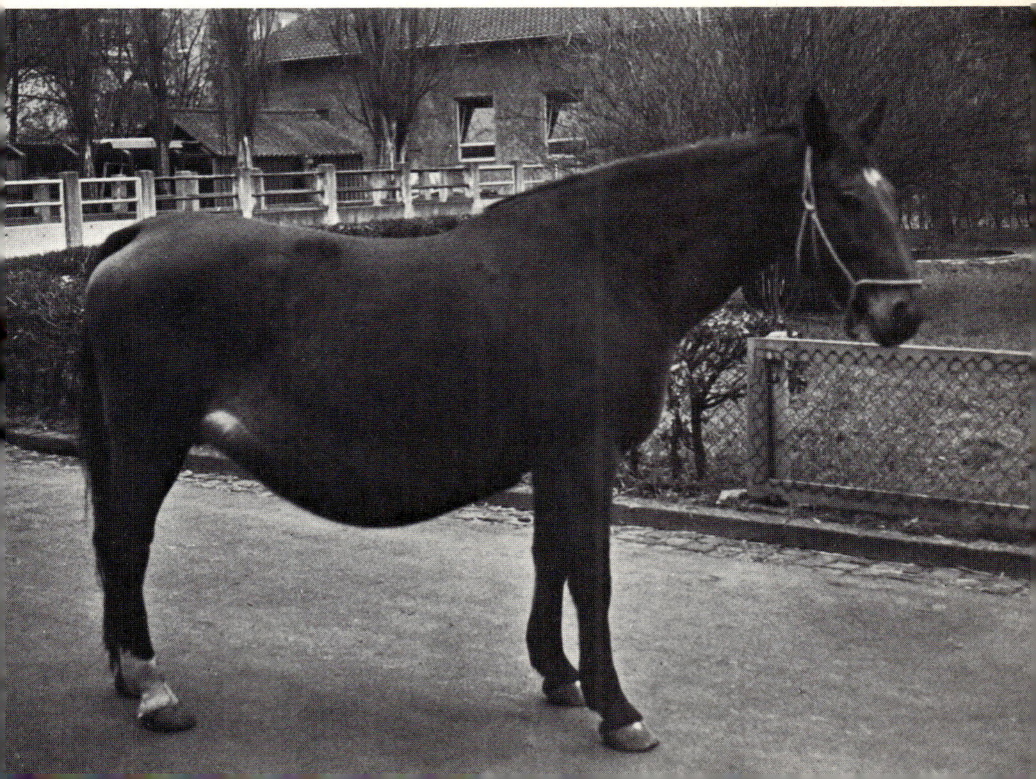

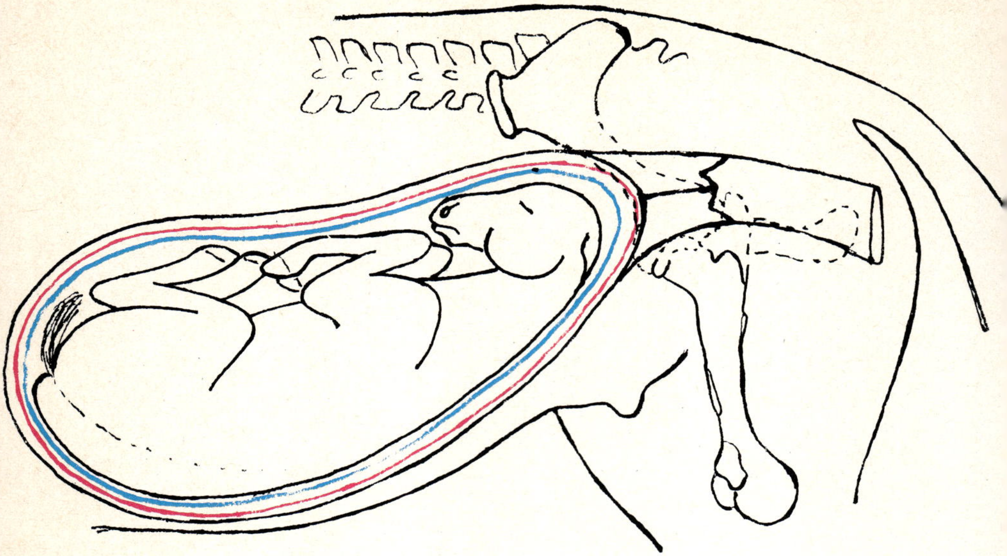

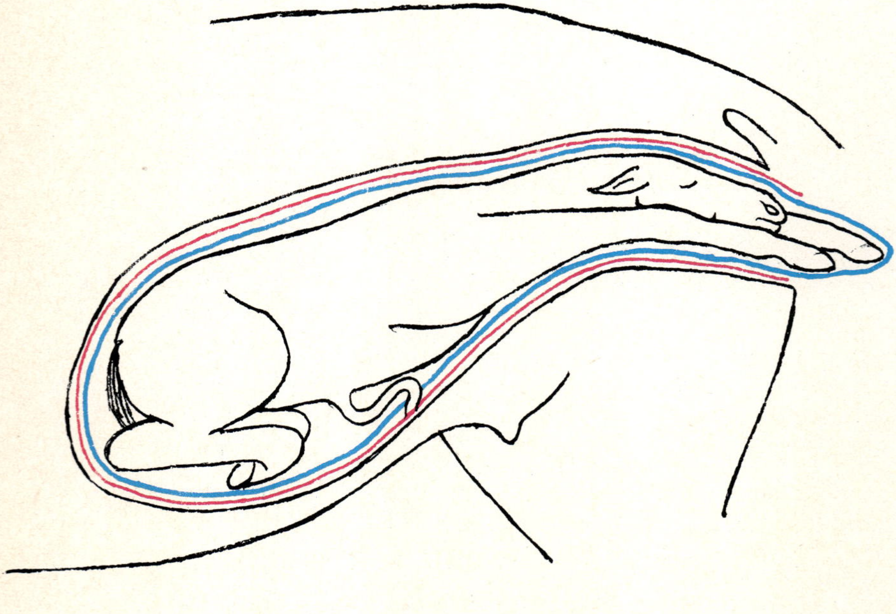

Oben: Lage des Fohlens während der Trächtigkeit (blau = Allantoamnion, rot = Allantochorion, Knochen durchscheinend).

Unten: Beginn des Austreibungsstadiums. Das Fohlen liegt in Vorderendlage, oberer Stellung und gestreckter Haltung (blau = Allantoamnion, rot = Allantochorion).

Eine alte Methode zur Desinfektion gekalkter Wände besteht in dem Beifügen einer Desinfektionslösung in den neuen Kalkanstrich. Wenn Sie nach dem gründlichen Reinigen und Desinfizieren einen neuen Anstrich planen, so konsultieren Sie am besten Ihren Farbenhändler, um sicher zu gehen, daß die Farbe ungiftig ist und in Tierstallungen benutzt werden kann. Vermeiden Sie in jedem Fall Farben auf Bleigrundlage.

Nach der Desinfektion sollte der Stall ohne Einstreu austrocknen. Der Boden und die unteren Wandteile, die normalerweise von der Einstreu bedeckt sind, werden von der frischen Luft und dem sie erreichenden Sonnenlicht günstig beeinflußt. Zahlreiche gefährliche Bakterien, die im Stall vorkommen, leben unter anaeroben Verhältnissen und gedeihen an warmen, dunklen Plätzen, wo wenig oder kein Sauerstoff zur Verfügung steht.

Seien Sie besonders gewissenhaft, wenn Sie unter den Futterstellen und Tränken sauber machen. Die Umgebungsbedingungen, die verschüttetes Getreide keimen lassen, sind genau die gleichen, die notwendig sind, schädliche Bakterien in ihrer Vermehrung zu fördern.

Deshalb ist sprießendes Getreide ein Signal für das sofortige Beseitigen der Einstreu und nachfolgendes Reinigen und Desinfizieren.

Als Einstreu, die sauber, saugfähig und staubfrei sein sollte, wird von erfahrenen Pferdebesitzern meist Weizen- oder Roggenstroh gewählt, wobei es aber immer schwieriger und teuerer wird, leuchtendes, sauberes, pilz- und staubfreies langstieliges Stroh zu bekommen.

Hafer- und Gerstenstroh wird gerne von Pferden gefressen, ist mitunter aber voller Spreu, dunkel gefärbt und staubig und wird deshalb seltener als Einstreu für Zuchtstuten verwendet.

Ersatzstreu wie Torf, Hobelspäne, Sägemehl oder andere Holzabfallprodukte sollten, obwohl sie für andere Pferde geeignet sind, für Stuten und Fohlen nicht genommen werden, denn sie liefern weder ein gutes Polster noch eine ausreichende Wärmeisolation. Die meisten dieser Substanzen reizen zudem die Lid-, Nasen- und Genitalschleimhäute sowie den Nabel des Fohlens. Das ungeschützte Neugeborene wird in eine Umwelt hineingeboren, die von Millionen von angriffsfähigen Bakterien, Pilzen und Viren wimmelt. Wenn die Mutterstute das Fohlen gebärt und anschließend aufsteht, wird durch den nach unten gerichteten Zug, der von den schweren Eihäuten ausgeht, die Scham gedehnt und geöffnet, wodurch es zum Lufteintritt in die Gebärmutter kommt, in der nach der Geburt und Entleerung ein negativer Druck herrscht. Die mit dem Luftstrom in die Gebärmutter gelangten kontaminierenden Keime finden einen Uterus vor, der hinsichtlich seiner natürlichen Abwehr auf einem Tiefpunkt angelangt ist, so daß sich Infektionen leicht entfalten können. Ein sauberer, desinfizierter Stall ist deshalb für die Gesundheit und das Wohlbefinden von Stute und Fohlen nach der Geburt unentbehrlich.

Ein kleines Nachtlicht sollte so angebracht werden, daß die Stallwache die Stute beobachten kann, denn das plötzliche Anzünden des Lichtes in einem dunklen Stall würde sie erschrecken. Es ist für den Überwacher nicht ungewöhnlich, ein großes, dunkles Auge auszumachen, das ihn im dämmrigen Licht beobachtet, wenn er durch das Guckloch sieht. Manchmal frage ich mich, wer wen überwacht.

Die Stute gewöhnt sich schnell an das ständig brennende Licht, und es hilft ihr nach der Geburt, den Sichtkontakt mit ihrem Neugeborenen zu behalten. Solch ein Arrangement ist besonders bei Maidenstuten und Erstgebärenden, die ihr Fohlen nicht sofort annehmen oder bei Stuten, die ein ausgeprägt besitzergreifendes Verhaltensmuster zeigen und in Panik geraten, wenn sie ihr Neugeborenes nicht sehen können, geeignet.

Bei kaltem Wetter können Wärmequellen, beispielsweise in Form von Wärmelampen, eine große Hilfe sein, um Kälte und Feuchtigkeit, die einen zusätzlichen Stress für das Neugeborene darstellen würden, vom Fohlenstall fernzuhalten. Wenn es gemütlich warm ist, wird das Fohlen entspannter und zufriedener sein, und seine Körperfunktionen verlaufen günstiger.

Ein zu starker Temperaturanstieg durch Anwendung von Wärmelampen kann jedoch die Luftfeuchtigkeit im Stall übermäßig senken und als Konsequenz die Nasenschleimhäute und den Respirationstrakt der Jungtiere austrocknen und dadurch schädigen.

Es ist wichtig, daß die Wärme im Neugeborenenstall den Bedürfnissen entsprechend angepaßt wird. Infrarotlampen, die dafür gut geeignet sind, können in den meisten Kaufhäusern erworben werden. Vergewissern Sie sich aber, daß es sich wirklich um »Infrarot« handelt und benutzen Sie niemals Ultraviolettlampen, die zwar bakterientötend wirken, jedoch keine Wärme produzieren und irreparable Schäden am Tierauge verursachen.

Wenn eine elektrische Verlängerungsschnur benutzt wird, so ist es lebenswichtig darauf zu achten, daß sie für die Pferde nicht zu erreichen und gut gesichert ist.

Setzt man Wärmelampen über längere Zeitperioden ein, so werden sie sehr heiß und sollten sich deshalb nicht in der Nähe von brennbarem Material befinden. Zudem ist darauf zu achten, daß sie in einer wirksamen Höhe angebracht werden. Es wäre deshalb gut, wenn Sie sie an einer verstellbaren Kette an der Stalldecke befestigen.

Ungesund ist es dagegen, den ganzen Stall zu heizen. Fohlen suchen die Wärme, wenn sie frieren oder gehen in kältere Bereiche der Box, wenn ihnen zu warm ist. Es ist wesentlich besser, den Stall etwas kälter als zu warm zu haben.

Auslauf

Ebenso wie über die Vorbereitung der Box sollte man auch Überlegungen über einen kleinen Auslauf für Mutterstute und Fohlen anstellen. Für eine Periode von sieben bis zehn Tagen sollte das Paar die Möglichkeit haben alleine zu bleiben, bevor es mit anderen Zuchtstuten und Fohlen zusammen auf die Weide geht.

Vergessen Sie nicht, daß das Fohlen zwei bis drei Tage für die ausreichende Entwicklung seines Gesichtssinnes benötigt, um sich auch außerhalb der Stallgrenzen sicher zu bewegen. Auch wenn es soweit ist, herausgelassen zu werden, sollte man es vor anderen Pferden schützen. Die junge Mutter wird keinen besonderen Wert darauf legen, andere Artgenossen dabei zu haben, da sie sehr auf den Schutz ihres Nachwuchses bedacht ist.

Ein vorhandener Auslauf kann unterteilt werden, sofern dann keine Möglichkeit für einen neugierigen Freund besteht, den Zaun zu überwinden, um einen genauen Blick auf den Neuankömmling zu werfen. Doppelzäune sind eine Möglichkeit, dieses Problem zu lösen. Ein kleines Areal nahe des Stalles ist ideal, wenn es nicht bereits als Weide überstrapaziert wurde.

Eine Weide kann »pferdemüde«, das heißt zu stark abgegrast und mit Parasiten infiziert sein und ist dann von geringem Wert und nur als Bewegungsplatz zu nutzen. Wenn Ihr Auslauf in diese Kategorie fällt, ist er für Stute und Fohlen ungeeignet; ein Teil davon sollte vielleicht für neue Benutzer renoviert werden. Ein Jahr Ruhe ist das Minimum, das zur Erholung einer pferdemüden Weide nötig ist. (Es ist ratsam, eine Bodenanalyse durchführen zu lassen. Das Ergebnis wird Ihnen die nötige Information liefern und Sie in die Lage versetzen, die Situation zu verbessern).

Stallapotheke

Eine Stallapotheke sollte vorsorglich eingerichtet und so angebracht werden, daß sie vom Abfohlstall aus gut zu erreichen ist. Die Liste ihres Inhaltes, der neu und sauber sein muß, ist nicht lang, aber alles ist von Bedeutung.

Zur Behandlung des Nabels des Fohlens benötigt man sieben- bis zehnprozentige Jodtinktur, die in einem sterilen, weithalsigen, fünfzig Milliliter fassenden Gefäß mit geeignetem Verschluß aufbewahrt wird.

Schweifbandagen sollten, auch wenn sie neu sind, frisch gewaschen sein. Empfehlenswerter als diese Bandagen sind jedoch Mullbinden, die nach der Benutzung vernichtet werden können. Eine Rolle sterile Verbandwatte, Zellstofftücher, Klebestreifen und eine Schere können auch nützlich sein.

Besorgen Sie sich zusätzlich zur Seife ein mildes Handantiseptikum, das zur Desinfektion Ihrer Hände und Arme und der Perinealregion der Stute dient.

Etwa sechs bis acht Handtücher sind nötig, um das Fohlen nach seiner Ankunft trocken zu reiben und seinen Kreislauf anzuregen. Weiterhin sollten für den Notfall sterile Gefäße, in die Stutenmilch abgemolken werden kann, Säuglingsflaschen und -schnuller, eine ausreichende Menge Stutenmilchaustauscher (hält sich etwa ein Jahr) und saubere Schalen, in denen der Austauscher angerührt werden und aus denen das Fohlen nach einiger Übung auch trinken kann, vorhanden sein.

Ein Fieberthermometer darf in keiner Stallapotheke fehlen.

Für Fohlen mit Darmpechverhaltung sind ein Irrigator mit angeschlossenem Gummischlauch und geeignete Rektallösungen gedacht.

Die Anwendung von Sauerstoff (Sauerstoffflasche mit Atemmaske) wird auf größeren Gestüten immer populärer, um bei kleinen, schwachen Fohlen die Atmung zu unterstützen.

Verhalten der Zuchtstute

Züchter sollten dem Verhalten, den Launen und den Erwartungen einer Zuchtstute gewachsen sein. Sie stellt ein ganz anderes Pferd dar, als die Tiere, denen täglich Leistungen und Disziplin abverlangt werden und hat meist ihre eigene Persönlichkeit entwickelt.

Aktive Stuten, die nach dem Einsatz im Sport in der Zucht eingesetzt werden sollen, müssen sich erst an ihre neue Rolle gewöhnen. Sie werden immer unabhängiger, je mehr Freiheiten sie genießen, und mit jeder Trächtigkeit steigen ihre Ansprüche. Die Zuchtstute erwartet, daß man ihr das Futter morgens pünktlich serviert, sie dann auf die Weide läßt und am Nachmittag in einen gut eingestreuten Stall bringt, in dem bereits frisches Wasser, Heu und Kraftfutter auf sie warten. Sind die Dinge nicht nach ihrem Geschmack oder erfolgt eine Unterbrechung in ihrem täglichen Schema, wird ihre Geduld empfindlich in Anspruch genommen.

Oft ist sie die Ranghöchste unter ihren Stallgenossen, die sie immer wieder mit angelegten Ohren, gebleckten Zähnen und angehobenem Hinterbein bedroht, wenn sie ihr zu nahe kommen; aber sie braucht nicht auszuschlagen, denn die meisten der Gefährten fügen sich und weichen zurück.

Die Fähigkeiten und das Selbstbewußtsein der Zuchtstute erstaunen mich immer wieder.

Während des letzten Trimesters der Trächtigkeit verändert sich ihr Gang, und oft hat sie Schwierigkeiten, durch die Stalltür zu passen. Der Züchter sollte aber dennoch dafür sorgen, daß sie ausreichend Bewegung erhält.

Nach dem Abfohlen zeigt die Zuchtstute zunächst ein durch den Brutpflegetrieb verursachtes mütterliches Verhalten, wodurch ihre Persönlichkeit zunächst verändert zu sein scheint. Doch schon bevor das Fohlen das Absatzalter erreicht hat, wird ihr ursprüngliches Wesen wieder erkennbar.

3 Die Trächtigkeit der Stute

Als Kind wünschte ich mir mehr als alles andere auf der Welt, einmal ein Pferd abfohlen zu sehen. Auf der Farm meiner Eltern beobachtete ich, wie eine Stute immer dicker wurde, und als sie sich dem Geburtstermin näherte, erlaubte meine Mutter meinen Geschwistern und mir, ausgerüstet mit Feldbetten und Decken, unser Lager nahe der Box aufzuschlagen.
Nach zehn Nachtwachen, während denen wir vor Aufregung und Anteilnahme kaum schliefen, waren wir tagsüber völlig erschöpft und nicht zu gebrauchen. Aber erst in der elften Nacht fand eine Veränderung im Verhalten der Stute, deren Euter bereits gespannt und prall war, statt — die Geburt stand bevor. Als wir jedoch nach dem Abendessen, das nicht länger als zwanzig Minuten in Anspruch nahm, ausgerüstet mit belegten Broten, um uns während der Nachtwache stärken zu können, zurückeilten, war unsere Bestürzung groß, denn bei Betreten des Stalles begrüßte uns ein helles Wiehern!

Wir liefen zur Box und fanden ein tropfnasses, unglaublich frech aussehendes Hengstfohlen vor. Die Mutterstute drehte sich zu uns um und schaute uns mit einem Gesichtsausdruck an, als ob sie sagen wollte: »Hab ich Euch doch hereingelegt!«. Ich bin überzeugt, daß sie sorgfältig gewartet hatte, bis wir den Stall verließen, um erst dann ihr Fohlen zur Welt zu bringen. Erst im Jahr darauf hatte ich Gelegenheit, einen Abfohlvorgang beobachten zu können.

Während der letzten beiden Trächtigkeitsmonate nimmt die gesunde Mutterstute schnell an Gewicht und Umfang zu, und der Fetus verdoppelt während dieser Zeit sein Gewicht, aber auch seine Ansprüche.

Bei Annäherung an den Geburtstermin ist es von Bedeutung, auf eine geregelte Verdauung bei der Stute zu achten, was durch den Zusatz von Weizenkleie oder Melasse zum Futter zu erreichen ist. Ich möchte Ihnen für die letzten Trächtigkeitswochen als Abendmahlzeit ein Kleiegemisch vorschlagen, von dem ansteigend zwei bis vier Kilogramm gefüttert werden können.

Das Gemisch sollte aus gleichen Teilen Weizenkleie und Kraftfutter (Haferschrot) bestehen, das in heißem Wasser angerichtet wird. Unter Rühren fügt man dem Haferschrot in einem Metalleimer zunächst langsam kochendes Wasser zu, bis es gut angefeuchtet, aber nicht naß und pappig ist. Danach gibt man unter weiterem Rühren Kleie zu. Der Eimer wird mit einem sauberen Handtuch abgedeckt, bis der Inhalt genügend abgekühlt ist, um verfüttert zu werden. Ein paar Mohrrübenschnitzel können zugesetzt werden, um eine anspruchsvolle Stute zur Aufnahme des Gemisches zu verleiten, doch sollte eine Zugabe von Äpfeln oder Salz unterbleiben.

Ich erinnere mich daran, als Kind gesehen zu haben, daß in den großen, gut geführten Gestüten die routinemäßige Kleiefütterung üblich war und bedaure sagen zu müssen, daß diese Praxis heute vielfach zugunsten schnellerer, weniger arbeitsaufwendiger Methoden weichen mußte.

Das Kleiegemisch kommt Stute und Fohlen zugute, denn es liefert zusätzliches Protein für den schnellwachsenden Fetus und die Inhaltsstoffe zur Regulation der Verdauung des Muttertieres. Diese späte, warme, füllende Mahlzeit führt auch dazu, daß sich die Stute entspannt und zufriedener wird.

Damit die Zuchtstute während den letzten wenigen Trächtigkeitswochen die bestmögliche Verfassung hat, müssen neben der geeigneten Ernährung und Bewegung auch die Parasitenbekämpfung, Impfungen und Huf- und Zahnpflege regelmäßig erfolgen.

Während der letzten Graviditätsmonate können äußere Veränderungen an der Stute beobachtet werden. Das Abdomen vergrößert sich allmählich und sinkt langsam nach unten ab. Schaut man sich das Tier von hinten an, kann der Grad der Brustkorbausdehnung durch den wachsenden Fetus beurteilt werden. Da das Fohlen zu groß ist, um in einer Längslage zu liegen und sich im Uteruskörper und nur einem der beiden Hörner befindet, ist der Bauch asymmetrisch. Auch der Gang der Stute ändert sich.

Die Form, die die Stuten vor dem Abfohlen bekommen, ist individuell unterschiedlich, obwohl auch bei demselben Tier Unterschiede in aufeinanderfolgenden Trächtigkeiten zu beobachten sind. Neben der Anzahl der Graviditäten spielen hierbei auch Einflüsse aus der Umgebung eine Rolle.

Ich lade Sie ein, die folgende Beschreibung der letzten Trächtigkeitswochen zu lesen und hoffe, daß Sie daraus lernen und eines Tages auch Ihre eigenen Erfahrungen und die Beobachtungen an Ihrem Pferd hinzufügen können.

Damit die Stute gebären kann, sind ausgedehnte Veränderungen im Gesamtorganismus notwendig, die stetig und präzise fortschreiten und nur teilweise für den Beobachter sichtbar werden. Anatomische und physiologische Besonderheiten erlauben eine schnelle und kraftvolle Geburt, wobei nur wenig Spielraum für Fehlleistungen besteht. Ohne ausreichende Vorbereitung der Geburtswege würde der Fortpflanzungstrakt irreversible Schäden erleiden, und bei jeder Geburt sind die zukünftige Fruchtbarkeit, Zuchtleistung und sogar das Leben der Stute bedroht. Der Wert der Stute kann besonders dann stark gemindert werden, wenn sie als Reitpferd nicht mehr zu verwenden ist und nur zur Zucht dient.

Etwa drei bis vier Wochen vor der Geburt beginnen sich die Milchdrüsen zu füllen, und es kommt zur Bildung von Milchvorläufern — Vorkolostrum und Kolostrum. Zu dieser Zeit wird die Hypophyse (Hirnanhangsdrüse) durch Reize, die vom Fetus und der trächtigen Gebärmutter ausgehen, aktiviert, die wiederum ihre Zielorgane, die anderen endokrinen Drüsen beeinflußt.

Durch hormonelle Einflüsse kommt es vor der Geburt zu einer Lockerung von Bindegewebe, Muskeln, Sehnen, Bändern und der Symphyse der Beckenknochen. Diese Zustandsänderungen erlauben auch einer großen, gut entwickelten Frucht die Passage vom Uterus durch den Gebärmutterhalskanal, das knöcherne Becken und die Scheide in die Außenwelt. Bei richtiger hormoneller Vorbereitung geht die Geburt relativ leicht und schnell vonstatten. Erstaunlicherweise kommt es danach zur schnellen Erholung, Geweberegeneration und -reparation und zur Rückkehr zum normalen nichtträchtigen Zustand als Vorbereitung für die nachfolgenden Graviditäten.

Die Lockerung des Gewebes dokumentiert sich in einem langsamen Weichwerden der großen Beckenbänder, Kreuzdarmbeinbänder und der hier angelagerten Muskulatur, wodurch die Tiere abgemagert erscheinen und einen zunehmend schwankenden Gang zeigen. Zudem kommt es zu einer Unfähigkeit, den Schweif fest anzulegen. Der Grad der Schlaffheit nimmt progressiv zu, so daß bei manchen älteren Stuten die Fähigkeit zur Fortbewegung in gewissem Ausmaß eingeschränkt ist; dagegen können die meisten Maiden oder jungen Stuten bis unmittelbar vor der Geburt keine Anzeichen einer Muskelrelaxation aufweisen. Die Stärke der Erschlaffung ist individuell sehr unterschiedlich.

Stuten, deren Hormonsystem weniger aktiv ist und die gebären, ohne daß das Gewebe ausreichend aufgelockert ist, erleiden als Konsequenz Schäden unterschiedlichen Ausmaßes am Fortpflanzungstrakt.

Generalisierte Gewebeveränderungen am Schweifansatz, der Dammregion, der Scham und der umgebenden Muskulatur schreiten kurz vor der Geburt schnell fort und verdeutlichen die Entspanntheit. Es besteht eine direkte Beziehung zwischen dem Auflokkerungsgrad und dem Einfallen der Flanken mit der Zahl der Trächtigkeiten und dem Alter des Muttertieres. Bei Stuten, die während der Gravidität nicht ausreichend gefüttert werden, tritt nicht nur die normalerweise zu beobachtende Muskelrelaxation auf, sondern die ganze Perinealregion und der Schweifansatz scheinen einzufallen. Für Individuen dieser Kondition besteht ein erhöhtes Risiko. Die mangelhafte Ernährung bedeutet in jeder Beziehung einen Nachteil, ist aber bei der hochträchtigen Stute von besonderer Bedeutung.

In über zwanzigjähriger Praxiserfahrung habe ich immer noch kein kräftiges, gut gewachsenes Fohlen gesehen, das von einem solchen Muttertier geboren wurde, obwohl gut genährte Stuten auch schwache oder kleine Fohlen produzieren können. Hier spielen aber andere Ursachen eine Rolle.

Wird die Ernährung während der Trächtigkeit an der Grenze des Normalen gehalten, werden vom Organismus die Bedürfnisse der Frucht auf Kosten der Stute befriedigt. In solchen Fällen ist damit zu rechnen, daß die allgemeine Gesundheit und die künftige Fruchtbarkeit der Stute beeinträchtigt werden.

Geburtsnähe

Ab dem dreihundertsten Trächtigkeitstag sollte die Stute täglich, vorzugsweise abends, auf graduelle Veränderungen, die die sich nähernde Geburt ankündigen, untersucht werden.

Da die normale Trächtigkeitsdauer sehr variabel und der berechnete Termin normalerweise nicht verläßlich ist, ist es wichtig, die

Stute täglich zu überprüfen. Das Fehlen von äußerlich sichtbaren Anzeichen wird häufig bei Maidenstuten beobachtet, doch treten solche Mängel auch bei älteren Stuten als konstanter Faktor während ihres gesamten reproduktiven Lebens auf. Ein genaues Feststellen des Verhaltensmusters, sofern Ihre Stute ein solches entwickelt, ist für den Tierarzt hilfreich.

WARNUNG

Jede Stute kann ohne vorherige Anzeichen abfohlen!
Jede Stute kann ohne vorheriges Harzen abfohlen!
Jede Stute kann abfohlen, obwohl sie nur einen geringen Leibesumfang hat!

Die meisten Stuten zeigen vor der Geburt bestimmte Formveränderungen, doch können Abfohlungen auch ohne äußerlich erkennbare Anzeichen einer hormonell induzierten Muskelrelaxation erfolgen. Besonders bei Maiden sind Abfohlungen möglich, obwohl das Euter noch klein ist, kein Kolostrum enthält und auch kein Harzen beobachtet wurde. Bei anderen Stuten finden sämtliche Veränderungen ganz plötzlich innerhalb nur weniger Minuten statt.

Bei manchen Tieren entwickeln sich die der Geburt vorangehenden, äußerlich erkennbaren Anzeichen graduell während einer drei- bis vierwöchigen Periode, während andere nur drei oder vier Tage benötigen; ein kleiner Prozentsatz von Pferden macht alle Veränderungen innerhalb von drei oder vier Stunden durch.

Stuten, die sich dem Abfohltermin nähern, sind mehrmals täglich zu überprüfen. Zudem sollte eine Nachtwache eingerichtet werden, auch wenn äußerlich erkennbare Anzeichen bis zu diesem Zeitpunkt ausgeblieben sind. Der Züchter, der nach der abendlichen Kontrolle den Stall verläßt und am nächsten Morgen feststellt, daß seine Stute völlig unerwartet gefohlt hat, wird dem Tierarzt immer erklären, daß er keine Veränderungen, die auf eine bevorstehende Geburt hinwiesen, beobachten konnte, was bedeutet, daß sein Pferd unzweifelhaft in die Kategorie der Tiere fällt, bei denen die Veränderungen kurz vor dem Abfohlen stattfinden.

Wie bereits festgestellt, fohlen die meisten Stuten zwischen dem dreihundertzweiunddreißigsten und dreihundertachtundvierzigsten

Tag nach der Paarung, jedoch besteht eine große Variationsbreite, wodurch die intrauterine Wachstumsperiode der Feten uneinheitlich ist. Nach elf Monaten in geschützter Umgebung, die durch die Gebärmutter und den Leib der Stute dargestellt wird, muß der Fetus seine plötzliche Reise in die Außenwelt antreten und überleben. Das Fohlen verläßt sein flüssigkeitsgefülltes Nest durch die Zervixtür und über die Beckenschwelle, passiert das Scheidenrohr und gelangt in die neue Umgebung.

Die notwendigen Veränderungen, die dieses Wunder der Geburt ermöglichen, variieren bei den einzelnen Stuten, deren funktionelle Fähigkeit sowohl durch erbliche als auch äußere Einflüsse mit bedingt wird, in der Intensität. Es gibt so viele Variablen, daß es unmöglich ist, das genaue Abfohldatum vorauszusagen; Personen, die sichere Vorhersagen offerieren, offenbaren nur ihren Mangel an Wissen und Erfahrung.

Eine geringgradige Vergrößerung des Euters, die als erstes Zeichen des sich nähernden Endes der Trächtigkeit gilt, kann bereits vier bis sechs Wochen vor der Geburt beobachtet werden. Das sogenannte »Aufeutern« erfolgt etwa drei Wochen vor dem Abfohlen. Von dieser Zeit an sollte die Milchdrüse täglich auf sichtbare Veränderungen hinsichtlich der Größe, Form, Beschaffenheit und Temperatur überprüft werden.

Während der frühen Stadien fühlt sich das vergrößerte Euter weich, schlaff und kühl an. Wenn die Stute morgens herausgebracht wird, ist ihr Euter nach der ruhigen Nacht voller, während es am Nachmittag, als Folge der Bewegung, wieder kleiner wird. Holt man sie dagegen von der Koppel und ihr Euter ist so groß wie am Morgen geblieben, ist dies das Signal, daß eine genauere Beaufsichtigung notwendig ist und sich der Geburtstermin nähert. Zu dieser Zeit sind zusätzlich zu den täglichen Überprüfungen Abstecher zum Stutenstall notwendig, um jede Veränderung beobachten zu können.

Das Euter ist unter den zahlreichen kontinuierlichen Veränderungen, die im Körper der Stute stattfinden, einer der Hauptanhaltspunkte. Wenn es gleich bleibt oder größer wird, entwickelt sich eine zunehmende Spannung und erhöhte Wärme. Die kleinen Zitzen werden durch den Druck, der im Euter besteht, nach außen abgelenkt.

Bald nach dem Abstoßen der trockenen Pfropfen aus den Öffnungen der Zitzenkanäle werden Harztröpfchen, ein Produkt der hormonell aktivierten Milchdrüse, sichtbar. Dieses Harz erscheint als eine honigfarbene, klebrige Substanz an den Zitzenspitzen. Ich erinnere mich, daß ältere Züchter sich häufig darauf verließen, daß die Stute innerhalb von drei Tagen nach dem Auftreten von Harz fohlt. Ich halte das für ein Ammenmärchen und kann den Wahrheitsgehalt nicht bestätigen. Harz kann sich bilden, wieder abfallen, erneut auftreten oder durch eine zähe, klebrige, weniger visköse Substanz, den Vorläufer des Kolostrums, ersetzt werden.

Das Auftreten der ersten Milch ist unverkennbar, denn es sammeln sich große, weißliche Kolostrumtropfen an den Spitzen der vergrößerten, vollen, dunklen Zitzen; zu dieser Zeit zeigt sich das Euter gespannt, glänzend und dunkel schimmernd, als ob es naß wäre. Auffallend ist außerdem das Verschwinden der flachen Mulde an der Basis der Zitzen.

Manche Stuten lassen die Milch laufen, so daß ihre Hintergliedmaßen mit der süßen Flüssigkeit bedeckt sind. Da Milch ein Zeichen der nahe bevorstehenden Geburt ist, sollte das Tier von diesem Zeitpunkt an nicht mehr unbeobachtet bleiben.

Unglücklicherweise gibt es Stuten, die die Milch im Stall oder auf der Koppel über eine Periode von wenigen Tagen bis zu mehreren Wochen vor der Geburt verlieren. Diese unersetzliche erste Milch, das Kolostrum, ist für die Zukunft des zu gebärenden Fohlens von ausschlaggebender Bedeutung, denn es liefert die einzige Antikörperquelle, die für das vollständig ungeschützte Neugeborene erreichbar ist. Kolostrum ist hochnahrhaft und enthält zudem eine laxierende Substanz, die für die Funktion des Verdauungstraktes des Fohlens wichtig ist.

Häufig werden Stuten, die ihr Fohlen verloren haben, über achtundvierzig bis zweiundsiebzig Stunden nach der Geburt handgemolken, um ihr Kolostrum zu gewinnen, das dann tiefgefroren für cirka drei Monate aufbewahrt und für andere bedürftige Tiere verwendet werden kann. Wenn die Kolostrumproduktion aufhört und normale Milch zu fließen beginnt, werden diese Stuten nicht länger gemolken, sondern trocken gestellt, es sei denn, sie werden als Ammen für verwaiste Fohlen benötigt.

Normalerweise ist der Ablauf des gesamten Geburtskomplexes gut synchronisiert. Jeder Schritt steht mit den anderen in Beziehung, so daß das wichtige Kolostrum als Nahrung zur Verfügung steht, wenn das Fohlen auf die Welt kommt. Die Stuten, die vor dem Abfohlen fortgesetzt große Mengen Milch verlieren, befinden sich in einem hormonell unausgeglichenen Zustand und ihren Fohlen fehlen die fundamentalen Vorteile der Antikörperversorgung. Ein Stutenmilchaustauscher ist kommerziell erhältlich, enthält aber nur Nährsubstrate und keine spezifischen Antikörper. Der umsichtige Züchter sollte sich deshalb nach Stationen, die Kolostrum vorrätig haben, erkundigen und sollte, wenn es ihm möglich ist, mithelfen, diese einzigartige und unersetzbare Substanz zu sammeln.

Trächtige Stuten können aus zahlreichen Gründen Kolik bekommen, und es ist nicht ungewöhnlich, ab dem zehnten Trächtigkeitsmonat leichte Koliksymptome zu beobachten. Ruhelosigkeit, Scharren, nach dem Leib umsehen, Niederlegen und wieder Aufstehen sind Reaktionen, die beispielsweise durch Gasansammlungen im Magen-Darm-Trakt, die auf die große Gebärmutter, die den normalen Abdominalraum in Anspruch nimmt, zurückzuführen sind, verursacht werden können. Bei jeder Kolik ist ein Tierarzt hinzuzuziehen, da während der Gravidität die Gefahr besteht, daß sich eine Uterusverdrehung entwikkelt, die zum Tod von Muttertier und Fetus führen kann, wenn sie nicht rechtzeitig erkannt und behandelt wird.

Auch hochtragende Stuten legen sich zum Schlafen hin, sind dabei entspannt und zeigen keine Abweichungen von ihrem normalen Liegeverhalten. Das Grunzen und Stöhnen, das dann hörbar wird, ist kein Zeichen für Unbehagen. Es kommt durch eine Druckausübung auf die Epiglottis zustande und sollte nicht mit den charakteristischen Geräuschen während der Wehen verwechselt werden.

Gegen Ende der Trächtigkeit können Änderungen des Verhaltens beobachtet werden, die sich in Form von Erregbarkeit, abnormer Empfindlichkeit und Aggression oder Schüchternheit gegenüber anderen Pferden äußern. Manche Stuten kommen zum Koppeltor, schauen zum Stall oder wandern am Zaun auf und ab und drücken so ihren Wunsch aus, früher als normal in den Stall zurückgebracht zu werden. Andere, ruhigere Tiere folgen, unbeeinflußt von den Unbequemlichkeiten ihres Zustandes, bis zum Abfohlen ihren Gewohnheiten im täglichen Leben.

Hochträchtige Stuten verdienen Aufmerksamkeit, und man sollte ihren Einfällen in gewissem Ausmaß nachgeben.

Bei dem kleinen Prozentsatz von Pferden, die ihren Appetit eine oder zwei Wochen vor dem Abfohlen verlieren, sollte jede Anstrengung gemacht werden, das Futter beispielsweise durch das Zufügen von zerschnittenen Mohrrüben (aber möglichst nicht von anderen Leckerbissen) verlockender und schmackhafter zuzubereiten. Eine tierärztliche Untersuchung dient als Rückversicherung, daß kein pathologischer Grund für diesen Appetitmangel vorliegt.

Das Gegenteil der Stute, die auf ihr Futter verzichtet, ist die, die einen übermäßigen Appetit entwickelt. Sie unterbricht ihr hastig aufgenommenes Mahl, legt sich zum Abfohlen hin, steht danach wieder auf, um den Rest des Abendfutters zu verschlingen und bleibt völlig unerschüttert.

Es ist bekannt, daß Stuten, die die Futteraufnahme fortsetzen, den Abfohlvorgang besser überstehen als die, die ihre Nahrungsaufnahme herabsetzen und damit einen definitiven Nachteil haben.

Ältere, hochträchtige Stuten können vor dem Euter ein gut abgesetztes, ventrales Ödem entwickeln, das zu einer fast rechtwinkeligen Schwellung wird, wenn es sich in Richtung Vorderbeine ausdehnt. Manche dieser Tiere zeigen eine Abneigung gegen Bewegung und erscheinen schwach. Dieser durch Kreislaufveränderungen hervorgerufene Zustand herrscht bei älteren Stuten, die mehrere Trächtigkeiten hinter sich haben, vor, kann aber auch bei jüngeren Tieren beobachtet werden.

Obwohl Ödem und Schwäche gewöhnlich in ursächlichem Zusammenhang mit dem Alter, der Fütterung und der Bewegung der Stute stehen, erfordert das Auftreten dieser Symptome, ob einzeln oder gemeinsam, eine tierärztliche Untersuchung, um mögliche Anämien, Infektionskrankheiten, Herzbeschwerden oder andere pathologische Veränderungen auszuschließen. Diese Stuten erholen sich trotz eines leichten Abfohlvorganges und einer ausreichenden Milchversorgung des Fohlens nur langsam von der Geburt.

Manche Stuten stehen mit ihrem Körper an die Stallwand gelehnt, als wollten sie dem Druck des Fetus in der letzten Trächtigkeitswoche entgegenwirken. Dies ist jedoch nur ein Ausdruck dafür, wie unkomfortabel sie sich fühlen.

Gelegentlich wird der Züchter vom zehnten Trächtigkeitsmonat an in der Einstreu eine kleine Blutpfütze von etwa der Größe einer Untertasse finden. Diese Blutung ist das Ergebnis der Ruptur von

Oben: Von Hüllen umgebene, ovulierte Stuteneizelle. Der zentral gelegene Eikern ist von feinkörnigem Dotter umgeben.

Unten: Samenzellen vom Hengst

kleinen, oberflächlichen Vaginalgefäßen, die durch die sich nähernde Geburt verursacht wird.

Wenn die Stute ein oder alle Anzeichen der kurz bevorstehenden Geburt aufweist, sollte der Besitzer oder gewissenhafte Pfleger den Tierarzt informieren, so daß geeignete vorbereitende Maßnahmen getroffen werden, um eine sofortige tierärztliche Hilfe leisten zu können, wenn es nötig sein sollte. Zusätzliche telefonische Berichte über die Fortschritte der Stute helfen dem Besitzer sich zu vergewissern, daß der Tierarzt erreichbar ist.

Die folgende Liste von leicht zu beobachtenden Veränderungen soll die sich nähernde Geburt feststellen helfen:

1. ein sehr großes und schwingendes Abdomen,
2. Eutervergrößerung mit Veränderungen in Größe, Form, Beschaffenheit und Temperatur,
3. stroh- oder honigfarbenes Harz an den Zitzen, mit dem darauffolgenden Auftreten von Milch,
4. Muskel- und Bänderrelaxation am Becken und dem Schweifansat,
5. Vergrößerung der abdominalen Milchvenen,
6. Wesensänderungen,
7. Appetitmangel,
8. Kreislaufstörungen,
9. Eigentümlichkeiten im Verhalten,
10. Veränderungen in Gang und Haltung.

Ihre Stute kann, braucht aber nicht, eines oder alle dieser aufgeführten Symptome zeigen. Als eine allgemeine Regel gilt, daß die Veränderungen immer offensichtlicher werden, je länger eine Stute ihren Termin überschreitet.

Kürzlich überwachte ich zwei trächtige Stuten auf Farmen, die nur wenige Kilometer voneinander entfernt lagen. Beide Züchterin-

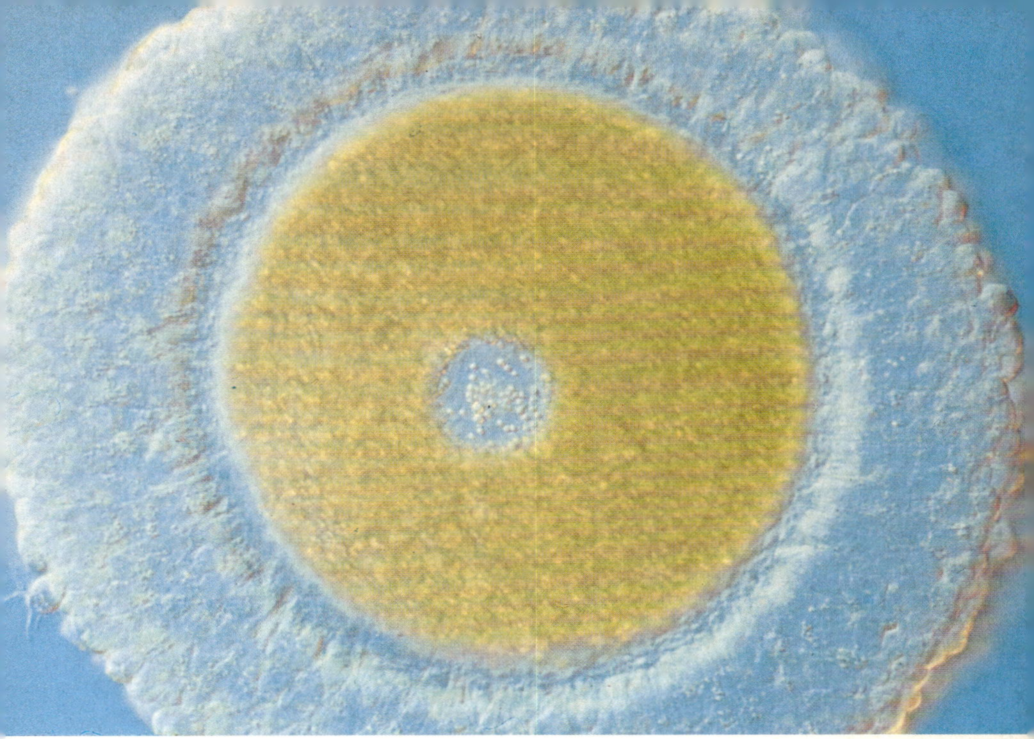

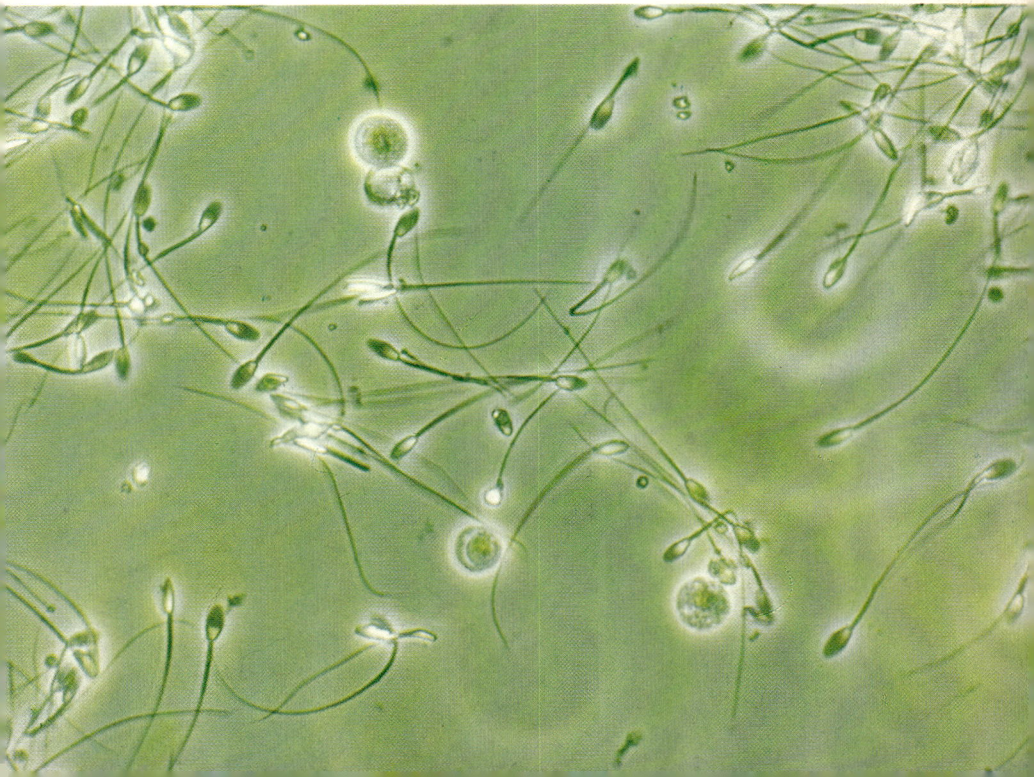

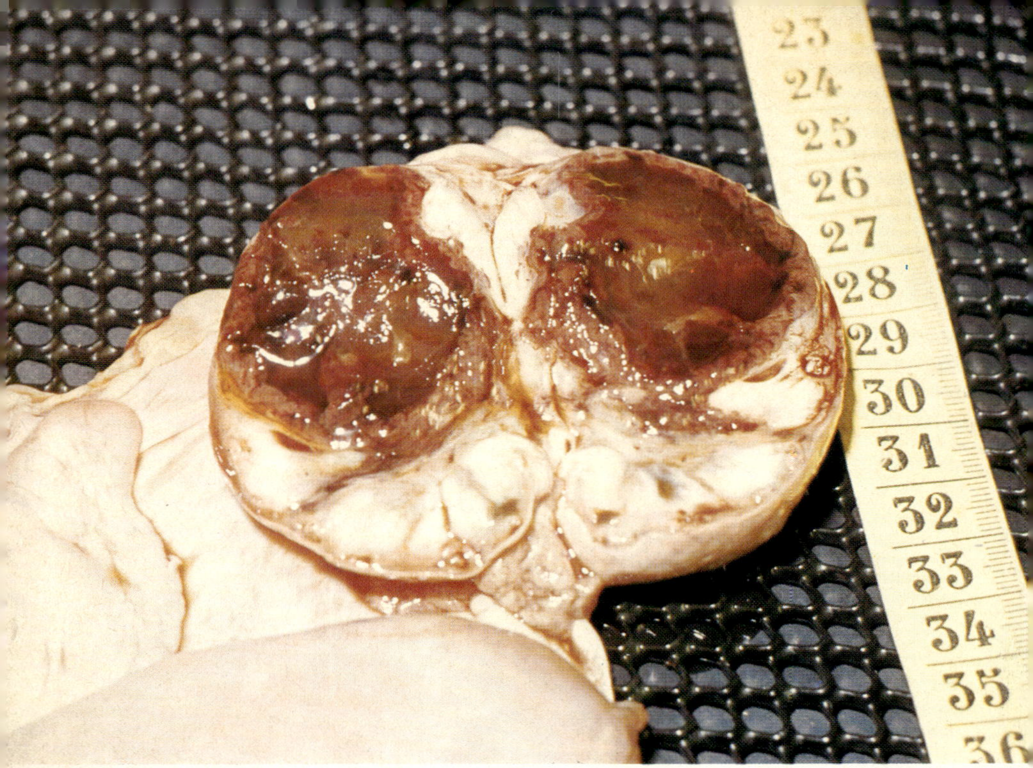
23
24
25
26
27
28
29
30
31
32
33
34
35
36

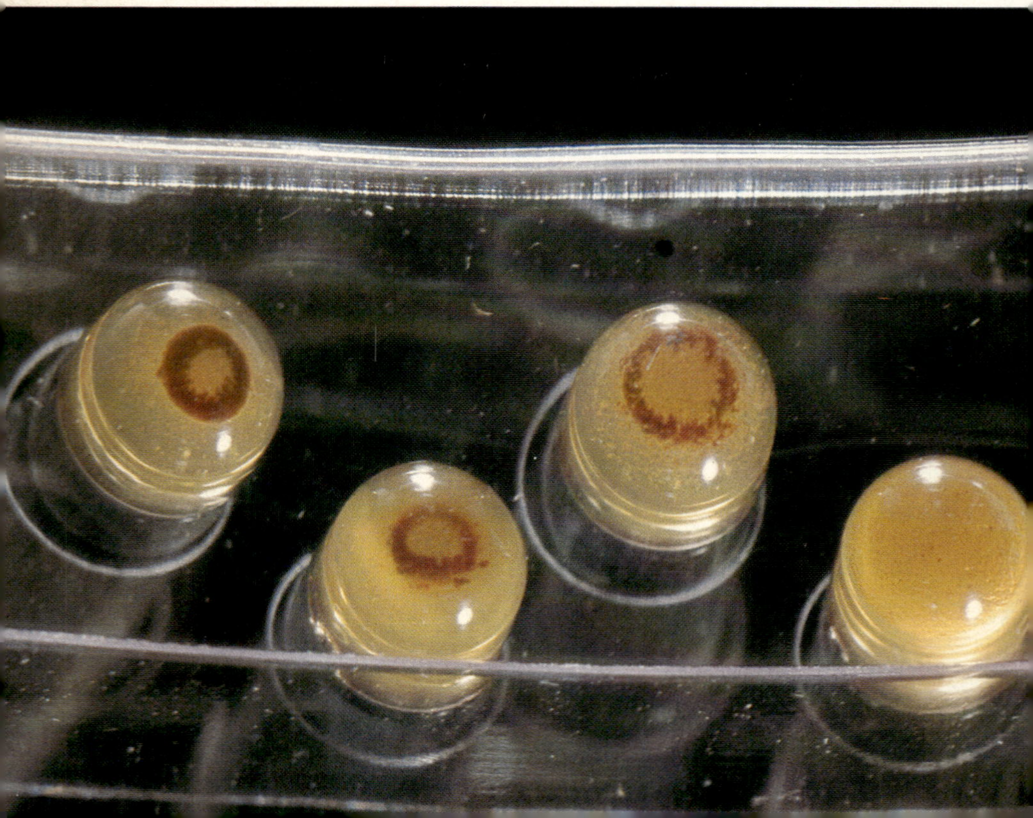

Oben: Eierstockfollikel im Zustand der Ovulation.

Unten: Immunologischer Trächtigkeitsnachweis („Miptest"). Das untere linke Röhrchen stellt ein positives, das untere rechte ein negatives Ergebnis dar. Die beiden oberen Röhrchen sind Kontrollen.

nen, die meine Anwesenheit beim Abfohlen wünschten, waren unerfahren, aber sehr besorgt, und beobachteten ihre Tiere genau.

Bei einem der Pferde handelte es sich um eine Mutterstute, die schon acht Fohlen geboren hatte, deren Alter jetzt aber einen wesentlichen Gesichtspunkt darstellte. Ihr errechneter Abfohltermin lag bereits eine Woche zurück, als die hochtragende Stute mit einem vollen, straffen Euter, aus dem die Milch ablief, von der Weide getorkelt kam. Mein Büro wurde alarmiert, und die Besitzerin zog, mit Schlafsack und Feldbett ausgerüstet, in die der Stute benachbarte Box ein, um ihre Nachtwachen zu beginnen. Drei Wochen lang kam das Pferd, bei dem die Milch weiterhin lief, zurück in den Stall, und die erschöpfte Besitzerin krabbelte für eine erneute schlaflose Nacht in ihren Schlafsack. Jeden Tag erhielt ich einen telefonischen Bericht, daß es »nichts Neues« gab.

Nach einundzwanzigtägiger Überwachung betrat die Züchterin die Box der Stute, um ihren Hals zu klopfen, bevor sie sich zurückziehen wollte. Das Tier verzehrte ruhig sein Heu, aber die Besitzerin war erschrocken festzustellen, daß es leicht schwitzte, obwohl die Temperaturen nahe dem Gefrierpunkt lagen. Ihr Anruf bei meinem Büro wurde über Funk an mich weitergegeben, und ich erhielt die Nachricht, als ich nur wenige Minuten entfernt war. Gerade als ich den Stall betrat, legte sich die Stute hin und gebar zügig ein hübsch aussehendes, kräftiges Hengstfohlen.

Den nächsten Nachmittag erreichte mich ein Anruf der Besitzerin der zweiten Stute. Sie hatte um eine Untersuchung gebeten, um feststellen zu lassen, ob die Zeit für die genaue Beobachtung der jungen Maidenstute gekommen war, die ihren errechneten Geburtstermin jetzt um mehrere Tage überschritten hatte.

Als ich die Stute sah, war ihr Euter vergrößert, und frische Milchtropfen waren an den Zitzen sichtbar. Es schien, als würde sie innerhalb von wenigen Stunden fohlen, und ich schlug der Besitzerin vor, bei ihr Wache zu halten. Sie traf sofort Vorbereitungen für ihre Nachtwache — eine Thermosflasche mit heißem, schwarzem Kaffee, Sandwiches, Decken, Kopfkissen, Bücher und ein Radio. Nachdem sie ihren Beobachtungsposten vorsichtig errichtet und das Nachtlicht angeknipst hatte, schaute sie nach ihrer Stute.

Ihr Schützling war unruhig geworden und wanderte im Kreis in der Box herum. Eine Dampfwolke stieg vom Körper der Stute auf. Der aufgeregte Anruf der Züchterin erreichte mich, als ich etwa dreißig Minuten entfernt war. Als ich ankam, lag die Stute schweißbedeckt auf der Seite. In der unter dem Schweif sichtbaren grauen Fruchtblase war bereits ein kleiner Huf wahrnehmbar. Ich reinigte die Stute, schrubbte mich schnell ab, öffnete die glänzende Hülle und schlüpfte mit meiner Hand hinein, um die Position des Fohlens zu überprüfen.

Der zweite Huf und der Kopf des Fohlens waren zu fühlen, aber die Stärke der Gliedmaßen offenbarte, daß es ungewöhnlich groß war. Eine weitergehende Untersuchung des Geburtskanals unterdrückte jedoch die momentane Beunruhigung, die ich gefühlt hatte, und mit Hilfe leichter Assistenz meinerseits kam ein großes, dunkelbraunes Stutfohlen auf die Welt.

Die Geschichte dieser beiden Tiere verdeutlicht den ausgeprägten Zeitunterschied, den Stuten benötigen, um sich für die wirksame und sichere Geburt eines Fohlens vorzubereiten und zeigt die Bedeutung der Überwachung durch den Züchter auf. Hätte sich eine der Stuten in ernsthaften Schwierigkeiten befunden und tierärztliche Hilfe benötigt, wäre es durch den Einsatz der Besitzer möglich gewesen, sie zur rechten Zeit zu bringen.

4 Die drei Stadien der Geburt Das Fohlen kommt an

Die Geburt stellt für alle Tiere eine Periode der größten Gefahr dar. Bei Pferdegeburten ist die Schnelligkeit ein wesentliches Merkmal, was auch erforderlich macht, daß alle Entscheidungen über eine Hilfeleistung unverzüglich getroffen werden müssen. Es ist deshalb von größter Bedeutung, daß die beteiligten Personen mit dem Ablauf einer normalen Geburt bei der Stute vertraut sind, damit sie augenblicklich jede Abweichung oder Regelwidrigkeit, die ein tierärztliches Eingreifen erfordert, erkennen können.

Die Gelegenheit, einen perfekt ablaufenden Abfohlvorgang beobachten zu können, wird zu einer eindrucksvollen und unvergeßlichen Erfahrung; doch sind sich viele nicht ganz genau darüber im klaren, was sie im einzelnen gesehen haben. Es könnte fast notwendig erscheinen, sie bei einer erschwerten Geburt zuschauen zu lassen.

Eine züchterisch unerfahrene junge Frau beschrieb mir das erste Abfohlen, das sie erlebte:

»Als ich die Stute kontrollierte, scharrte sie gerade in der Mitte ihrer Box ein Loch in die Einstreu, so daß ich, wie geplant, den Tierarzt anrief, um ihn zu alarmieren, da ich glaubte, sie sei am Abfohlen, und dann zurückkehrte, um, für die Stute unsichtbar, von außerhalb des Stalles aufzupassen.

Nach wenigen Minuten legte sie sich und schien ganz ruhig zu sein. Als ein Geräusch von fließendem Wasser entstand und sie sich flach auf die Seite legte, schlüpfte ich leise in die Box und kauerte mich hinter die Stute. Sie preßte, und plötzlich erschien ein glänzender Sack, in dem ein kleiner Huf sichtbar war. Ich war einen Moment beunruhigt und ängstlich, da die Anwesenheit nur einer Gliedmaße ein Zeichen dafür ist, daß das Fohlen nicht richtig liegt, aber die Stute preßte erneut, so daß der zweite Huf und die Nase schnell erschienen. Nach nochmaligem Pressen war der ganze Kopf mit einem Teil des Halses ausgetreten. Die Fruchtblase war nicht geborsten, und ich geriet fast wieder in Panik. Es schien mir das Richtige zu sein, sie zu öffnen, und ich schob sie von dem winzigen, dunklen Schnäuzchen zurück. Die Preßwehen der Stute hörten auf, und auch mein Herz stand fast still. Bevor ich eine neue Entscheidung treffen konnte, preßte sie wieder und die Schultern erschienen, schnell gefolgt von Brustkorb, Hüften und Hintergliedmaßen eines großen, dunklen Stutfohlens. Zu dieser Zeit atmete das Fohlen bereits, hob den Kopf und begann, die Vorderbeine zu bewegen.

Der gesamte Vorgang, von dem ersten Kontrollieren bis zur Geburt des Fohlens, betrug nur dreißig Minuten! Innerhalb von weiteren zwanzig Minuten war das Fohlen nach mehreren vergeblichen Versuchen auf die Beine gelangt, hatte das Euter gefunden und sein erstes Mahl genossen.«

Diese junge Frau hatte das zweite Stadium einer unkomplizierten Geburt beobachtet, tatsächlich gibt es aber drei Stadien beim Abfohlen:

Stadium 1 — verborgene, innere, die Geburt vorbereitende Abläufe bis zur Fruchtblasenruptur
Stadium 2 — die eigentliche Geburt des Fohlens, d. h. die vollständige Trennung von der Mutterstute
Stadium 3 — Abgang der Nachgeburt (Eihäute), Rückbildung der Gebärmutter und Rückkehr der Fortpflanzungsorgane zum erneut trächtigkeitsfähigen Zustand.

Stadium 1

Zunächst gibt es keine augenfälligen Anhaltspunkte für Veränderungen, die während des ersten Stadiums stattfinden. Aufgrund dieses ganz normalen Fehlens jeglicher Betätigung der Bauchmuskulatur kann bei der Stute das erste Stadium, insbesondere von einer unerfahrenen Person, unerkannt bleiben. Obwohl dieses Stadium nicht von eindeutigen Erscheinungen begleitet wird, ist es von größter Bedeutung, denn wenn erst die Preßwehen (2. Stadium) eingesetzt haben, gibt es im Gegensatz zu anderen Spezies kein Abwarten bei irgendwelchen Verzögerungen mehr.

Eine Unterbrechung oder der Stillstand des Geburtsvorgangs kann zum Verlust des Fohlens führen und eine Gefahr für die Stute bedeuten.

Wenn die Wehen, die durch Hypophysenhormone gesteuert werden, beginnen, zeigt die Stute erkennbare Symptome. Unruhe, Herumwandern, Schweifschlagen und nach dem Bauch treten sind die offensichtlichsten Anzeichen. Auch das Schwitzen an Halsseiten, Schultern, Flanken und der Brust signalisiert den Wehenbeginn. Solch ein Verhalten kann eine Kolik vortäuschen. Wenn sich die Stute zur Seite umsieht, für kurze Perioden hinlegt und wieder aufsteht, nach Heu hascht, während sie herumwandert, gehäuft Kot und kleine Urinmengen absetzt, können Sie fast sicher sein, daß das erste Stadium der Geburt im Fortschreiten begriffen ist. Alles stellt eine direkte Widerspiegelung der internen Reizung der Druckrezeptoren im Gebärmutterhals und in der Scheide dar, die durch den Fetus verursacht wird. Die graduelle Erschlaffung der Kruppenmuskulatur, gekoppelt mit einer augenfälligen Vergrößerung und Erweichung der Vulva sind Zeichen, daß die Geburt unmittelbar bevorsteht.

Aus dem gefüllten Euter der Stute kann Milch abtropfen oder sogar abfließen. Man muß jedoch wissen, daß eine Variationsbreite besteht und Stuten als Extrem ohne angebildetes Euter gebären oder der Milchfluß schon Tage vor der Geburt beobachtet werden kann. Die gesteigerte Herz- und Pulsfrequenz und die gesenkte Körpertemperatur sind Veränderungen, die oft nicht überprüft werden. Auch wenn an Hand verschiedener Symptome die Nähe der Geburt feststellbar ist, gibt es während des ersten Stadiums keine äußerlich erkennbaren Anhaltspunkte für die Vorgänge an Uterus und Frucht. Diese unsichtbaren Veränderungen bestehen in Kontraktionen der Gebärmutterwand, die aus kreisförmig und in Längsrichtung verlaufenden Muskelfasern besteht, wodurch der Fetus sich, als Vorbereitung zur Geburt, aus seiner seitlichen Stellung im trächtigen Horn und dem Uteruskörper in eine obere Stellung richtet. Das Fohlen erreicht somit eine Position, in der seine Längsachse parallel zur Wirbelsäule der Stute verläuft und sein Rücken zum Rücken der Mutter gerichtet ist, wobei die Vorderbeine gestreckt sind und die Hufe den Kopf überragen. Gleichzeitig kommt es zur Erschlaffung und Öffnung der Zervix, um die Passage des Fetus zu ermöglichen. All diese Veränderungen verlaufen ohne Beteiligung der Bauchpresse.

Die Stute kann dabei unruhig werden, häufig Kot absetzen oder sogar Futter aufnehmen und sich dann unerwartet hinlegen, wobei es zu einem plötzlichen Abfließen von Fruchtwasser und dem Erscheinen der Fruchtblase zwischen den Schamlippen kommt. Sie hat damit die Öffnungs- und Stellwehen beendet, ohne daß eine Kontraktionstätigkeit der Bauchmuskeln die Überleitung in das zweite Stadium ankündigte. Das Öffnungsstadium dauert meist nur eine kurze Zeit, kann aber ausnahmsweise bis zu vierundzwanzig Stunden beanspruchen und trotzdem die Geburt eines lebenden Fohlens gewährleisten. Solange die Plazenta intakt ist und dem Fohlen Sauerstoff und Nährstoffe liefert, besteht keine Gefahr. Auch ein Stillstand des normalen Geburtsablaufes ist zunächst nicht bedrohlich, es sei denn, die Fruchtblase ist gesprungen oder eine vorzeitige Lösung der Plazenta unterbindet die Sauerstoffversorgung des Fetus, wodurch eine potentielle Gefährdung des Lebens der Frucht entsteht.

Das Fohlen könnte mit einem Astronauten oder einem Tiefseetaucher verglichen werden: Solange das Versorgungssystem intakt und funktionstüchtig ist, kann es in seiner eigenen, sicheren Blase überleben.

Ist man in der Lage, das erste, vorbereitende Stadium der Geburt zu erkennen, sollte jetzt die Perinealregion der Stute sorgfältig mit einem Zellstofftuch gereinigt und ihr Schweif vom Ansatz bis zum Ende der Schweifrübe bandagiert werden. Es ist darauf zu achten, daß alle Schweifhaare vollständig von der Binde bedeckt sind.

Eine zehn Zentimeter breite sterile Mullbinde, die der einmaligen Benutzung dient, ist ideal, aber auch eine frisch gewaschene Beinbinde ist akzeptabel. Die Bandage schützt den Schweif vor Verunreinigung mit Kot, Urin und Fruchtwasser und trägt zur Geburtshygiene bei. Außerdem ist der bandagierte Schweif weder der Mutterstute noch dem Fohlen oder der Hilfsperson im Weg. Nach dem Abgang der Nachgeburt wird die Mullbinde wieder entfernt.

Eine letzte Prüfung des Stalles auf gefährliche Bezirke oder Vorsprünge (Nägel, Kanten, Futter- oder Tränkevorrichtungen) gehört zu den Vorbeugemaßnahmen. Der Pfleger hat nun die Aufgabe, den Stall ruhig zu verlassen, geduldig zu warten und unauffällig zu beobachten.

Stadium 2

Der Beginn der Austreibungsphase (2. Stadium der Geburt) ist leicht an dem Bersten der Fruchtblase, die eine große Menge Fruchtwasser freigibt, zu erkennen.

Die Ruptur kann sowohl bei der stehenden als auch der liegenden Stute erfolgen. Von diesem Moment bis zur vollständigen Geburt des Fohlens und dem Einsetzen seiner Atmung verstreicht eine entscheidende, jedoch sehr kurze Zeit. Wenn die Preßwehen begonnen haben, ist Wachsamkeit erforderlich, denn die Geburt muß jetzt bis zu ihrem Abschluß fortschreiten.

An diesem Punkt lassen Sie mich klarstellen, daß das Fohlen während seines gesamten fetalen Lebens von zwei konzentrisch angelegten Fruchtblasen geschützt wird. Es schwimmt in der inneren Amnionblase, die fetale Amnionflüssigkeit enthält. Die Amnionblase wird vollkommen von einer äußeren, dickeren zweiten Blase, dem Allantochorion umhüllt, dessen äußerste Schicht sich an das Endometrium (eine Zellschicht, die die Innenauskleidung des Uterus darstellt) anlagert.

Wenn die Zervix vollständig erweitert ist, tritt die Frucht in den Geburtskanal ein und wird durch die kraftvollen Uteruskontraktionen zu einem Punkt vorgetrieben, bei dem es zum Bersten der äußeren Blase, dem Allantochorion, und der Freigabe einer großen Flüssigkeitsmenge (Allantoisflüssigkeit) kommt. Nachdem die Allantoisblase zur Weiterung des Geburtsweges beigetragen hatte, wird letzterer durch ihre Flüssigkeit gleitfähig gemacht. Das Fohlen selbst wird in seiner eigenen schützenden, schlüpfrigen, flüssigkeitsgefüllten Blase, dem Amnion, geboren.

Nach dem Bersten des Allantochorions, bei dem gewöhnlich ein Volumen von etwa vier bis zehn Litern Flüssigkeit freigesetzt wird, sollte sich die Stute hinlegen. Sie wird im allgemeinen für eine kurze Weile auf der Brust liegen, bevor sie sich auf die Seite rollt und eine für Stuten (und interessanterweise auch Sauen) typische Haltung einnimmt, bei der alle vier Beine steif ausgetreckt sind. Diese seitliche, liegende Stellung begünstigt die Bauchpresse. Bei Unterbrechung der Atmung läßt sich durch Mitwirkung des Zwerchfells der intraabdominale Druck weiter steigern, was dazu beiträgt, das Fohlen zügig durch den Geburtskanal zu befördern. Gelegentlich wird eine Stute auf den Beinen bleiben und während der Austreibungsphase im Stall herumwandern. Sie kann aufstehen, sich wieder hinlegen, wobei die Vorderfüße und sogar der Kopf des Fohlens bereits aus dem Geburtskanal herausragen. Das sieht erschreckend aus, aber Sie sollten trotzdem den Stall nicht betreten, denn wenn die Stute ungestört bleibt, wird sie sich vielfach hinlegen und normal gebären. Besteht sie dagegen darauf, stehen zu bleiben oder gerät sie in Panik und bringt dadurch das Fohlen in Gefahr, wird Ihre unmittelbare Anwesenheit in der Box notwendig, um das Fohlen zu schützen.

Wenn eine kräftige Bauchpresse sichtbar ist, während die Stute steht oder herumläuft, ist anzunehmen, daß sie im Stehen abfohlen will und deshalb Hilfe benötigt. Unter diesen Umständen sollte man im Idealfall zwei oder mehr Hilfskräfte haben. Eine Person hält die Stute am Kopf, um sie am Herumlaufen zu hindern, und die anderen werden benötigt, um dem Fohlen vorsichtig zu helfen und zu verhindern, daß es auf den Boden fällt und dabei die Nabelschnur vorzeitig reißt oder seinen Kopf, Hals oder die Wirbelsäule verletzt.

Wenn alles normal verläuft, wird die Geburt dagegen ohne Hilfeleistung vonstatten gehen, und der Pfleger sollte außerhalb des Sichtbereichs der Stute bleiben, damit sie sich hinlegt. Danach kann man der Stallwache erlauben, die Box vorsichtig zu betreten und den Zustand der Stute zu überprüfen. Hat sie einen für eine unbehinderte Geburt ungünstigen Ort gewählt, beispielsweise zu dicht an der Boxenwand, sollte man sie veranlassen, sich vorteilhafter zu legen oder, wenn nötig, an den Beinen von dem Hindernis wegziehen.

Das Erscheinen der Fruchtblase in der Schamspalte mit Sichtbarwerden eines Vorderhufs läßt die Annahme zu, daß die Geburt normal vonstatten geht. Unmittelbar vor oder gleichzeitig mit dem Fruchtblasensprung kann aber eine Komplikation auftreten, bei der ein noch in das Amnion eingeschlossener Huf das Scheidendach und den Mastdarmboden durchstößt.

Wenn nach zwei oder drei erfolglosen Preßwehen die Blase nicht sichtbar wird, sich der Mastdarm aber wulstförmig umkrempelt, muß eine sofortige, sorgfältige vaginale Untersuchung erfolgen. Dabei wird nach gründlicher Reinigung der Hände und Arme eine Hand in Geburtshelferhaltung in die Schamspalte eingeführt, um den zum Scheidendach hochgerichteten Leithuf aufzusuchen, die Fruchtblase zu öffnen und die Handflächen schützend über den kleinen Huf zu stülpen, um so als Schild für das Scheidendach zu dienen. Die Gliedmaße wird dann wieder die normale Richtung einnehmen, so daß der Geburtsvorgang fortschreiten kann. Das weitere Fortpflanzungsvermögen der Stute kann durch diese simple, aber wirksame Maßnahme bewahrt werden. Wird die Richtung des Fohlenhufes dagegen nicht korrigiert, kann durch die starken Geburtskräfte das Scheidenrohr verletzt werden, eine Durchstoßung des Scheidendaches erfolgen oder die in den Mastdarm eingedrungene Gliedmaße unter Wehendruck einen vollständigen Dammriß verursachen.

Wenn die Blase aus anderen Gründen nach mehreren erfolglosen Wehenschüben nicht erscheint, sind Sie gut beraten, sofort einen Tierarzt zu rufen; jede Verzögerung könnte das Leben der Stute, des Fohlens oder beider Tiere kosten.

Danach sollten Sie die Stute zum Aufstehen bringen und so lange herumführen, bis Hilfe kommt. Durch diese Maßnahme kann der Fetus durch sein Gewicht und seine Schwerkraft in die Gebärmutter zurückgleiten und dort vorerst verweilen.

Dies ist die einzige Methode, den Geburtsablauf zu verzögern, bis Ihr Tierarzt kommt. Man verhindert so den Verlust von wertvollem Fruchtwasser, das unentbehrlich für eine zügige Geburt ist, und auch, daß kraftvolle Kontraktionen das Fohlen in eine gefährliche Stellung pressen.

Gewöhnlich erfolgen während der Austreibungsphase in regelmäßigen Abständen kräftige Preßwehen mit Kontraktionen der Bauchmuskeln. Es ist normal, daß zwei oder vier kräftige Wehen, unterbrochen durch kurze Ruheperioden von vielleicht zehn bis dreißig Sekunden, erfolgen.

Erscheint nach dem Fruchtwasserabgang die Amnionblase, so findet man darin einen Vorderhuf, der fünfzehn bis fünfundzwanzig Zentimeter vor dem anderen liegt, eingeschlossen. Kurz darauf folgt das Mäulchen, das sich auf oder seitlich von den Gliedmaßen befindet. Diese Haltung schafft eine für die Geburt günstige Umfangsverminderung des Schultergürtels, da durch die Schiefstellung eine Schulter und ein Ellbogen vorausgehen.

Die Preßwehen werden normalerweise zunächst kontinuierlich fortgesetzt, bis Kopf und Hals des Fohlens erscheinen, dann folgt eine kurze Ruhepause. Sind Kopf und Hals sichtbar, ist der Schultergürtel erst durch das knöcherne Becken getreten. Nach der Ruheperiode wird im allgemeinen die Geburt von Brust, Abdomen, Hüften und Hintergliedmaßen mit relativer Leichtigkeit erfolgen.

Die Dauer des Austreibungsstadiums kann sich von zwanzig auf sechzig Minuten ausdehnen und trotzdem noch im Normalbereich liegen.

Wenn die Stute auf der Seite liegt, kann sich der Aufpasser vorsichtig hinter sie kauern. Betritt man die Box zu früh, wirkt das störend und würde sie zum Aufstehen veranlassen, was den Abfohlprozeß unterbricht. Ein zu langes Abwarten verzögert dagegen die Möglichkeit, Regelwidrigkeiten festzustellen.

Wenn die Vordergliedmaßen außerhalb der Schamspalte gut sichtbar sind, sollte das schlüpfrige, erstaunlich feste Amnion geöffnet und zurückgeklappt werden; dabei ist eine Schere hilfreich, denn das Aufreißen mit der bloßen Hand erweist sich oft als schwierig. Der Geburtskanal der Stute bleibt durch das Amnion geschützt. Ein Vorderfuß kann jetzt ergriffen werden, wobei man darauf bedacht sein muß, die normale asymmetrische Haltung des Fohlens aufrechtzuerhalten. Der einseitig schiefe Zug gewährleistet die Schrägstellung der Schulter. Eine Auszughilfe darf nur während der Wehentätigkeit geleistet werden, während in den Pausen eine angemessene Fixation mit der Hand erfolgt, um den Vorwärtserfolg aufrechtzuerhalten. Das vermindert die Anstrengung der Stute und verkürzt die Geburtsdauer, was für die Stute und das Fohlen vorteilhaft ist.

Wenn Zughilfe geleistet wird, sollte man darauf achten, daß Beine, Kopf und Hals des Fohlens parallel zur Wirbelsäule der Stute bleiben, bis die Schultern den Beckenkanal passiert haben. Das ist erreicht, wenn Vorderhufe, Vorderfußwurzelgelenke, Kopf und Hals zwischen den Schamlippen sichtbar sind. In dieser Phase sollte ein auch noch so sanfter Zug in Richtung auf die Sprunggelenke der Stute erfolgen. Diese Richtungsänderung erleichtert die Passage von Abdomen, Hüften und Hintergliedmaßen.

Übermäßige Kraft sollte unter allen Umständen vermieden werden, jedoch ist nicht zu befürchten, daß die Zugkraft einer Hilfsperson für Stute oder Fohlen gefährlich sein könnte. Der verstärkte Zug von zwei oder mehreren unerfahrenen, gutmeinenden Helfern kann dagegen irreparable Schäden am Geburtskanal der Stute oder am verletzlichen Fohlen verursachen.

Beschleunigen Sie die Geburt nicht, sondern lassen Sie die Stute das eigene Tempo bestimmen, solange das Fohlen bei jeder Kontraktion vorangetrieben wird. Ein Zug, der nicht mit der Wehentätigkeit synchron erfolgt, könnte eine überstürzte Geburt verursachen. Die Natur bestimmt normalerweise die Dauer und sorgt für eine ausreichende Weitung des Geburtskanales, um die sichere Passage des Fohlens in seine neue Außenwelt zu gewährleisten. Auch die kurze Ruhepause nach Erscheinen von Kopf und Hals sollte nicht unterbrochen werden.

Eine ruhige Umgebung ist unerläßlich, denn jede Ablenkung könnte die Stute stören, wenn sie am meisten die Abgeschiedenheit benötigt.

Die natürliche Pause im Geburtsgeschehen gibt dem Hilfeleistenden Zeit, die Fruchthüllen vom Kopf des Fohlens, insbesondere den Nüstern, zu entfernen. Es ist nicht ungewöhnlich, daß die Nasen- und Mundschleimhaut zu diesem Zeitpunkt der Geburt bläulich gefärbt ist, und auch wenn eine blaue Zunge aus dem Mund des Fohlens herausragt, besteht kein Grund zur Sorge.

Wenn jetzt nach ein oder zwei Minuten keine aktiven Wehen wieder einsetzen, können sie durch leichten Zug an den Vorderbeinen des Fohlens stimuliert werden.

Der Beginn der Atmung des Fohlens wird reflektorisch meist dann ausgelöst, wenn seine Hinterbeine den Geburtskanal verlassen. Sind die Atembewegungen zu diesem Zeitpunkt jedoch noch nicht in Gang gekommen, sollte jede Anstrengung unternommen werden, die Nase von Schleim und Fruchtwasserresten zu befreien.

Schon das Verlagern des Fohlenkopfes während der Geburt nach seitlich unten neben die Vorderbeine ist für das Freiwerden der Nase förderlich. Auch wird dadurch ein eventueller Sekretstau in der Lunge verhindert und die Sauerstoffversorgung bei Entfaltung der Lungenalveolen gefördert. Die sehr vorsichtige Anwendung eines kleinen Gummiballons zum Absaugen des Nasensekretes kann hier hilfreich sein. In größeren Gestüten werden zur Unterstützung des Respirationsbeginns Sauerstoffflaschen eingesetzt. Hierbei ist aber erfahrenes Personal unbedingte Voraussetzung, denn eine ungenaue oder dauerhafte Sauerstoffanwendung kann sehr schädliche Auswirkungen für das Fohlen haben. Wenn das Fohlen im Stroh ankommt, sollte auch das verbleibende Amnion von den Hintergliedmaßen entfernt und sein ganzer Körper mit bereitliegenden Handtüchern frottiert werden, um Kreislauf und Atmung zu stimulieren und das manchmal dichte Fohlenfell von Feuchtigkeit zu befreien. Damit trägt man dazu bei, den Eintritt in die Welt und die Anpassung an die Umgebung etwas zu erleichtern.

Eine intakte Nabelschnur ist während der normalen und erst recht während der verzögerten Geburt für das Leben des Fohlens entscheidend. Es ist von größter Wichtigkeit, ein vorzeitiges Reißen der Nabelschnur zu verhindern, denn sie garantiert eine einwandfreie mütterliche Versorgung des Fohlens, auch wenn es sich bereits außerhalb des schützenden Uterus befindet.

Eine unersetzbare Menge von etwa 0,5 bis 0,6 Litern sauerstoffreichen Blutes muß noch von der Plazenta in das Kreislaufsystem des Fohlens übertreten, wenn es den Geburtskanal ganz verlassen hat und nur noch durch die Nabelschnur mit der Mutter verbunden ist. Reißt die Nabelschnur vorzeitig oder ist der Blutstrom in den Nabelgefäßen unterbunden, bleibt dieses zusätzliche Blut in der Plazenta und geht dem Fohlen verloren. Ein jeder sollte hoffen, daß die Stute ruhig liegen bleibt, um den Riß vor Aufhören der Nabelpulsation zu verhindern.

Der Pfleger kann das Fohlen mit einer Hand gegen die Mutter lehnen, um mit der anderen die kräftige Pulsation der Nabelschnur, die sich normalerweise für ein oder eineinhalb Minuten nach der Geburt fortsetzt, zu fühlen. Wenn die Pulsation aufhört, sollte man dem Fohlen erlauben zu strampeln, wodurch die Nabelschnur an der vorgesehenen Stelle reißt. Die Abnabelung sollte nur auf diese natürliche Art erfolgen. Wenn Sie irgendwelche Zweifel hegen, tun Sie nichts, bevor Sie Ihren Tierarzt konsultiert haben. Das Nabelantiseptikum sollte sofort aufgetragen werden, wenn die Schnur reißt, damit der Nabelstumpf gut desinfiziert ist, bevor er die Einstreu oder irgendwelche Kontaminanten berührt.

Für Generationen mußten Pferdezüchter die Furcht haben, daß

eine nervöse Stute sofort nach der Geburt plötzlich aufspringt und die Nabelschnur zu früh zerreißt. In ihrem Bestreben, trotz ihrer Erschöpfung auf geschwächten Hinterbeinen und mit unsicherem Gang das Neugeborene zu suchen, stellt eine solche Stute eine wirkliche Gefahrenquelle für sich selbst und das Fohlen dar, denn bei solchen Aktionen reißt die Nabelschnur zu früh oder das Fohlen kann gewaltsam am Nabelstrang angehoben werden und dadurch in die Gefahr geraten, zwischen die Hinterbeine der Stute gezogen zu werden.

Heutzutage besteht ein Trend, zu Beginn des zweiten Stadiums unter tierärztlicher Aufsicht Tranquilizer zu injizieren, um Verletzungen von Stute und Fohlen zu verhindern. Diese Tranquilizer können ohne Angst vor einer wehenlösenden Wirkung oder Beeinflussung des Geburtsvorganges eingesetzt werden. Die offensichtlich günstige Wirkung ist für den Zuchtstutenbesitzer meist tröstlich.

Die normale Stute wird nach der Geburt mindestens einige Minuten und im Höchstfall bis zu einer Stunde liegen bleiben. Es ist nicht ungewöhnlich für eine bequem liegende Stute, daß sie nicht aufsteht, auch wenn ihr neugeborenes Fohlen bereits auf den Beinen und fast zum Saugen bereit ist. Aber jedes längere Liegenbleiben der Stute ist Grund zur Besorgnis, und Ihr Tierarzt sollte gerufen werden.

Wenn die Stute sich dafür entscheidet, nach der Abnabelung liegenzubleiben, kann das Fohlen um sie herum zum Kopf gezogen werden, damit sie es beriechen und belecken kann und mit dem Neugeborenen bekannt wird, während sie noch ihre wohlverdiente Ruhe genießt.

Wenn die Stute wieder auf die Beine kommt, sollte Ihre erste Sorge die Sicherheit des Fohlens sein. Der Pfleger sollte es beschützen, bis die große, noch geschwächte Mutterstute Zeit genug gehabt hat, ihr Stehvermögen und volles Bewußtsein wiederzuerlangen und ihren Nachwuchs ausfindig zu machen und zu identifizieren.

Wenn die Stute wieder auf den Beinen ist und die Eihäute hinter sich herzieht, ist es angezeigt, daß der Pfleger einen Knoten in das schlüpfrige Amnion macht. Knoten Sie die herabhängenden Eihautteile so, daß sie den Boden und die Hufe der Stute nicht erreichen, damit durch das Eigengewicht ein Zug auf die noch unabgelöste Plazenta ausgeübt wird und so die Lockerung der Verbindung und der Eihautabgang gefördert werden.

Das ist nicht immer so leicht wie es sich anhört, aber es ist wichtig zu verhindern, daß die Stute mit den Hinterhufen auf die Eihäute tritt, wodurch ein übermäßiger Zug ausgeübt würde und es zu einer Verletzung und Blutung im Uterus kommen könnte. Solch ein durch unkontrollierten Zug entstandenes Trauma führt manchmal zu Narbengewebebildung mit unvollständiger Regeneration des normalen Gewebes, woraus möglicherweise später eine Unfruchtbarkeit der Stute resultieren kann.

Ich muß die Bedeutung dieser einfachen Maßnahme als unschätzbaren Dienst für die weitere Fortpflanzungsfähigkeit der Stute herausstellen.

Wenn sich die Verbindung der Fetalmembran zum Endometrium langsam und spontan löst, ist es oft nötig, den Knoten erneut zu binden, um die richtige Höhe aufrechtzuerhalten.

Bei dem ersten Fohlen aus einer Maidenstute sollte der Pfleger vorsichtig verhindern, daß die nassen, klebrigen Eihäute auf die Fersenhöcker der nervösen, unerfahrenen Mutter herabhängen. Solch ein ungewohntes Ereignis könnte dazu führen, daß sie rücksichtslos ausschlägt. Hier sollte man bemüht sein, die Eihaut durch Abschneiden zu kürzen, um dann einen sicheren Knoten über dem Sprunggelenk anzubringen.

VERZÖGERUNGEN

Sie sollten wissen, daß jede Regelwidrigkeit im zweiten Stadium der Geburt zum Verlust des Fohlens führen kann. Viele Fohlen sterben tatsächlich im Geburtskanal infolge unzureichender Wehenkraft. Verläuft die Austreibungsphase nicht zügig, kann auch die Stute ungünstig beeinflußt werden. Die Verlängerung der Geburtsdauer, aber auch der langanhaltende Druck auf das Becken kann zu einem gewissen Grad der Ataxie führen.

Schwierigkeiten im zweiten Stadium treten meistens bei Maidenstuten, seltener bei Pluripara auf. Bei der Maidenstute ist die uterine Trägheit primär das Ergebnis eines Hormonmangels, während bei älteren Stuten, die mehrere Trächtigkeiten hatten, im allgemeinen eine reduzierte uterine Muskelkraft das Handicap ist. Sehr alte Stuten sollten sehr sorgfältig auf die Unterbrechung der Wehenfolge beobachtet werden, da bei ihnen mit einer Trägheit der Wehenentfaltung zu rechnen ist. Wenn sich aus irgendeinem Grund die Geburtsdauer verlängert, treten damit stets ernste Probleme auf, und Ihr Tierarzt sollte sofort angerufen werden.

Die größeren Gestüte, in denen in jeder Saison mehr als hundert Fohlen geboren werden, bewältigen diese Abfohlungen mit ihrem eigenen Personal. Aber es würde sich um ein wirklich ungewöhnliches Jahr handeln, wenn ich nicht wenigstens sechs- oder siebenmal zu solchen Gestüten gerufen würde, um bei einer prekären Situation zu helfen oder bei lebensbedrohlichen Zuständen der fohlenden Stute einzugreifen.

Fünfundneunzig Prozent der Stuten gebären ohne Hilfe, wenn alles nach dem Plan der Natur abläuft. Berücksichtigt man die recht enggezogenen Sicherheitsgrenzen, die kraftvolle Natur und die Komplexität der Geburt, so imponiert dieser hohe Prozentsatz von Normalgeburten immer wieder.

Auf den Laien wirken die bleibenden fünf Prozent, bei denen Schwierigkeiten auftauchen, als kaum beachtenswert, aber die ernsten Situationen, die durch diesen kleinen Prozentsatz von regelwidrigen Geburten repräsentiert werden, verdeutlichen die Anforderungen an physische und geistige Fähigkeiten, die bei diesen kritischen Zuständen an den Tierarzt gestellt werden. Im Berufsleben des Praktikers zählt die Reduktion dieser Fünfprozentrate zu den Hauptzielen.

Sonderbarerweise wirken sich die Prozentsätze auf den Züchter, der jedes Jahr nur wenige Fohlen aufzieht, nicht in dem Umfang aus, obwohl auch er mit Problemgeburten rechnen muß.

Kürzlich wurde ich am späten Abend von einem jungen Ehepaar gerufen, das seine Stute durch den Auszug eines toten Fohlens entbunden hatte. Sie erklärten, daß das Tier eine große Menge Blut verloren habe und nicht in der Lage sei, aufzustehen. Als ich ihren gut geführten und zweckmäßig eingerichteten Stall betrat, bereiteten mich ihre vor Müdigkeit und Sorge weißen Gesichter darauf vor, was folgen würde.

Die Stute lag in der blutdurchtränkten Streu und neben ihr ein schönes, totes Fohlen.

Gestört durch mein Erscheinen, hob sie den Kopf und unternahm einen schwachen, vergeblichen Aufstehversuch. Nach der intravenösen Applikation von Flüssigkeit und verschiedenen Medikamenten,

Oben: Feinbau der Plazenta der Stute. Die durch die Verankerung der büschelförmigen Chorionzotten in den Endometriumkrypten entstandenen Mikroplazentome sind oben im Bild sichtbar. Unten im Bild sind zahlreiche Gebärmutterdrüsen im Querschnitt getroffen.

Unten: Skelettentwicklung beim Pferdefetus im 4. Trächtigkeitsmonat.

was sich über Stunden hinzog, war die Stute schließlich in der Lage aufzustehen.

Nach dem Bericht des jungen Ehepaares hatte sich das Fohlen normal, mit gestreckten Vorderfüßen, die die Kopfspitze überragten, zur Geburt eingestellt. Zu diesem Zeitpunkt hatte die Stute begonnen, sich im Stall herumzuwerfen und ihre Preßwehen hatten aufgehört. Ich untersuchte sie und deckte eine wirkliche Tragödie auf. Die Vorderfüße waren abgelenkt worden und hatten die Scheide und den Mastdarm durchbohrt, und das Fohlen war durch diesen rektovaginalen Riß, der seitlich vom After entstanden war, ausgetreten.

In ihrer Angst hatten die Besitzer die bedrohliche Situation, in die das Fohlen geraten war, nicht erkannt und es mit vereinten Kräften durch die entstandene, unnatürliche Öffnung entwickelt, um dann feststellen zu müssen, daß das Fohlen während ihrer hektischen Anstrengungen bereits gestorben war. Unzweifelhaft wurde der Riß durch den gewaltsamen Auszug noch vergrößert.

Nach meinen ausgedehnten operativen Bemühungen war die Stute in der Lage, spät im nächsten Jahr wieder aufzunehmen. Diese jungen Leute waren glücklich dran, denn sie hätten ihre Stute genausogut verlieren können oder, unter günstigen Umständen, eine Stute besessen, die nicht mehr zur Fortpflanzung geeignet gewesen wäre.

Auf der anderen Seite gibt es jedoch Gegebenheiten, die der Notwendigkeit einer aufmerksamen Geburtsüberwachung zu widersprechen scheinen — ein Freund und Klient hatte mit einer Stute gezüchtet und im Verlaufe von vielleicht zwanzig Jahren ein Dutzend oder mehr Fohlen ohne Zwischenfälle gezogen. Aus diesen günstigen Umständen leitete er ab, daß nach seinen langjährigen Erfahrungen beim Abfohlen nur eine oberflächliche Beaufsichtigung erforderlich sei.

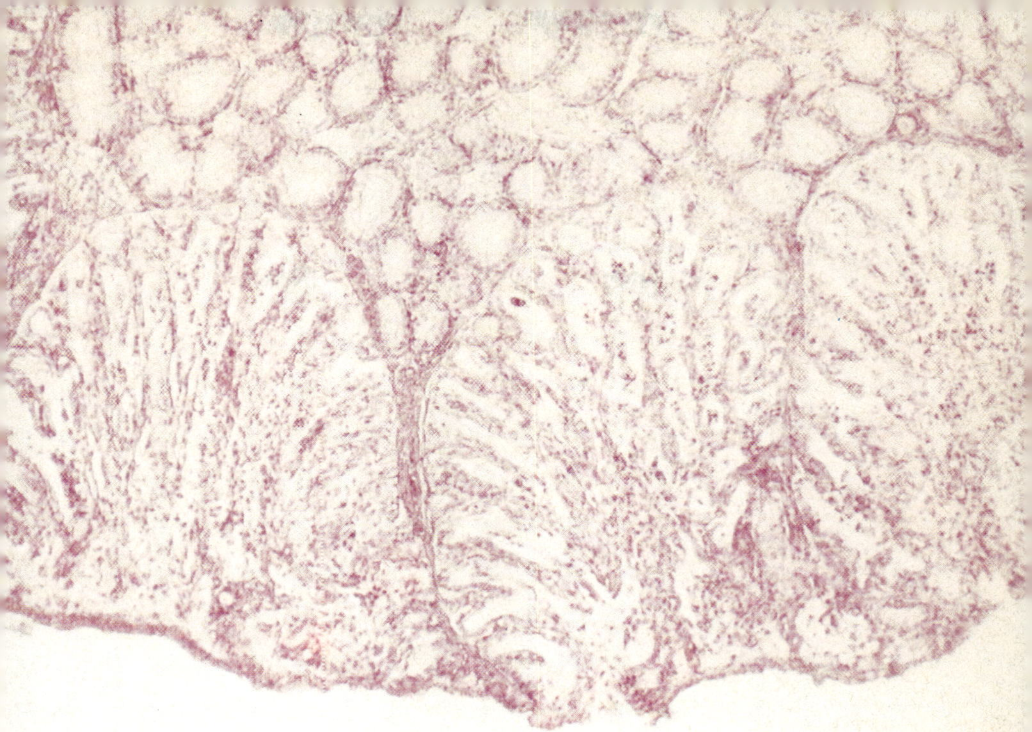

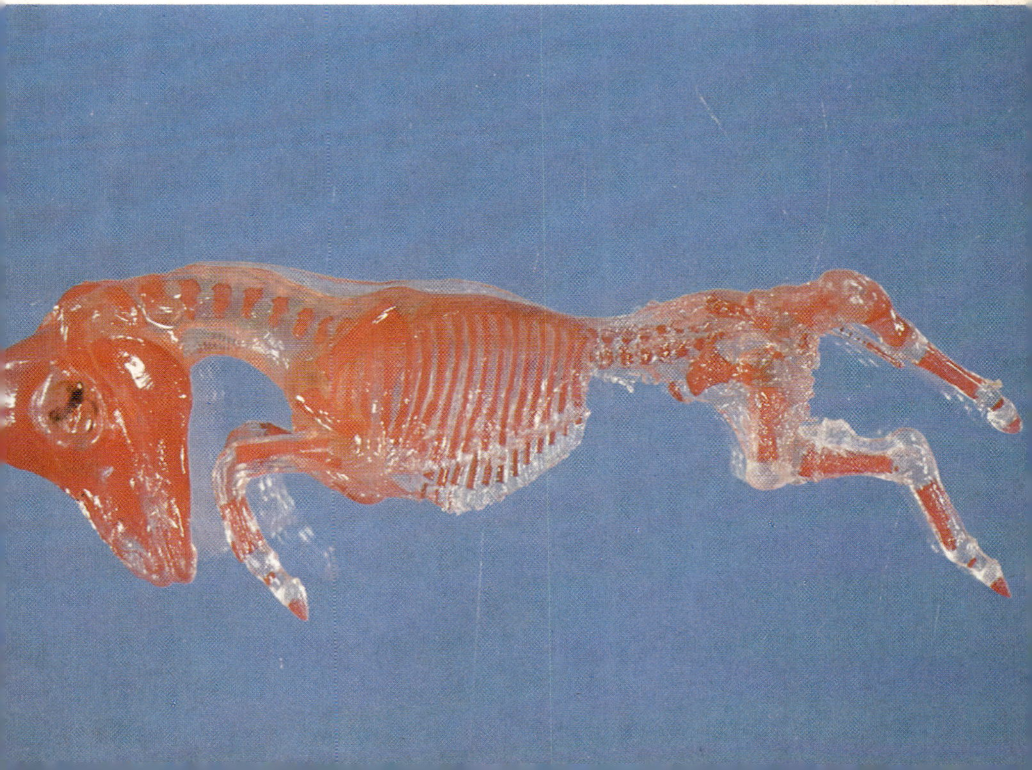

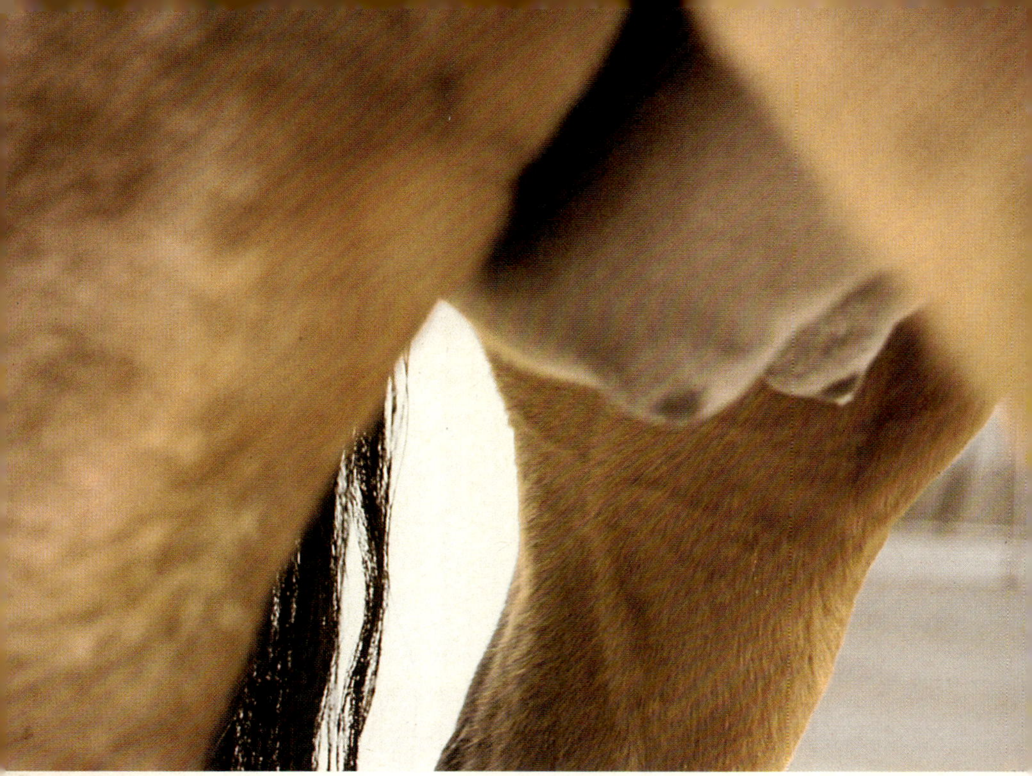

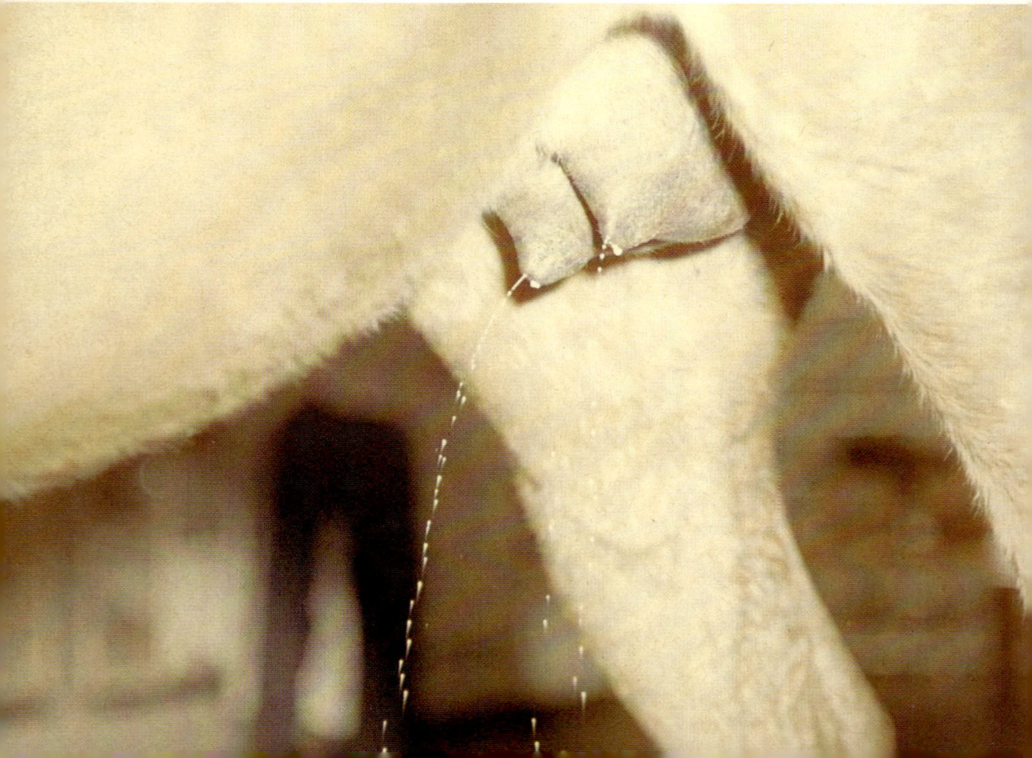

Oben: Aufeutern vor der Geburt. „Harztropfen" (geronnenes Präkolostrum) sind an den Zitzenöffnungen sichtbar.

Unten: Spontaner Milchabfluß unter Öffnungswehen.

Stadium 3

Wenn das Fohlen auf die Welt gekommen ist, tritt die Mutter in das dritte Geburtsstadium ein. Zu diesem Zeitpunkt wird ein tiefgreifender physiologischer Prozeß eingeleitet, der sämtliche Fortpflanzungsorgane betrifft und im Verlaufe eines Monats zur Rückbildung der Trächtigkeitsveränderungen führt.

Dieses dritte Geburtsstadium umfaßt sowohl äußerlich erkennbare Veränderungen als auch unsichtbare physiologische Veränderungen an den inneren Genitalorganen.

Von den sichtbaren Gegebenheiten ist vor allem der Abgang der Nachgeburt zu erwähnen. Hierbei stößt die gesunde Stute die Nachgeburt im umgestülpten Zustand, mit der grauen Allantoisfläche nach außen, ab. Richtet sich die Stute nach der Geburt wieder auf, so hängen die Fetalmembranen aus der Schamspalte herab und können in Augenschein genommen werden. Sie stellen sich als eine feste graue Membran dar, die auf der Oberfläche von weißen Venengeflechten durchzogen ist, wobei das darunterliegende, glänzende, schlüpfrige Amnion meistens bis in die Streu reicht. Die graue, obere Membran ist das Allantochorion, das durch den Zug an der Nabelschnur umgestülpt wurde, gerade wie ein Mensch seine Socken beim Ausziehen umkrempeln würde. Zeitlich erfolgt die Geburt des Fohlens vor der Lösung der Eihäute. Zu diesem Zeitpunkt legt sich die glatte, graue Oberfläche des Allantochorions in Falten und wird ausgestoßen, nachdem das Amnion mit der Nabelschnur abgegangen ist. Dabei kann manchmal die dunkelrote Fläche des fetalen Anteils der jetzt umgestülpten Plazenta sichtbar werden. Diese dunkelrot erscheinende Membran stellt jene Fläche dar, die mit der Uterusoberfläche den intimsten Kontakt hatte und an der der Gas- und Nährstoffaustausch stattfand, während der Fetus sich in utero befand.

Der vorzeitige Abgang der Plazenta ist durch das Ausbleiben der

Umstülpung und das Sichtbarwerden der dunklen, rötlichen Chorionfläche außen und der grauen Allantoisfläche innen gekennzeichnet. Immer dann, wenn eine vorzeitige, totale Trennung der Membran vom Endometrium vor der Expulsion erfolgt, befindet sich dieser intensiv dunkelrote fetale Anteil der Plazenta außen.

Die Nachgeburt sollte innerhalb einer kurzen Zeit von der Stute ausgestoßen werden. Die durchschnittliche Zeit, die für diese Loslösung und Passage benötigt wird, variiert zwischen fünf und fünfundvierzig Minuten. Wenn die Eihäute erst innerhalb von zwei Stunden nach der Geburt ausgestoßen werden, so spricht man von einer Nachgeburtsverhaltung, die einen pathologischen Prozeß darstellt. Diese Verzögerung bedarf einer Kontrolle durch den Tierarzt. Er wird die Stute untersuchen und behandeln, um ihr beim Nachgeburtsabgang zu helfen. Es wird als Kardinalsünde angesehen, manuellen Zug auszuüben, um den Nachgeburtsabgang zu fördern, da es nachgewiesen ist, daß die Eigenart und der Typ der Plazentation nur eine Lösung der Eihäute auf strikt physiologischem Wege zuläßt. Manueller Zug wird von Pferdefachleuten strikt abgelehnt, da er mit Sicherheit zu einem Schaden am Endometrium führt, was die nachfolgende Fruchtbarkeit direkt beeinflußt.

In seltenen Fällen kommt es, verursacht durch das zappelnde Fohlen, vor, daß das Amnion sich von der Nabelschnur und der noch haftenden Plazenta löst, wodurch der natürliche leichte Zug durch das Gewicht der Eihäute ausbleibt und eine Störung des Lösungsvorganges verursacht wird. Wenn das passieren sollte, heben Sie das Amnion auf, drehen Sie es zu einem Strang und binden Sie es an der abgerissenen Nabelschnur, die aus der Scham herausragt, fest. Wenn die Nabelschnur nicht aufzufinden sein sollte, kann das Amnion an jeden anderen Teil des Allantochorions angebunden werden, was zu etwa dem gleichen Ergebnis führt.

Wenn die Nachgeburt abgegangen ist, sollte sie in einen fest verschlossenen Behälter verbracht werden, um sie vor Hunden und Katzen zu schützen, bis eine fachgerechte Untersuchung stattfinden kann. Der Tierarzt wird die Plazenta vorsichtig auf dem Boden ausbreiten, um ihre Vollständigkeit festzustellen und Größe, Gewicht und Farbe zu untersuchen, um von daher einen Gesamteindruck über die Vorgänge bei der Geburt und mögliche Regelwidrigkeiten zu gewinnen.

Direkt nach der Ausstoßung der Nachgeburt können Gebilde in der Amnionhöhle aufzufinden sein, die Neulinge in der Pferdezucht verwirren. Diese amorphen Gebilde, die »Hippomanes« oder »Fohlenbrot« genannt werden, ähneln mit ihrer unregelmäßigen Gestalt und gummiartigen Konsistenz einem leberähnlichen Schwamm. Ihre Größe variiert zwischen acht und fünfzehn Zentimetern in der Länge, drei bis zwölf Zentimetern in der Breite und zwei bis drei Zentimetern in der Tiefe.

Die Bedeutung dieser Massen in der Amnionflüssigkeit ist bis heute noch nicht eindeutig geklärt. Die Hippomanes bestehen aus Fibrin und weisen keine zellulären Strukturen auf. Manche Wissenschaftler glauben, daß sie mit der Progesteronproduktion und der Aufrechterhaltung der Trächtigkeit zusammenhängen.

Eine ausgestoßene Plazenta entspricht den Konturen des trächtigen Uterus mit den beiden markanten Hörnern und weist einen großen Riß auf, durch den das Fohlen bei der Geburt durchtrat. Der große Abschnitt der Nachgeburt aus Uteruskörper und trächtigem Horn ist deutlich von dem kleineren, tief gefurchten und mit Ausbuchtungen versehenen Teil aus dem nicht graviden Horn zu unterscheiden.

Jeder sachverständige Praktiker kann von der Beschaffenheit der Eihäute auf die genitale Gesundheit der Stute und ihre Chancen, wieder trächtig zu werden, schließen. Er wird aber nicht nur zur Kontrolle der Mutterstute, sondern auch zur Untersuchung und Behandlung des Neugeborenen gerufen. Der gesamte, komplexe Befund kann von einem erfahrenen Tierarzt schnell und sicher interpretiert werden.

In der postpartalen Periode verfügt die Gebärmutter über eine nur schwach entwickelte Abwehrkraft, so daß jeder menschliche Eingriff unmittelbar nach der Geburt sorgfältig und überlegt stattfinden muß und nur dann vorgenommen werden sollte, wenn der Nutzen die Gefahr überwiegt und eine wirkliche Indikation besteht.

Der große, leere, dünnwandige Uterus weist direkt nach der Geburt einen starken negativen Druck auf, der durch die Expulsion von Fetus, Fruchtwasser und Nachgeburt entstanden ist.

Wenn die Stute nach dem Abfohlen aufsteht, öffnet sich durch den Zug der Eihäute die Vulva und gewährt einem großen Volumen Luft den Zutritt. Bei einer Untersuchung käme es zu einem zusätzlichen Einströmen von keimhaltiger Luft in den Uterus, so daß einer Kontamination oder Infektion Vorschub geleistet würde. Auch bei einem geübten Untersucher muß die Notwendigkeit für den Eingriff gewährleistet sein, wenn eine manuelle Kontrolle der Gebärmutterhöhle vor dem achten Tag post partum erfolgen soll. Für diese Regel gibt es nur drei Ausnahmen:

1. Der Verdacht einer Zwillingsträchtigkeit,
2. Eine unvollständige Nachgeburt, die anzeigt, daß ein kleiner Rest an der Gebärmutterwand hängengeblieben ist,
3. Eine massive intrauterine Infektion, die an profusem, unangenehm oder übelriechenden Ausfluß erkennbar ist.

Sollte eine dieser Bedingungen bestehen, ist eine sachgemäße tierärztliche Untersuchung notwendig.

Eine unvollständige Lösung der Nachgeburt wird am häufigsten in den Uterushornspitzen beobachtet. Werden hier anhaftende Reste der Fetalmembranen gefunden, die sich nicht leicht entfernen lassen, so ist in jedem Fall auf eine gewaltsame Ablösung zu verzichten. Ein geeignetes Medikament kann unter diesen Umständen, bei unterstützender systemischer Behandlung, intrauterin instilliert werden. Gewöhnlich lösen sich diese Plazentareste innerhalb von vierundzwanzig Stunden spontan und können dann leicht aus dem Uterus entfernt werden. Denken Sie daran, daß eine manuelle Entfernung unbedingt erforderlich ist, sonst würde der Rest im Uteruskörper verbleiben und ernste Komplikationen verursachen.

Geburtsrehe oder Septikämien (Blutvergiftungen), die möglicherweise zum Tod der Stute führen können, werden von zurückbleibenden Eihautteilen hervorgerufen.

Stuten mit einer Teilretention der Nachgeburt bleiben zunächst symptomfrei. Ihr normaler Appetit und ihr unauffälliges Verhalten sind irreführend, bis dann plötzlich vierundzwanzig bis achtundvierzig Stunden post partum Symptome sichtbar werden. Alarmierend ist, daß sich erst dann Symptome entwickeln, wenn die Störung bereits besorgniserregende Ausmaße angenommen hat oder, trotz intensiver Behandlung, gar nicht mehr zu beheben ist. Aus diesem Grund stelle ich die Bedeutung einer fachgerechten, gewissenhaften Untersuchung der Nachgeburt besonders heraus. Keine Plazenta gleicht der anderen, deshalb benötigt man große Erfahrung, um die Befunde durch einen kritischen Blick zu interpretieren.

Die unsichtbaren Abläufe des dritten Geburtsstadiums beziehen auch die inneren Veränderungen mit ein, die direkt nach der Geburt einsetzen. Hierbei kommt es zur Ausscheidung von Gebärmuttersekret und zum dynamischen Flüssigkeitsaustausch mit dem Muskelgewebe. Diese Vorgänge werden hormonell gesteuert und führen in ihrer Gesamtheit zur endgültigen Involution (Rückbildung) des Uterus nach der Geburt. Der Involutionsablauf mit der folgenden Fähigkeit zur erneuten Trächtigkeit ist von Stute zu Stute unterschiedlich. Manche Stuten erreichen ihre Zuchtfähigkeit bereits schon in der Fohlenrosse, die zwischen dem achten und dem zwölften Tag post partum stattfinden kann. (Oldtimer bestehen auf dem neunten Tag, ohne die Stute zu befragen.) Andere Tiere zeigen eine verzögerte Involution, die bis zur zweiten Rosse, die zwischen dem siebenundzwanzigsten und zweiunddreißigsten Tag post partum auftritt, dauert.

Die Fähigkeit der Gebärmutter, ihre ursprüngliche Größe wie vor der Trächtigkeit wieder zu erreichen, so daß sie für eine neue Gravidität vorbereitet ist, hängt von verschiedenen Faktoren ab. Sie schließen ein:

1. Eine gute physische Kondition, die allgemein eine Voraussetzung für die Zuchtleistung ist,
2. Eine normale, unkompliziert verlaufende Geburt,
3. Ein Fortpflanzungssystem, das frei von Störungen und Infektionen ist,
4. Eine prompte, saubere und fachgerechte post partum-Versorgung,
5. Eine individuell angeborene Härte der Stute, die den Fortpflanzungserfordernissen angepaßt ist und die Fähigkeit einschließt, sich nach der Geburt schnell zu erholen,
6. Das Alter der Stute und die Zahl ihrer vorausgegangenen Trächtigkeiten,
7. Genetische oder familiäre Fruchtbarkeit.

Diese Faktoren bestimmen die Fähigkeit der Stute zur postpartalen Reparation und Regeneration ihrer Fortpflanzungsorgane. Die Laktationsleistung und Qualität ihrer Milchproduktion ist auch eine direkte Widerspiegelung der Gesundheit des Fortpflanzungssystems einer Stute, und ihre Fähigkeit, Nahrung für das Fohlen zu liefern, kann durch jede Kombination der sieben Faktoren beeinflußt werden, besonders aber durch die Qualität ihrer präpartalen Versorgung.

Es gibt drei miteinander in Verbindung stehende Mechanismen, die in der Lage sind, bei manchen Stuten kolikartige Symptome entweder sofort post partum oder mehrere Stunden nach der Geburt zu verursachen:

1. Der Ablösungsvorgang und die Expulsion der Fetalmembranen aus ihren Verankerungen in der Gebärmutter,
2. Die tiefgreifenden physiologischen Veränderungen, die mit dem Übergang des Uterus in die ursprüngliche, nicht gravide Kondition gekoppelt sind,
3. Die kräftigen, durch Hypophyseneinwirkung induzierten Kontraktionen des Uterusmuskels, die postpartalen Schmerz erzeugen.

Sind die Eihäute ausgestoßen, so setzen sich die Uteruskontraktionen zunächst in unterschiedlicher Stärke fort. Die weiter andauernde Wirkung dieser Kontraktionen führt zur völligen Entleerung des großen Uterus von Exsudaten und Fruchtwasserresten. Die Kontraktionen verursachen auch Konstriktionen von offenen Kapillaren im Endometrium, was Blutungen und größeren Blutverlusten vorbeugt.

Von dem saugenden Fohlen geht auch eine Hilfe aus, denn es stimuliert indirekt Kontraktionen, die für die Rückbildungsvorgänge mitverantwortlich sind. Kreislaufveränderungen, die durch Dilatation und Konstriktion unter hormonalen Einflüssen entstehen, sind als wichtige Faktoren des physiologischen Rückbildungsphänomens anzusehen.

Wir haben hiermit einen komplexen und komplizierten Prozeß nur kurz gestreift, obwohl zur Zeit genügend Material für ein ganzes Buch über die biochemischen Reaktionen im Zusammenhang mit der Trächtigkeit der Stute bekannt ist.

Der postpartale Schmerz, den die Mutterstute empfindet, äußert sich gewöhnlich durch ihr Wälzen, Ausschlagen, Strecken, Schweifschlagen und Schweißausbrüche — alles Zeichen, die eine Kolik vortäuschen können. Häufig wird von empfindlichen Stuten mehr Schmerz gezeigt, als in den vorausgegangenen beiden Stadien der Geburt. Solche ausgeprägten Reaktionen sind eine Gefahr für Stute, Fohlen und Pfleger. Unglücklicherweise treten sie in der unmittelbaren postpartalen Periode auf, wenn das neugeborene Fohlen am wenigsten in der Lage ist, sich selbst zu schützen.

Alle drei Stadien der Geburt, die Öffnungsphase, die Austreibung und die Nachgeburtsperiode, sind Phasen, die für das Überleben des Fohlens oder die Sicherheit der Stute kritisch sind. Es ist lebenswichtig, daß aufkommende Gefahren rechtzeitig erkannt werden.

Während des ersten Stadiums ist es sogar für die erfahrensten Pflegekräfte schwierig, frühzeitig eine Störung festzustellen, um richtig handeln zu können. Es kommt vor, daß während der Wehen in der ersten Phase Regelwidrigkeiten übersehen werden und daß die besten Pfleger später mit tiefstem Bedauern geloben, ihre Sinne noch mehr zu schärfen und genauer zu beobachten. Es ist keine Schande, stets Vorsicht walten zu lassen und frühestmöglich tierärztliche Hilfe anzufordern. Dagegen ist es unverzeihlich, wenn jemand dabei steht und nichts tut, wenn er Regelwidrigkeiten feststellt, die häufig nicht mehr rückgängig zu machen sind.

Eines frühen Morgens, etwa um vier Uhr, als es noch dunkel war, wurde ich aus dem Bett geworfen, um zu einer fohlenden Stute zu kommen. Nachdem ich den Weg zur Farm erfahren hatte, eilte ich zu meinem Wagen und fuhr die wenige Kilometer lange Strecke, die mir unendlich zu sein schien. Als ich mich dem Hof näherte, begegnete mir ein junger Mann mit einer trüben Taschenlampe. Er informierte mich, daß der weitere Weg nicht passierbar war, so daß ich mit ihm die bleibende Distanz bis zum Stall zu Fuß zurücklegen mußte. Überrascht nahm ich meine schwarze Praxistasche und folgte dem fahlen, gelben Lichtschein. Ich mußte über den rauhen Boden hasten, um mit dem besorgten jungen Mann Schritt halten zu können.

Der Stall war dunkel, und mir wurde mitgeteilt, daß es dort kein elektrisches Licht gäbe. Ich folgte dem dünnen Schein der Taschenlampe in den Stall, und als sich meine Augen langsam an die Dunkelheit gewöhnt hatten, konnte ich eine große, schwere Stute fast bewegungslos im Stall stehen sehen.

Mit tastenden Händen untersuchte ich ihren erschöpften Körper, der warme und kalte Bereiche aufwies und mit getrocknetem Schweiß bedeckt war und erkannte, daß wir ein wirklich leidendes Tier vor uns hatten. Als ich mich ihrem Hinterteil näherte und sie untersuchen wollte, schlug sie plötzlich vor Schmerz mit einem Hinterbein aus. Ein Eihautstrang hing unter ihrem nassen Schweif und signalisierte mir sofort den Ernst der Situation.

Ich säuberte mir gewissenhaft und schnell meine Hände und Arme und bat darum, daß geeignete Zwangsmaßnahmen bei der Stute angewendet würden, damit ich sie sorgfältig und genau untersuchen konnte. Die Untersuchung des Geburtsweges ergab, daß ein großes Fohlen in normaler Vorderendlage und mit gestreckten Vorderbeinen eingetreten war; die Körperoberfläche des offensichtlich toten Fohlens war jedoch nahezu vollständig trocken. Niedergeschlagen begann ich, ein voll entwickeltes Hengstfohlen auf fachgerechte Art, aber sehr vorsichtig zu entwickeln, denn hierbei war es wichtig sicherzustellen, daß die Fortpflanzungsorgane der Stute keinen bleibenden Schaden erlitten.

Der beunruhigte junge Mann begann seine Geschichte zu erzählen, als ich das Fohlen langsam extrahierte. Gegen ein Uhr morgens hatte er die ruhelose, mit Schweiß bedeckte und leicht dampfende Stute vorgefunden. Kurz danach sah er den Abgang einer kleinen Menge Fruchtwassers, die in das Stroh versickerte und beobachtete, wie die liegende Stute nach ein paar schwachen Preßwehen wieder auf die Beine kam. Sie hatte dann gestanden, wobei sie ihr Gewicht in einer unnatürlichen Weise verlagerte und ab und zu kleine Mengen Fruchtwasser ausschied. Offensichtlich hatte sie keine großen Schmerzen, denn sie wurde ruhiger und ihr nasses Haarkleid trocknete gegen drei Uhr früh ab.

Treu und pflichtbewußt war der junge Mann an ihrer Seite geblieben, wobei er jede Bewegung beobachtete, bis er schließlich überzeugt war, daß die Geburt nicht ordnungsgemäß verlief. Wo war das Fohlen? Er verließ die Stute und rannte einen Kilometer bis zur nächsten Telefonzelle, um mich anzurufen.

Nach Rekonstruktion der Ereignisse konnte ich ihm mitteilen, daß die Geburt offensichtlich normal eingesetzt hatte, die Wehen sich aber nach dem Fruchtwasserabgang nicht ausreichend entfalteten, um die austreibenden Kräfte für das große Fohlen zu liefern und die Geburt zum Abschluß zu bringen. Das Fohlen lag richtig und war zum Wechsel in die Außenwelt bereit. In diesem Fall konnten entweder hormonelle Störungen, Erschöpfung oder eine Kombination von beidem die Ursache für den Stillstand der Geburt gewesen sein.

Eine Geburtsverzögerung ist stets sehr gefährlich, denn sie bedingt einen Sauerstoffmangel und unterbricht die Nährstoffversorgung für das Fohlen. In diesem Falle war das Fruchtwasser frühzeitig abgegangen, was die Geburt schwierig machte, da Feuchtigkeit und Gleitfähigkeit fehlten.

Ein wachsamer und erfahrener Pfleger sollte jede Unterbrechung und Verzögerung im Geburtsvorgang bemerken und sofort Hilfe rufen. Manche älteren Zuchtstutenbesitzer sind in der Lage, vorsichtig mit der sauberen Hand in den Geburtskanal einzugehen und die Haltung der Vorderfüße und des Kopfes festzustellen. Wenn das Fohlen richtig liegt, kann ein einfacher Zug an den Vordergliedmaßen in manchen Fällen die aktiven Wehen auslösen.

Dieser junge Pferdemann hatte sein ganzes Leben auf einer Farm verbracht, Hunde, Katzen, Schafe, Ziegen und Rinder betreut, sie während der Trächtigkeit beobachtet und ihnen bei der Geburt geholfen.

Unglücklicherweise war dies die erste Abfohlung, bei der er zugegen war. Der junge Mann hatte angenommen, daß die Situation der Stute mit all den Tieren verglichen werden könnte, die er früher während der Geburt beobachtet hatte. Er war ein zu naiver Zeuge eines regelwidrigen Geburtsablaufes bei einer Stute.

Ein früher, unverzüglicher Anruf hätte das Fohlen vielleicht am Leben erhalten können. Gott sei Dank konnte ich die Stute retten.

5 Das neugeborene Fohlen und die Stute nach der Geburt

Jetzt folgt die Periode, in der sich die Stute von der Geburt erholt und sich das Neugeborene an seine Umwelt anpaßt.

Das Fohlen streckt das erste Mal seine Beine aus, prüft seine Muskeln, seine körperlichen Fähigkeiten entfalten sich, und es erlangt Kraft, Reaktions- und Koordinationsvermögen. Viele unbeholfene und manchmal schmerzhafte Versuche sind erforderlich, bevor das nasse, langbeinige Neugeborene sein Gleichgewicht gewinnt.

Ist es dem Fohlen das erste Mal gelungen aufzustehen, scheinen ihm die nächsten Versuche leichter zu fallen. Die Aufstehversuche beginnen gewöhnlich während der ersten zehn bis zwanzig Lebensminuten und können bis zu einer Stunde dauern. In dieser kurzen Zeitspanne wird es sich erheben, fallen, ausruhen und dann wieder versuchen sich aufzurichten. Unglücklicherweise sind bei diesen taumelnden Versuchen Verletzungen möglich, denen aber vorgebeugt werden kann, indem man alle vier Boxenwände mit Strohballen auspolstert und Unterstützung gewährt, um das Fohlen vor schweren Stürzen zu bewahren, bis sein Stehvermögen ausgereifter ist und die Reflexe besser funktionieren. Dann kann das Neugeborene in Richtung Milchdrüse gelenkt werden.

Das Euter der Stute sollte bereits zuvor durch vorsichtiges Abreiben mit einem weichen, in heißem Wasser angefeuchteten Tuch gereinigt werden. Versichern Sie sich, daß das Tuch abgekühlt und gut ausgewrungen ist, damit die Stute nicht verbrannt oder irritiert wird. Die Furche zwischen den beiden Euterhälften ist der Hauptsitz von Schmutz und sollte deshalb besondere Beachtung finden. Nach diesem Reinigungsvorgang ist es sinnvoll, einige Strahlen Kolostrum aus jeder Zitze abzumelken und diese dann großzügig damit zu bestreichen, wodurch die vorhandene Bakterienflora vermindert und der Milchfluß bei der Stute angeregt wird. Zusätzlich ist das Anrüsten des Euters bei nervösen Maiden, älteren unleidlichen Stuten und solchen Tieren, die ein ungewöhnlich großes, pralles Euter, bei dem ein manchmal schmerzhafter Milchstau besteht, sehr hilfreich, da hierdurch ein abwehrendes Ausschlagen nach dem hungrigen Fohlen vermieden werden kann.

Quieken, Schweifschlagen und Austreten werden die meisten Besitzer schnell vom Wert dieser Vorbereitung überzeugen. Fast wichtiger ist aber die Tatsache, daß Fruchtwasser und Kotbestandteile, mit denen das Euter unter der Geburt verunreinigt wurde, vom Fohlen beim ersten Saugen aufgenommen werden können, wenn keine sorgfältige postpartale Reinigung erfolgt.

Wenn man aber mit einer unvernünftigen Stute zu tun hat, die ihrem Fohlen nicht erlaubt, sich dem Euter zum Saugen zu nähern, können alle Anstrengungen wertlos sein. Jetzt ist der Zeitpunkt gekommen, daß Ihr Tierarzt einen geeigneten Tranquilizer appliziert. Manchmal reicht es jedoch aus, sich nur an die Seite der Stute zu stellen und sie zu beruhigen. Das vernünftige Einsetzen einer Nasenbremse oder das Aufhalten eines Vorderbeines kann ebenfalls hilfreich sein. Glücklicherweise entwickelt selbst die schwierigste Stute nach kurzer Zeit den Brutpflegeinstinkt.

Wenn der Pfleger glaubt, sich jetzt auf einen langen, ungestörten Schlaf freuen zu können, erlebt er eine Enttäuschung, denn die ersten vierundzwanzig Stunden nach der Geburt sind die Zeitspanne mit der höchsten Krankheits- und Sterblichkeitsrate bei Stute und Fohlen. Wachsamkeit und fortgesetzte Beobachtung sind von größter Bedeutung, da sich jetzt Abfohlkomplikationen und angeborene Krankheiten am häufigsten manifestieren.

Hat das Neugeborene das erste Mal die Zitzen gefunden und einige Schlucke Kolostrum aufgenommen, überkommt den erfahrenen Züchter meist ein Gefühl der Zufriedenheit, denn damit ist ein großer Schritt im Kampf ums Überleben gemacht worden. Das Fohlen wird sich anschließend wahrscheinlich erschöpft ins Stroh fallen lassen, aber bald seine Anstrengungen wiederholen, um erneut auf die Beine zu kommen und zu trinken. Auch jetzt kann man durch eine leichte Hilfestellung die Suche nach der Milchquelle verkürzen.

Nun können Ihrem Fohlen Tetanusantiserum, ein Antibiotikum (vorzugsweise Ampicillin) und ein Mikroklist-Einlauf verabreicht werden. Im allgemeinen besteht unter den Tierärzten kein Trend, Tetanusantiserum zu geben, weil sie wohl das Gefühl haben, daß das Neugeborene keinen Schutz benötigt, da über das Kolostrum eine Versorgung mit Antikörpern stattfindet. Aufgrund der Verschiedenheiten der einzelnen Stuten besteht jedoch immer die Möglichkeit, daß bestimmte Tiere keine spezifischen Antikörper in ihrem Kolostrum haben, auch wenn sie ihre Schutzimpfung erhalten hatten. Weiterhin muß die Tatsache berücksichtigt werden, daß viele Stuten Tage oder sogar Wochen vor der Geburt die Milch laufen lassen und das wertvolle Kolostrum nicht mehr in ausreichender Menge vorhanden ist, so daß für das Fohlen ein Defizit entstehen kann. Ein zusätzlicher Gefahrenpunkt ist das natürliche Vorkommen der Tetanussporen im Kot des Pferdes. Ein neugeborenes Fohlen mit seinem offenen Nabel, der für Bakterien beste Bedingungen liefert, kann für Stunden im dungdurchsetzten Stroh strampeln, bevor es endlich auf die Beine gelangt und Kolostrum aufnimmt.

Alle diese Umstände lassen es vernünftig erscheinen, bei den Fohlen eine passive Immunisierung vorzunehmen, um jeden Zweifel an seinem Schutz auszuschließen. Das injizierte Tetanusantiserum beeinträchtigt in keiner Weise den Schutz durch die oral aufgenommenen Antikörper, wenn sie in der Milch der Stute vorhanden sein sollten.

Während meiner zwanzigjährigen Praxistätigkeit hat die Routinegabe von Tetanusantiserum bei Tausenden von Fohlen zu keiner ungünstigen Reaktion geführt, und keines dieser immunisierten Tiere ging durch Starrkrampf verloren.

Die intramuskuläre Applikation von Ampicillin sollte drei Tage lang erfolgen. Diese täglichen Injektionen liefern dem Fohlen, dessen offener Nabel eine Eintrittspforte für Bakterien darstellt, Schutz gegen Infektionen. Zudem wird in diesen ersten Tagen, wenn sich kein Fohlen den kleinsten zusätzlichen Stress leisten kann, Schutz gegen Bakterien gewährt, die oral aufgenommen oder inhaliert werden. Die richtige Anwendung von Antibiotika kann als Ergänzung der Kolostralmilch, die einen so hohen Antikörpergehalt aufweist, angesehen werden.

Eine tägliche Untersuchung des Nabelstumpfes ist während der ersten zehn Tage wichtig, bis er trocken erscheint und schrumpft, um zum Schluß zu vernarben. Wiederholte Behandlung, Desinfektion und Ätzen sind gelegentlich notwendig, wenn der Nabel näßt oder der Nabelstumpf ungewöhnlich lang ist. Manche Fohlen benötigen hierbei mehrere Behandlungen, während bei anderen nur die Anfangsdesinfektion unmittelbar nach der Geburt erfolgen muß.

Nabelgewebe ist elastisch, so daß es sich zusammenzieht, wenn es auf natürliche Weise abgenabelt und richtig behandelt wird. In dieses elastische Gewebe können aber Bakterien eindringen, die hier eine Umwelt vorfinden, die ihr Wachstum unterstützt. Die Bedeutung der täglichen Überprüfung kann deshalb nicht genug herausgestellt werden.

Die Nabelschnur sollte niemals durchtrennt, verletzt, zerschnitten, abgebunden oder irgendeinem anderen menschlichen Eingriff unterzogen werden: der natürliche Abnabelungsvorgang sollte nicht gestört werden.

Nach etwas Bewegung und der Aufnahme von Kolostrum werden die meisten Fohlen Darmpech, eine halbfeste pastöse Ansammlung im Darmtrakt, die sich im intrauterinen Leben gebildet hat, absetzen. Das Mekonium variiert in der Konsistenz und kann bei manchen Fohlen Verstopfung hervorrufen.

Verzichtet man auf die Verwendung von Rektallösungen, wird manchen Fohlen plötzlich sichtbar ungemütlich. Das Fohlen zeigt dann mit weggestrecktem, schlagendem Schweif, begleitet von sichtbarem Pressen, Kolikerscheinungen. Dieses Syndrom erfordert das Entfernen des angesammelten festen Mekoniumpfropfes mit Hilfe eines Einlaufes.

Bei der Applikation eines Einlaufes sind verschiedene Dinge zu beachten. Am besten wird eine Kanne mit einem weichen Gummischlauch, der nie tiefer als zehn bis fünfzehn Zentimeter in das Rektum eingeführt werden sollte, verwendet. Während des Einlaufes sollte man Vorsicht walten lassen, den Rückfluß der Flüssigkeit zum Anus ermöglichen und die Mastdarmschleimhaut vor Verletzungen bewahren.

Eine routinemäßige Anwendung von Rektallösungen oder Abführsuppositorien ist für jedes Fohlen gut, gleich ob eine Defäkation beobachtet wurde oder nicht. Sie stimuliert nicht nur die Peristaltik und die Entleerung des hinteren Darmes, sondern fördert auch Darmbewegungen im vorderen Bereich. Lassen Sie sich nicht von Selbstzufriedenheit einfangen, wenn Anhaltspunkte für die Passage des Darminhaltes bestehen, da ein unvollständiger Mekoniumabgang niemals eine nachfolgende Verstopfung ausschließen kann. Verhärtetes Darmpech kann zu einem späteren Zeitpunkt, gewöhnlich vierundzwanzig bis sechsunddreißig Stunden nach der Geburt, trotz ein- oder mehrmaliger Darmentleerungen zu Verstopfung führen.

Auch die Mutterstute benötigt jetzt Beachtung. Ein Eimer frisches, lauwarmes Wasser, eine große Portion gutes Heu und ein erfrischender Kleietrank werden ihr helfen, sich zu entspannen und ihre neue Rolle zu übernehmen. Verschmutztes Material sollte aus dem Stall entfernt und eine reichliche Menge frisches, trockenes Stroh, das für das Wohlbefinden von Mutter und Neugeborenem erforderlich ist, eingestreut werden. Vermeiden Sie eine Einstreu, die zu tief oder zu schwer ist und dadurch die unsicheren Bewegungen des Fohlens behindern kann.

Die Verwendung starker Desinfektionsmittel im Stall sollte um wenigstens vierundzwanzig Stunden verschoben werden, um die Inhalation oder den Kontakt mit der Haut, den Schleimhäuten oder dem Nabel des Fohlens zu verhindern.

Der bereits zuvor benachrichtigte Tierarzt sollte mittlerweile eingetroffen sein, sowohl Stute als auch Fohlen untersucht, Antworten auf Routinefragen hinsichtlich des Abfohlens erhalten und den Zustand sowie die Vollständigkeit der Plazenta genau überprüft haben. Sowohl Stute als auch Fohlen sollten einer vollständigen Allgemeinuntersuchung unterzogen werden; eine Blutuntersuchung gibt Ihrem Tierarzt ein vollständigeres Bild und die Grundlage zur Beurteilung der weiteren Fortschritte des Fohlens.

Da ein direktes Verhältnis zwischen dem rechtzeitigen Entdecken von Abweichungen oder Krankheiten und dem Behandlungserfolg besteht, kann ich die Bedeutung einer häufigen, kritischen Inspektion des neugeborenen Fohlens während der ersten vierundzwanzig bis sechsunddreißig Lebensstunden nicht überbetonen. Sämtliche Informationen zur künftigen Versorgung des Neugeborenen sollten genau vermerkt und auch in die tierärztlichen Notizen aufgenommen werden.

Das Fohlen schützende Antikörper sind ausreichend im Kolostrum, der ersten Milch, vorhanden. Wie bei einigen anderen Säugetieren, erfolgt auch beim Pferd in utero keine mütterliche Antikörperversorgung des Fetus. Dieses Ausbleiben des plazentaren Transfers ist nachgewiesen. Die Plazenta ist aufgrund ihres histologischen Aufbaues nicht in der Lage, die großmolekularen Antikörper zu transportieren, so daß das Fohlen zunächst ungeschützt auf die Welt kommt und sein offener Nabel sehr leicht von krankmachenden Organismen befallen wird.

Durch Reflexwirkung setzt die Atmung ein, und das Fohlen schafft es aufzustehen, obwohl die langen Beine einen Nachteil bilden. Die Zeit, bis das normale Fohlen zum ersten Mal Kolostrum aufnimmt, kann von fünfzehn Minuten bis etwa drei Stunden variieren — es kann trotzdem noch überleben.

Für das unüberwachte Fohlen ist es wichtig, daß es mit einer natürlichen Widerstandskraft und Ausdauer auf die Welt kommt, eine hilfreiche Mutter hat und ausreichend Kolostrum aufnimmt, bevor seine Energiequellen aus dem intrauterinen Leben aufgebraucht sind. Unglücklicherweise scheint es sich hier für das verletzliche, völlig ungeschützte Fohlen, das Kolostrum aufnehmen muß, um eine Überlebenschance zu haben, um ein Rennen gegen die Zeit zu handeln. Eine Antikörperversorgung erfolgt nur während der begrenzten Zeit von achtundvierzig bis zweiundsiebzig Stunden. Danach ersetzt die reife Stutenmilch das Kolostrum und liefert nur natürliche Nahrung ohne Antikörper.

Eine zusätzliche Gefahr liegt für das Neugeborene in der kurzen Zeitspanne, während der der Dünndarm die Passage der hochmolekularen Antikörper aus dem Kolostrum in den Blut- und Lymphkreislauf ermöglicht. Diese Zeit der selektiven Resorption konnte nur während der ersten sechsunddreißig bis achtundvierzig Lebensstunden nachgewiesen werden, was die Bedeutung einer frühen Kolostrumaufnahme verdeutlicht.

Besonders für schwache Fohlen, die unbeobachtet zur Welt kommen oder deren Pfleger sich nicht über die Gefahrenlage und die Notwendigkeit der Einhaltung eines exakten Zeitplanes im klaren ist, kann die Überlebenschance erheblich gemindert sein. Das Fohlen kommt ohne jegliche Immunität in einer mit gefährlichen und ungefährlichen Mikroorganismen beladenen Umgebung auf die Welt und ist vollständig von der Kolostrumaufnahme abhängig. Nach der Geburt muß es sich an seine Umwelt anpassen. Das reflektorische Einsetzen der Atmung, die Reinigung des Respirationstraktes und der Lungenalveolen, die Regulation der Körpertemperatur,

Oben links: Die Fruchtblase ist unter Austreibungswehen bei einer stehenden Stute in der Schamspalte sichtbar geworden.

Oben rechts: Bersten der Fruchtblase mit Fruchtwasserabgang.

Unten: Geburt (Austreibungsphase). In der Amnionblase ist eine vorgetretene Vorderzehe sichtbar.

die Entwicklung des Muskeltonus und das Vorhandensein des Saugreflexes — alles muß ausgebildet sein, um dem Fohlen zu ermöglichen, am Leben zu bleiben.

Es scheint eine gewaltige Anstrengung für das Neugeborene zu sein, seinen Körper in einer aufrechten Position zu halten und noch zusätzlich den langen, schlanken Hals bei dem Versuch, das Euter der Mutter zu erreichen, zu beugen und zu biegen.

Bei keiner anderen Spezies müssen die Jungen so hart arbeiten, um zu saugen. Diese Prozedur kann für manche Fohlen extrem ermüdend sein, und die Suche nach den kleinen Zitzen wird noch erschwert, da sie schlecht sichtbar sind. Bis sich das Sehvermögen genügend entwickelt hat — gewöhnlich zwischen achtundvierzig und sechzig Stunden nach der Geburt — müssen Instinkt, Geruchssinn und die wichtigen Tasthaare an seinen Lippen es zu seiner Mutter leiten und beim Auffinden des Euters helfen.

Im Gegensatz zum Kalb verfügt das Fohlen über eine relativ kleine und schlecht zugängliche Nahrungsquelle. Stute und Fohlen verhalten sich jedoch gewöhnlich beim Fütterungsvorgang so geschickt, daß menschliches Eingreifen eine Aufdringlichkeit zu sein scheint.

Auch bei gesunden Fohlen besteht ein großer Unterschied in der Kraft und Ausdauer. Manche Tiere kommen mit erhobenen Köpfen auf die Welt, wiehern und sind in der Lage, fast sofort auf die Beine zu gelangen. Andere liegen schwächlich im Stroh, bewegen sich matt und brauchen Stunden um aufzustehen. Diese nur wenige Meter vom Euter und der Rettung entfernten, schwachen, aber sonst gesunden Fohlen würden umkommen, wenn sie keine Hilfe erhielten. Es gibt zwei Möglichkeiten, einem schwachen Fohlen zu helfen: wenn es Kopf und Hals hebt, kann man es in aufrechter Position halten und es so in die Lage versetzen, die mütterlichen Zitzen zu erreichen. Das setzt ein wenig Geduld voraus, aber wenn der Saug-

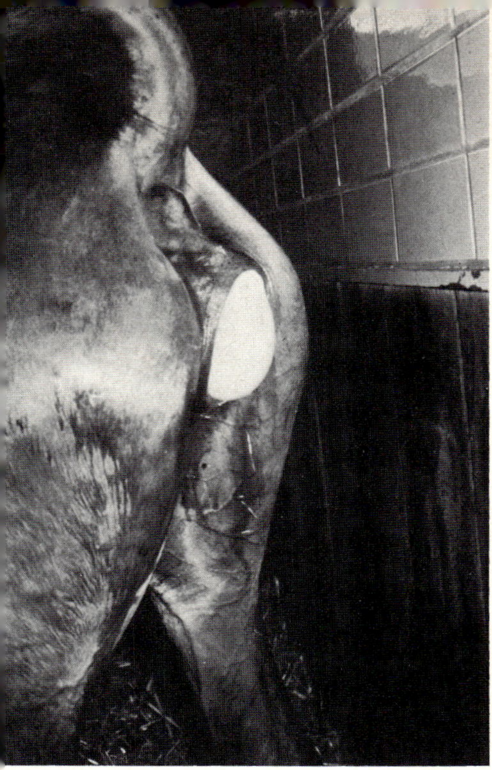
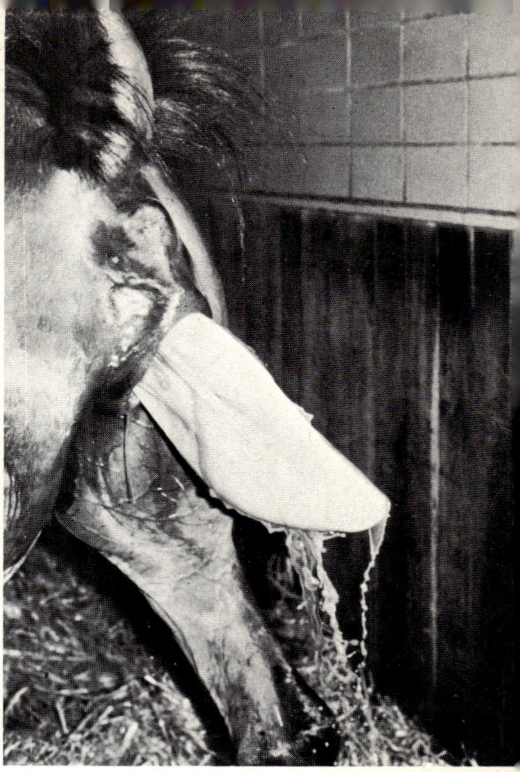
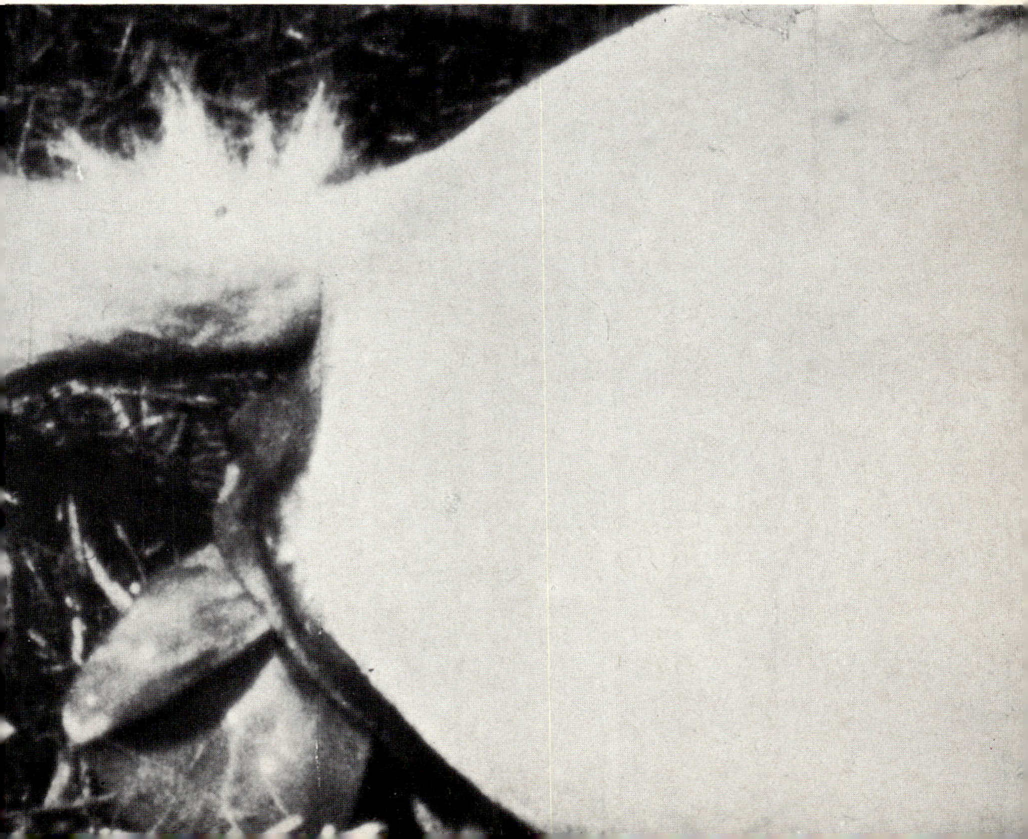

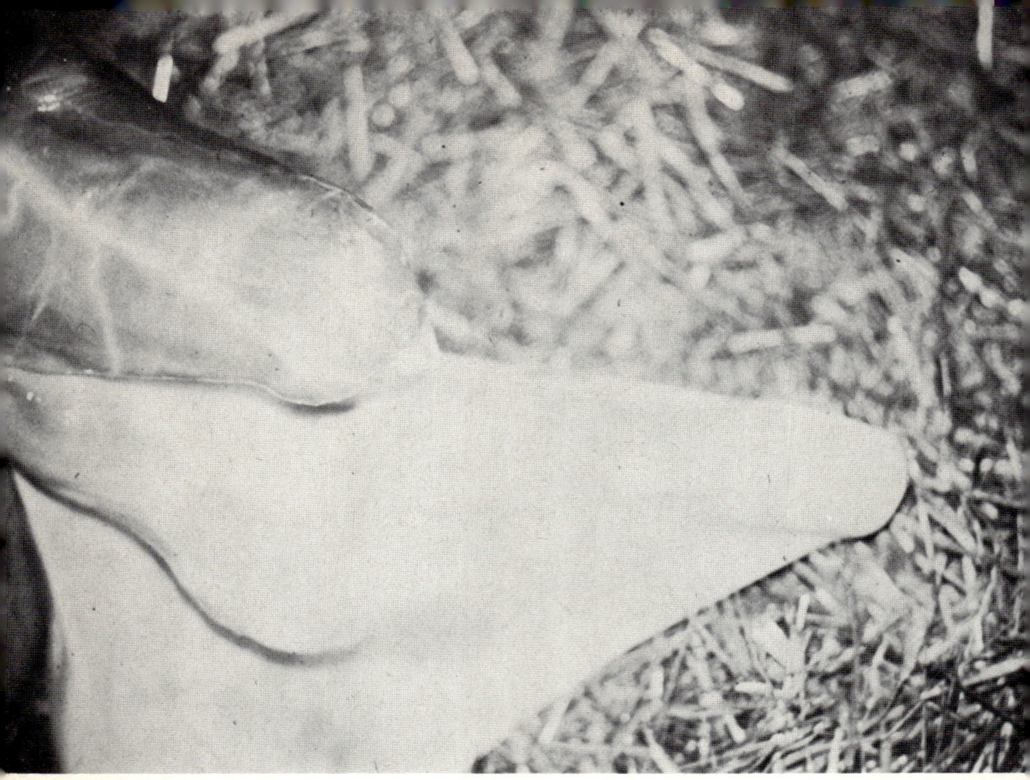

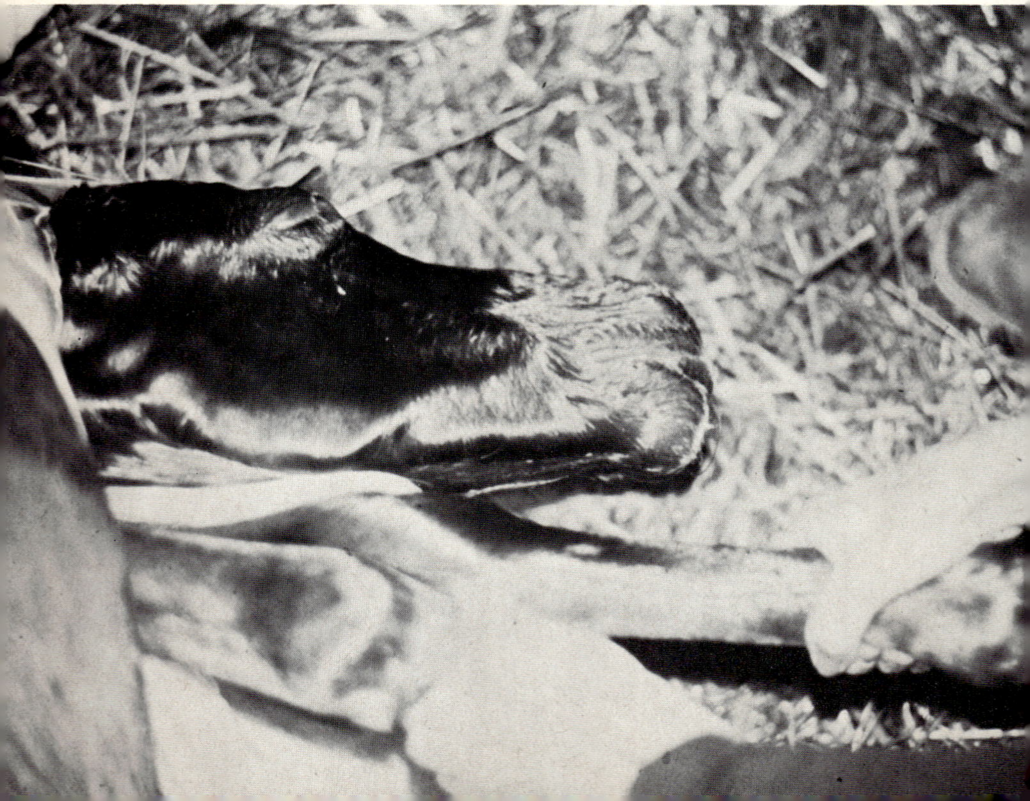

Oben: Kopf und Gliedmaßen sind noch im Amnion eingeschlossen: jetzt sollte die Fruchtblase geöffnet und von den Nüstern entfernt werden. Das Fohlen ist lebendig, obwohl die Augen geschlossen sind und die Zunge bläulich verfärbt ist.

Unten: Leichter Zug an den Vordergliedmaßen kann jetzt hilfreich sein.

reflex vorhanden ist, wird das Fohlen erfolgreich trinken können. Nach einer kurzen Ruhepause und einer erneuten Hilfeleistung wird das Fohlen höchstwahrscheinlich seine Fähigkeiten verbessern, und mit jeder folgenden Mahlzeit sind die Fortschritte in Kraft, Koordination und Geschick verblüffend.

Bei manchen dieser schwachen Fohlen ist es schier unmöglich, sie zum Saugen lange genug in stehender Position zu halten, denn ihre Beine sind gummiartig, und die Tiere klappen zusammen. Hier muß der Berg zum Propheten kommen, man muß das Fohlen mit der Flasche füttern. Eine Säuglingsflasche, bei der die Löcher im Sauger etwas vergrößert wurden, ist als vorübergehende Lösung geeignet. Wenn das Euter der Stute vorsichtig mit einem warmen, feuchten Tuch gereinigt wird, schießt ihre Milch ein, und es ist nicht schwierig, hundertzwanzig bis hundertfünfzig Milliliter Kolostrum für die erste Fütterung abzumelken.

Ich sehe Stutenmilch fast als magische Substanz an, da so viele schwache Fohlen nach nur ein oder zwei Flaschenfütterungen in halbstündigem Intervall alleine aufstehen können und selbst die Milchquelle finden. Meiner Erfahrung nach begünstigt diese Fütterung den Instinkt, an der Stute zu trinken, und beeinträchtigt in keiner Weise das spätere spontane Saugen, auch wenn sturköpfige Züchter das häufig nicht glauben.

Für die Euterentwicklung, Milchproduktion und das Herablassen der Milch sind verschiedene Faktoren verantwortlich. Die Hauptwirkung wird während der Trächtigkeit von der Hypophyse ausgeübt, jedoch nimmt man an, daß auch intrauterine Veränderungen, die in zusätzlichen Hormonausschüttungen resultieren, einbezogen sind. Bei manchen Stuten kann die Sekretionsfähigkeit ihrer Milchdrüse übermäßig sein und der Geburt vorauseilen. Nach der Geburt sind die gleichen hormonellen Einflüsse von Hypophyse und Gebärmutter vorhanden, aber das normal aktive Fohlen spielt die Hauptrolle. Durch das Neugeborene werden die Sinne der Stute angeregt, und der instinktive Mutterschafts- und Brutpflegetrieb setzt sofort ein. Die beharrliche Nahrungssuche des Fohlens und sein Kontakt mit der Milchdrüse führen gemeinsam mit dem Saugreiz zur verstärkten Hormonausschüttung und lösen so das lebenswichtige Herablassen der Milch aus.

Das Ausstoßen der Fruchthüllen und die nachfolgende normale Uterusinvolution beeinflussen die Milchbildung. Wenn ich zu einer Stute mit kleinem Euter und herabgesetztem Milchfluß gerufen werde, untersuche ich regelmäßig die Gebärmutter. Bei neun von zehn Stuten ist die Ursache auf einen nicht gesunden Uterus zurückzuführen.

Seien Sie dankbar für ein lebendes Fohlen und eine Mutterstute, der es offensichtlich gut geht. Aber das ist nur der Anfang ...

Das Neugeborene

Sie haben jetzt ein Fohlen, das steht und trinkt, und dürfen trotzdem noch nicht an den wohlverdienten Schlaf denken. Erfahrene Züchter wissen, daß sie, wenn sie eine zufriedene Stute und ihr Neugeborenes für ein schnelles Frühstück verlassen, bei der Rückkehr eine völlig veränderte Situation antreffen können. Nach der frühen Illusion, daß alles in Ordnung sei, schockieren die während der kurzen Abwesenheit auftretenden dramatischen Veränderungen viele Besitzer oder Pfleger. Plötzlich müssen sie einen Anruf tätigen, um medizinische Notfallhilfe zu bekommen.

Wenn die elf Trächtigkeitsmonate Vorsicht, Wachsamkeit sowie physischen und emotionalen Einsatz wert waren, sollte der Züchter aushalten, um die Stute und das Fohlen die ersten vierundzwanzig Stunden nach der Geburt unter kontinuierlicher Beobachtung zu halten.

Sie stellen die kritische Periode dar, da sich die meisten ernsten, erworbenen oder angeborenen Komplikationen während dieser Zeit zeigen. Ein rechtzeitiges Bemerken von Veränderungen und die sofortige Aufmerksamkeit werden oft der entscheidende Faktor im Kampf ums Überleben sein.

Vor kurzer Zeit wachte ein erfahrener Gestütsmanager die ganze lange Nacht hindurch bei einer trächtigen Stute, und sie gebar gegen fünf Uhr morgens ein kräftiges Hengstfohlen. Er setzte die Überprüfung der beiden fort und konnte innerhalb einer kurzen Zeitspanne beobachten, daß das Fohlen aufstand und trank und die Nachgeburt abging.

Mit einem Gefühl der Befriedigung schaute er ihnen noch einige Momente zu und ging dann die Stallgasse hinunter zu seinem Büro, um Kaffee zu kochen und in Ruhe einen belebenden Becher voll zu trinken. Anschließend kehrte er zur Box des Neugeborenen zurück, um einen letzten Blick darauf zu werfen, bevor er den Stall verlassen und zum Futtermeister gehen wollte, dessen Arbeit bald anfing. Das Fohlen lag und ruhte, aber irgendetwas an seinem Erscheinungsbild veranlaßte den Manager, die Box für eine genauere Untersuchung zu betreten. Als er mit den Händen über das Hengstfohlen strich, war er über die Veränderung, die stattgefunden hatte, entsetzt. Es war schlapp, schwach und nicht in der Lage aufzustehen.

In weniger als einer Stunde erreichte ich den kleinen Patienten und begann sofort die Notfallbehandlung, denn sein Zustand war kritisch. Glücklicherweise kam diese Geschichte zu einem guten Ende, und das Fohlen überlebte.

Das Problem war erst nach der Geburt des Fohlens entstanden. Es kam mit einer versteckten systemischen Infektion zur Welt und war, nach Erreichen der Unabhängigkeit vom »Verpflegungssystem« der Stute, nicht in der Lage, die Angelegenheit zu meistern. Interessanterweise hatte die Stute das Jahr zuvor ihr Fohlen auf ungeklärte Weise verloren.

Neugeborenen Fohlen fehlen angeborene Abwehrmechanismen, die bei vielen anderen Säugetieren vorhanden sind. Ihre Fähigkeit, auf den Umgebungsstreß zu reagieren, ist gering, so daß es ihnen beim Ausbleiben einer sofortigen Notfallbehandlung durch den Tierarzt schnell schlechter geht und sie sterben können. Das frühe Erkennen und die sofortige medizinische Behandlung scheinen die einzige Hoffnung bei den meisten akuten Krankheiten intrauterinen Ursprungs zu sein.

Der beglückte Besitzer, der gerade sein neugeborenes Fohlen trinken, ruhen, urinieren und Mekonium absetzen sah, hat im allgemeinen einen guten Grund zu glauben, daß alles in Ordnung ist, sollte die Wache aber zunächst fortsetzen.

Regelmäßige Mahlzeiten, kurze, aber häufige Ruhepausen und kleine Ausflüge um die Mutter herum repräsentieren das Bild eines normalen Fohlens.

Ein besorgter Besitzer könnte fragen: »Wie bemerkt man ein bevorstehendes Problem?«

An Hand von fünf Kriterien kann man erkennen, ob alles in Ordnung ist. Am wichtigsten ist wahrscheinlich das Milchtrinken. Die anderen vier Punkte, die hier nicht unbedingt in der Reihenfolge ihrer Bedeutung aufgezählt werden, sind: kurze, regelmäßige Ruhepausen, physische Aktivität, häufiges Urinieren und regelmäßiger Kotabsatz.

Wenn beim Fohlen ein Problem auftritt, gleich welcher Ätiologie, zeigt sich als erstes Symptom Niedergeschlagenheit, gekoppelt mit Schwäche. Das Saugen nimmt zunächst in der Häufigkeit nicht ab, jedoch scheint die aufgenommene Menge reduziert zu sein, was zu einem langsamen Ansammeln von Milch im Euter führt. Die Milchstauung wird meist durch kleine Milchtropfen an der Zitzenspitze angezeigt. Innerhalb kurzer Zeit ist das Euter der Stute groß, prall und schmerzhaft, wobei gelegentlich kostbares Kolostrum abtropft oder abfließt und für immer verlorengeht. Wenn das Fohlen seinen Milchkonsum auch noch so geringgradig senkt, resultiert daraus eine Verschlechterung seines körperlichen Zustandes. Von diesem Moment an ist ein genaues Beobachten seiner Aktivitäten und seines Verhaltens essentiell.

Wenn Sie hinsichtlich des Befindens Ihres Fohlens Bedenken haben, ist als erstes das Euter der Stute zu untersuchen, denn sein Zustand ist ein wichtiger Schlüssel zur Urteilsbildung über die Gesundheitslage des Fohlens. Eine überreiche Milchproduktion wäre nötig, um mehr zu liefern als ein kräftiges Fohlen fordert.

Bei gesundem Nachwuchs ist die Milchdrüse ständig entleert, wodurch sie als ein flaches, weiches Organ mit dunkler Haut und blanken, glänzenden Zitzen erscheint. Ein einfaches, verläßliches Zeichen, daß das Fohlen nicht auf der Höhe ist und nicht trinkt, sind Milchtropfen an den Zitzen. Abfließende Milch von einem vollen, prallen Euter, dessen Hautfarbe ungewöhnlich hell ist, verdeutlicht das weitere Fortschreiten des bereits bestehenden Zustandes. Die Milchdrüse ist somit ein sicherer Indikator für ein aus den verschiedensten Ursachen krankes oder depressives Fohlen. Durch Größe, Beschaffenheit und Menge des Milchflusses läßt sich am Euter erkennen, wie lange der letzte Milchkonsum zurückliegt.

Wenn Ihr Fohlen eine »Milchnase« aufweist und unterhalb der

Augen bis zum Maul mit eingetrockneter oder noch feuchter Milch verschmutzt ist, verdeutlicht das meist eine systemische Schwäche. Die meisten der schwachen Fohlen sind nicht in der Lage, mit dem normalen Milchfluß der Stute Schritt zu halten. Ihre Annäherung an das Euter löst einen starken Milchabfluß aus beiden Zitzen aus, wodurch ihr Gesicht durchnäßt wird. So etwas sieht man jedoch eher bei einem Fohlen, das sich auf dem Wege der Besserung befindet, als bei einem, das krank wird.

Der zweite Punkt, der beachtet werden muß, ist das Schlafverhalten. Kurze, häufige Nickerchen, die meist nach dem Trinken erfolgen, sind für die Fortschritte und das allgemeine Wohlbefinden des Neugeborenen essentiell. Ich habe noch niemals ein gesundes Fohlen mit leerem Bauch schlafen sehen.

Während das Fohlen ruht, sollte der Zustand seines Nabels überprüft werden. Größe, Länge, Austrocknung sowie Anzeichen einer Schwellung, Blutung oder des unvollständigen Zusammenziehens der Nabelscheide sollten sorgfältige Beachtung finden. Die Rißstelle des Nabelstranges ist von der Natur vorgezeichnet, und sein Durchmesser ist mit dem eines menschlichen Fingers vergleichbar.

Normalerweise ist der Stumpf etwa drei Zentimeter lang und sollte fünf bis sechs Zentimeter nicht überschreiten.

Werden Feuchtigkeit oder andere Abweichungen sichtbar, empfehle ich eine sofortige Neubehandlung des Stumpfendes.

Bei dem ruhenden Tier sollten Geräusche, Störungen und jede Bewegung im Stall eine sofortige Reaktion hervorrufen; das normale Fohlen ist wachsam, schnell auf den Beinen und reagiert auf die Umgebung.

Die Atmung muß gleichmäßig und regelmäßig erfolgen. Fünfundzwanzig bis vierzig Atemzüge pro Minute sind normal. Bestehen Anhaltspunkte einer flachen oder pumpenden Atmung oder sind Rhythmusveränderungen sichtbar, wird, insbesondere wenn weitere Abweichungen vom Normalen bestehen, eine tierärztliche Untersuchung notwendig. Bei Saugfohlen erfordert jede Abweichung, auch wenn sie unwichtig zu sein scheint, eine sachkundige Beurteilung. Um zu wiederholen: das normale Neugeborenenverhalten zeigt sich in häufigen Milchmahlzeiten, kurzen Ruheperioden und körperlicher Aktivität. In den ersten wenigen Stunden besteht die physische Aktivität gewöhnlich im Erkunden des großen Bauches der Mutter, dem Untersuchen ihrer entfernten Enden und vielleicht einer Inspektion des Stalles.

Die Bedeutung eines sicheren, soliden Stalles ist nun offensichtlich. Ist diese Bedingung erfüllt, hat der Züchter oder Pfleger Zeit, sich ohne Angst vor unnötigen Verletzungen des Fohlens auszuruhen und am Neuankömmling zu erfreuen. Tatsächlich scheint sich auch die Mutterstute in einem behaglichen, sicheren Stall zufriedener zu fühlen. Die Drolligkeit des Neugeborenen nimmt mit jeder Stunde zu, und es wird in seiner Neugier unzweifelhaft jeden Zentimeter seiner neuen Welt untersuchen und jede Besonderheit bald entdecken.

Vor Jahren erwarben mehrere Mitglieder meiner Familie eine trächtige Zuchtstute von einem sehr erfahrenen Züchter. Als sie sie besichtigten, befand sich das große, gut aussehende Tier alleine im Stall, und der gewissenhafte Verkäufer erklärte, warum sie kein Fohlen bei Fuß hatte.

Es war seine Praxis, sobald das Fohlen an der Krippe der Mutter Interesse zeigte, die Stute bei ihrer Kraftfuttermahlzeit anzubinden und den Nachwuchs aus einer separaten Krippe zu füttern. Da Fohlen immer langsamer fressen als ihre Mütter, verhinderte er so, daß die Stute ihr Kraftfutter beendete und dann das Fohlen beiseite schubste, um die Extraportion zu verzehren.

In einer Nacht war die ganze Anbindevorrichtung zufällig in der Box vergessen worden, wobei das eine Ende sicher befestigt war und das andere frei hing. Irgendwie brachte es das Fohlen fertig, das lose Ende des Seils um seinen Hals zu schlingen und sich aufzuhängen — eines der schrecklichen, unvorstellbaren Dinge, die eigentlich nicht passieren können, aber sich doch ereignen!

Kürzlich klemmte einer meiner nur wenige Tage alten Patienten seinen Halfterring in den Haken des Henkels eines großen Plastikwassereimers, der zwar hoch, aber nicht hoch genug hing. In der Morgendämmerung wurde das Fohlen unverletzt mit dem großen Eimer an seinem Halfter gefunden. Natürlich war nicht mehr zu rekonstruieren, wie lange er das ausgeglichene Fohlen behinderte oder wievielen ernsten Verletzungsmöglichkeiten es, ohne sich ein Haar zu krümmen, entkam. Da er sich nicht lösen ließ, hielten Pfleger das Fohlen fest und entfernten vorsichtig das Halfter. Aber sogar jetzt, unter Anwendung der Kraft von zwei, mit Zangen ausgerüsteten Männern war es unmöglich, Halfter und Eimer zu isolieren.

Deshalb meine Mahnung: versichern Sie sich, daß alle Verletzungsmöglichkeiten beseitigt oder für das Fohlen, auch bei ausgestrecktem Kopf und Hals, unerreichbar sind. Wassereimer, Krippen, Heuraufen und — vor allem — Schraubenköpfe und Nägel stellen die häufigsten Gefahrenquellen dar. Bessern Sie alle Löcher und Spalten in der Boxenwand aus und sichern Sie die Tür, die zum Boden hin keinen Spalt aufweisen darf. Wenn Sie jemals den Körper eines Fohlens tot oder mit tödlichen Verletzungen hoffnungslos unter einer Tür eingeklemmt gesehen haben, werden Sie den schrecklichen Anblick niemals vergessen. Tragische Todesfälle gesunder Fohlen in schlecht gesicherten Boxen sind nicht allzu selten, und Tiere, die abends friedlich schlafend im Stall zurückgelassen wurden, findet man am Morgen ernstlich verletzt oder tot auf.

Unter den wichtigen physiologischen Funktionen muß als vierter Punkt auch der Harnabsatz Beachtung finden. Neugeborene Fohlen urinieren häufig und gewöhnlich nur kleine Mengen. Der Urin sollte zunächst fast wasserklar sein und gleichmäßig abfließen, ohne daß dabei Anstrengung oder Pressen sichtbar wird. Mit steigendem Alter wird der Urin an Volumen zunehmen und, wie bei erwachsenen Pferden, charakteristisch trübe erscheinen.

Bei Hengstfohlen sollte man darauf achten, ob die Penisspitze beim Harnabsatz aus der Vorhaut hervortritt. Wird der Penis nicht ausgeschachtet, tropft der Urin aus dem Präputium. Dieser Zustand verhindert das Austrocknen des Nabels, verursacht Reizungen des Präputiums und bildet eine ideale Voraussetzung für bakterielles Wachstum, woraus eine Lebensbedrohung für das Fohlen resultiert.

Der Kotabsatz, der als fünfter Punkt beachtet werden muß, erfolgt seltener als das Urinieren und ist deshalb nicht so leicht zu beobachten und bewerten. Wenn das Fohlen nicht preßt oder Zeichen von Unbehagen zeigt, kann man annehmen, daß der Gastrointestinaltrakt normal funktioniert.

Bei zeitweiligem Pressen und weggestrecktem Schweif, das nicht mit Harnabsatzversuchen verwechselt werden sollte, besteht ein Anhaltspunkt für eine leichte Verstopfung, das Signal für einen sofortigen Einlauf. Wenn dieser Zustand trotz Behandlung fortschreitet, wird sich das Fohlen auf den Rücken rollen und Kopf und Hals charakteristisch strecken, was eine stark entwickelte Obstipation durch Mekoniummassen anzeigt.

Ein solches Verhalten sollte als Alarmsignal dienen, denn das Fohlen benötigt eine sofortige und richtige Versorgung. Vergessen Sie nie die geringe Resistenz des Neugeborenen gegen Infektionen, Krankheit oder Streß. Die Tiere trocknen schnell aus und ihr Zustand verschlechtert sich, wenn man ihnen keine Hilfe gewährt.

Das Normalverhalten äußert sich in trinken, schlafen, erneut trinken, urinieren, schlafen, wieder trinken, vielleicht Kot absetzen, schlafen und trinken. Die kleinste Störung dieses Musters erfordert ein sofortiges Überprüfen der Körperinnentemperatur des Fohlens nach vorsichtigem rektalen Einführen eines Fieberthermometers. Die normale Temperatur des Fohlens beträgt 38,0 °C, jede Erhöhung oder Erniedrigung ist von Bedeutung und erfordert ein schnelles Tätigwerden. Denkt man an die sehr kleine Sicherheitsspanne der Fohlen, scheint es tollkühn, einen Hilferuf zu verzögern, wenn man sich im Zweifel befindet. Vor noch zehn Jahren waren Tiere verloren, die heutzutage, aufgrund der Fortschritte in medizinischem Wissen, Techniken, neuen Medikamenten und Behandlungsverfahren, erfolgreich behandelt werden können. Früherkennung, gefolgt von prompter Behandlung, führt häufig zu wunderbaren Ergebnissen.

Nachdem Ihr Fohlen nun sicher in die neue Welt eingeführt worden ist, sollten wir uns den Bedürfnissen der gesunden Stute nach der Geburt zuwenden.

In der ersten Woche post partum tut der Stute eine abendliche warme Kleiemahlzeit gut, denn sie liefert Füllstoffe, hat einen hohen Eiweißgehalt, der den Bedürfnissen bei der Laktation zugute kommt und wirkt als mildes Abführmittel.

Nach der Geburt ihrer Fohlen leiden manche Stuten an einem »Kater«, wie ich es bezeichne. Ein träger Darmtrakt und schmerzende Bauchmuskeln sind Nachwirkungen der großen Anforderungen und können zu einem verminderten Kotabsatz führen.

Dieses Syndrom wird häufiger bei Pferden als bei anderen Spezies beobachtet, da Zuchtstuten eine ungewöhnlich ausgeprägte, starke Muskulatur besitzen, die durch die Geburt überanstrengt wird. Verminderter Appetit, reduzierte Wasseraufnahme und verringerte Milchproduktion sind Zeichen dieses »Geburtskaters«, wodurch auch die Gesundheit und die Fortschritte des Fohlens beeinflußt werden können. Um den Beginn festzustellen, sollten Sie auf Anzeichen von Niedergeschlagenheit, Abneigung gegen Bewegung und reduzierte Kotmengen achten.

Nach tierärztlicher Hilfe geht es Ihrer Stute besser, und sie kann die Anforderungen des Fohlens leichter tolerieren, wenn ihre Verdauung richtig funktioniert; auch die Laktation wird begünstigt.

Die Erfahrung hat gezeigt, daß geeignete Bewegung und eine ausgewählte Ernährung während des letzten Trächtigkeitsmonats gastrointestinale Komplikationen, die mit der Geburt in Zusammenhang stehen, verhindern.

Neben der ausreichenden täglichen Bewegung im Auslauf oder auf der Weide, möchte ich die Bedeutung der bereits früher erwähnten Futterumstellung erneut herausstellen. Der zusätzliche warme Kleietrank liefert bereits während des elften Trächtigkeitsmonats neben dem täglichen Futterangebot Ballaststoffe, Wärme und Protein.

Die Stute sollte nach der Geburt entsprechend ihrer steil ansteigenden Milchproduktion und ihrem dadurch gesteigerten Energie- und Eiweißbedarf gefüttert werden. Die Grundlage bilden eine reichlich bemessene Menge von vielseitig zusammengesetztem Heu und etwa sechs bis acht Kilogramm Kraftfutter; wird Hafer gefüttert, müssen Ergänzungfuttermittel zugesetzt werden, um eine ausreichende Versorgung der Stute zu gewährleisten. Der freie Zugang zu Wasser muß vorhanden sein, und auch ein Salzleckstein sollte nicht fehlen.

Es ist bei Mutterstuten ganz normal, daß ihre Box morgens sehr naß und schmutzig ist, da sie unglaubliche Mengen Kraftfutter, Heu und Wasser aufnehmen.

Fehlt ein solch typisches Zuchtstuten-Stallmilieu, besteht der Hinweis auf die Möglichkeit eines Verdauungsproblems.

Trotz der ständigen Produktion von Ausscheidungen muß die Anstrengung gemacht werden, den Stall sauber, hygienisch und trocken zu halten.

Stute und Fohlen sollten bis zum dritten Tag post partum im Stall bleiben. In dieser Zeit hat das Fohlen gesteigerte Kraft, verbessertes Koordinationsvermögen und visuelle Leistungsfähigkeit entwickelt.

Der erste Aufenthalt im Freien

Das erste Hinausbringen des Fohlens ist ein umstrittenes Problem. Manche Züchter bevorzugen, das Paar bereits am zweiten Tag post partum in ihren eigenen Auslauf zu lassen, jedoch lehrte uns die Erfahrung, daß es besser ist, bis zum dritten Tag zu warten, was nur einen kleinen Nachteil für die Stute bedeutet. Voraussetzung ist dabei aber immer eine günstige Witterung. Bewegung fördert den Sekretabfluß aus der Gebärmutter, wodurch die uterine Rückbildung begünstigt wird. Dies wiederum führt zu einer kürzeren Restitutionsperiode und hilft der Stute, ihre reproduktiven Fähigkeiten wiederzuerhalten. Appetit, Laktation und alle physiologischen Vorgänge werden durch Bewegung in der frischen Luft gesteigert; doch leiden die meisten Stuten nicht darunter, wenn ihnen dieser eine zusätzliche Tag Stallruhe gewährt wird.

Eine besondere Schwierigkeit resultiert aus der Tatsache, daß, obwohl Stute und Fohlen zu dieser Zeit unterschiedliche Anforderungen stellen, beide voneinander abhängig und deshalb untrennbar sind. Die Bedürfnisse des Fohlens wiegen aber etwas schwerer, da es das Endprodukt, nach dem wir streben, darstellt; seine Sicherheit sollte vorgehen.

Jahreszeit und Wetterbedingungen beeinflussen die Dauer der Auslaufperiode. Es ist leicht, sich die Wachstums- und Entwicklungsvorteile eines Fohlens bei gemäßigten Temperaturen, Sonnenschein und üppigem Weidewuchs gegenüber einem anderen vorzustellen, das bei niedrigen Temperaturen, kurzen Sonnenperioden, wenig Gras und schlechtem Standort aufgezogen wird. Es gibt aber auch Fohlen, die zwar den Vorteil von guten Weiden und reichlicher Sonnenbestrahlung genießen, aber hohe Temperaturen, Feuchtigkeit und Insekten ertragen müssen. Alle diese Faktoren spielen bei Wachstum und Entwicklung eine Rolle.

Am ersten Auslauftag erlebt der Züchter den beeindruckenden Moment, seine Stute das Neugeborene in die große Welt außerhalb des Stalles begleiten zu sehen — ein auch für die beiden Pferde aufregender Zeitpunkt.

Sorgfältige Planung und ein sicherer Standort sind die Voraussetzung, Sonnenschein und ideale Temperatur wünschenswert. Wenn das Wetter schlecht ist, wartet man dagegen eine Besserung ab.

Der erste Aufenthalt im Freien sollte fünfzehn Minuten nicht überschreiten und täglich um fünf bis zehn Minuten verlängert werden.

Besorgen Sie sich zwei Personen, die Ihnen helfen. Der Fähigste der Gruppe sollte das Fohlen mit seinen Armen um Brust und Hinterhand umfangen. Damit keines der Tiere in Panik gerät, sollte die zweite Person die Stute so vor dem Fohlen führen, daß das Paar weiterkommt, aber dabei eng zusammenbleibt.

Es wäre unverzeihlich zu versuchen, das Fohlen wie ein älteres Pferd am Halfter zu führen: jede Krafteinwirkung könnte permanente Schäden verursachen.

Der dritte zusätzliche Helfer kann Gatter und Türen öffnen und schließen, um den Weg zum Auslauf und die Rückkehr zum Stall zu erleichtern.

Die Stute sollte als erste durch das Gatter geleitet und dann sofort gewendet werden. Während man das Fohlen zunächst sicher am Gatter festhält, wird die Stute losgelassen, damit sie ausschlagen, ein kurzes Stück galoppieren und Bocksprünge machen kann. Sie kehrt dann gewöhnlich innerhalb von Sekunden zurück, und jetzt kann man auch das Fohlen freilassen.

Durch diese Maßnahme wird die Stute daran gehindert, ihren Nachwuchs in einem Moment der Ausgelassenheit gedankenlos zu treten. Andernfalls passieren häufig im Beisein der entsetzten Besitzer Unfälle. Bitte denken Sie daran, daß die Stute das Fohlen an ihrer Seite aus den Augen verlieren kann und meist auch verliert, wenn beide gleichzeitig losgelassen werden, da sie mit Sicherheit nach der ungewohnten Beengtheit der angestauten Energie Luft verschaffen wird.

Wenn Sie bei ihrer schnellen Rückkehr das Fohlen loslassen, dann können Sie das Paar beobachten, wie es gemeinsam wegläuft und die erste Freiheit genießt — ein schönerer Anblick ist kaum vorstellbar.

Vermeiden Sie, daß das Fohlen so müde wird, daß es sich während der ersten wenigen Aufenthalte im Freien hinlegen muß.

Nach einer Woche der Abgeschiedenheit im eigenen Auslauf, wird die Stute ihre Kraft nach der Anstrengung der Geburt wiedererlangt und das Fohlen genügend Fähigkeiten entwickelt haben, so daß beide mit den anderen Zuchtstuten und Fohlen auf die Weide gelassen werden können.

Hier werden sie ein Teil der Gemeinschaft, in deren Ordnung sie sich einfügen müssen. Es ist amüsant, die vorsichtige Begutachtung durch die Herdengenossen zu beobachten, wenn sie das erste Mal mit den anderen Stuten und älteren Fohlen hinausgehen, bevor sie als Teil der Gruppe akzeptiert werden.

Da die ersten zehn Tage als kritische Periode für das Fohlen anzusehen sind, während der sich zahlreiche Krankheiten manifestieren können, muß der Züchter besondere Aufmerksamkeit walten lassen, damit eine notwendige tierärztliche Behandlung unverzüglich eingeleitet werden kann.

Ich möchte deshalb nochmals die tägliche Überprüfung des Euters und die Bedeutung der Temperaturmessung beim Fohlen hervorheben. Jede Abweichung von der normalen Körpertemperatur (38 °C) ist von Bedeutung. Niedrige Werte am Morgen und ein leichter Anstieg am Abend sind nicht ungewöhnlich, wenn wenige zehntel Grade nicht überschritten werden. Neugeborene aller Spezies benötigen zur Aufrechterhaltung physiologischer Basisprozesse, die nötig sind, damit das Leben weitergeht, eine bestimmte Körpertemperatur. Sämtliche Lebensvorgänge hängen von einer konstanten Temperatur ab, die bei manchen Inidividuen durch die Umgebungstemperatur und den allgemeinen Standort beeinflußt werden können.

Bei zu hoher oder zu niedriger Körperinnentemperatur werden die physiologischen Funktionen des Fohlens direkt betroffen und funktionieren nicht vollkommen. Jede leichte Erhöhung ist von Bedeutung, wenn sie mit klinischen Anzeichen wie Depression, Inappetenz, beschleunigter Atmung oder einer Veränderung im Aussehen und der Konsistenz der Faeces einhergeht.

Subnormale Temperaturen rechtfertigen eine noch größere Sorge als Erhöhungen. Bei Temperaturen unter 38 ° C sind Infektionen intrauteriner Herkunft oder andere Zustände ernsterer Natur zu befürchten. Eine minimale Abweichung von ± 1 ° C ist Grund genug, Ihren Tierarzt zu informieren. Jede Anstrengung sollte unternommen werden, um dem Fohlen die bestmögliche Umgebung zu schaffen, während Sie auf den Tierarzt warten. In manchen Fällen wird das Fohlen trotz subnormaler Temperatur während der ersten drei Lebenstage gut aussehen und trinken. Bei Abwesenheit anderer Symptome, wird die Früherkennung und Behandlung verzögert, wodurch diese Tiere häufig verloren sind. Wieder ist die zeitliche Abstimmung von größter Bedeutung.

Die Stute in der Nachgeburtsperiode

Bevor wir uns der gesunden, problemfreien Stute zuwenden, müssen einige Bemerkungen über Todesfälle nach der Geburt gemacht werden. Der Tod post partum wird häufig durch innere Blutungen aus dem Uterus oder den großen Gefäßen der breiten Gebärmutterbänder verursacht. Diese postpartalen Hämorrhagien treten besonders bei Stuten auf, die älter als fünfzehn Jahre alt sind und unelastische, verkalkte Gefäßwände haben. Die Kräfte und das Pressen vor, während und nach der Geburt stellen an die Widerstandsfähigkeit der Gefäße hohe Anforderungen. Die Blutung wird dann durch eine Ruptur an der bereits geschwächten Gefäßwand verursacht.

Wenn die Blutung in die Gebärmutterwand erfolgt, sind die durchtrennten betroffenen Gefäße meist klein im Durchmesser. Das Blut sickert in das umgebende Gewebe und kann hier als Hämatom in Erscheinung treten. Der im Bluterguß entstehende Gegendruck kann die verletzten Gefäße komprimieren und so die weitere Blutung kontrollieren. Jede Blutung in die großen Bänder ist ernster.

Wenn das Blut in lockeres Gewebe eindringt oder ein großes Gefäß einbezogen ist, besteht natürlich ein größerer Blutverlust. Sickert oder fließt es dagegen in die Bauchhöhle, wobei kein Gegendruck entsteht, den Verlust zu vermindern, erfolgt der Tod meist, bevor der Zustand diagnostiziert werden kann.

Innere Blutungen können sich sofort nach dem Abfohlen oder innerhalb der ersten zwölf Stunden entwickeln. Die Symptome schließen geringgradige Kolikerscheinungen und unaufhörliches Scharren ein, später schwitzen die Tiere und haben einen ängstlichen Gesichtsausdruck. Die Lokalisation der Blutung und die Größe der Gefäße bestimmen das Schicksal der Stute; nicht alle Tiere sterben. Die Behandlung ist nicht allzu erfolgversprechend, kann aber in Grenzfällen lebensrettend sein.

Wenn die Stute in kalten Schweiß ausbricht und ihr Blick glasig oder starr wird, ist es am besten, das Fohlen zu seinem eigenem Schutz aus dem Stall zu bringen. Sie wird es nicht bemerken, wenn sie dem Tod nahe ist.

Lassen Sie uns der problemfreien Stute zuwenden.

Angenommen, daß die Nachgeburt prompt abging, die Laktation ausreicht, um den Anforderungen des hungrigen Fohlens zu entsprechen, der Appetit normal ist und sie sich wohl und munter fühlt, paßt sie perfekt in das Bild, das man sich von einer gesunden Stute nach der Geburt machen muß.

Etwa am fünften Tag post partum ist es nicht ungewöhnlich, einen dicken, schokoladenfarbigen Ausfluß aus der Scheide festzustellen. Hier handelt es sich nicht um ein Anzeichen von Krankheit oder Infektion, sondern ein vollständig normales Sekret (Lochien), das der Reinigung des Uterus und des Reproduktionstraktes der Stute dient.

Die Bewegung ist die einzige Möglichkeit, den Lochialfluß und somit die Involution zu fördern. Könnte die Stute dazu überredet werden, für längere Perioden in der Postpartumperiode auf ihren Hinterbeinen zu laufen, wäre diese natürliche Drainage wirksamer und die uterine Gesundheit würde schneller wiederhergestellt.

Frühestens am siebten und spätestens am achten Tag post partum sollte die Stute — ob Sie mit ihr weiterzüchten wollen oder nicht — einer vollständigen gynäkologischen Untersuchung durch einen Tierarzt unterzogen werden. Jeder Eingriff vor dieser Zeit ist zu unterlassen, es sei denn, daß Symptome bestehen, die Veranlassung zu einer frühzeitigeren Kontrolle geben. Am siebten Tag ist ein gewisser Grad der Involution erreicht, und die Stute befindet sich in einem physiologischen Status, der die größte Information liefert, um eine genaue Bewertung der gynäkologischen Gesundheit vorzunehmen. Zu dieser Zeit kann ihr Fruchtbarkeitsstatus ermittelt werden und eine eventuell notwendige Behandlung erfolgen.

6 Das Fohlen bis zum Absetzen

Die schnellen Fortschritte der neugeborenen Fohlen sind erstaunlich. Ihre Fähigkeit zu laufen, Bocksprünge zu machen, das Ohr mit dem Hinterhuf zu kratzen, einige Halme Heu zu kauen und die Mutter sogar beiseite zu schieben, um aus der Futterkrippe etwas Kraftfutter aufzunehmen, entwickelt sich gewöhnlich innerhalb der ersten Lebenstage.

Ich habe nur wenige Stunden alte Fohlen in ihrem Stall spielen und ausschlagen sehen. Einige außergewöhnlich findige und hungrige Tiere lassen sich auf die Vorderfußwurzelgelenke nieder, um an das Euter zu gelangen oder scharren ungeduldig an ihren Müttern, so daß die Stuten schließlich aufstehen und sie besser und bequemer trinken können.

Stute und Fohlen sollten jeden Tag etwas länger in ihrem eigenen Auslauf bleiben, bis sie mit den anderen Zuchtstuten und deren Nachwuchs auf die Koppel gehen können. Man darf dabei jedoch nicht vergessen, daß Saugfohlen, auch wenn sie körperlich und geistig fortgeschritten erscheinen, immer noch Überwachung und Schutz benötigen. Die Abwehrmechanismen der jungen Tiere sind noch unterentwickelt, woraus eine hohe Empfindlichkeit gegenüber Umgebungseinflüssen resultiert.

Zumindest in den ersten wenigen Lebenswochen sollte das Fohlen niemals bei Niederschlägen oder Temperaturextremen hinausgelassen werden. Nässe, Kälte, Überhitzung und Ermüdung sind als Schadfaktoren anzusehen.

Es ist sinnvoller, Stute und Fohlen täglich für zwei kurze Perioden herauszulassen, als für einen einzigen längeren Zeitraum, der auf den Säugling belastend wirken könnte. Eine Ruhepause in der Sicherheit des Stalles oder irgendeiner geschützten Umgebung erlaubt dem Fohlen die Ausübung anderer Aktivitäten zwischen den Bewegungsperioden: schlafen, ausruhen, trinken oder Heu knabbern.

Jetzt ist auch der Zeitpunkt gekommen, dem Fohlen ein geeignetes Halfter anzupassen. Diese Maßnahme läßt sich wesentlich leichter und sicherer zu zweit durchführen, statt daß man die Bewältigung der Aufgabe alleine versucht.

Eine neben dem Fohlen stehende Person sollte mit einer Hand die Vorderbrust und mit der anderen den Hinterkörper in Höhe der Oberschenkel umfassen, während der Begleiter das Halfter vorsichtig anpaßt. Dabei ist zu berücksichtigen, daß es gut aber nicht straff sitzt. Wenn ein Finger leicht unter die Riemen geschoben werden kann, ist die Paßform richtig. Sitzt es dagegen zu locker, so besteht die Gefahr, daß das Fohlen während des Liegens einen Huf in das Halfter schiebt oder irgendwo im Stall oder auf der Weide hängen bleibt, sei es an Eimern, Schraubenköpfen, Riegeln oder möglicherweise sogar Gesträuch, wenn es seine Umgebung erkundet.

Das ideale Fohlenhalfter sollte an drei kritischen Stellen verstellbar sein: dem Nasenriemen, dem Genickstück und dem Kehlriemen. Da während des Wachstums ein häufiges Verstellen möglich sein muß, werden beim ersten Anpassen unzweifelhaft Enden herumhängen, die man aus Sicherheitsgründen am Halfter befestigt. Schneiden Sie das überschüssige Material nicht ab, denn es wird mit Sicherheit bald zur Anpassung an das schnelle Wachstum des Fohlenkopfes benötigt.

Leder ist das Material der Wahl, auch wenn Nylonhalfter für Saugfohlen erhältlich sind. Der Vorteil des Leders liegt in seiner Dehnbarkeit, die bis zum Reißpunkt geht. Nylon ist dagegen in Notfallsituationen zu widerstandsfähig, kann aber auch verwendet werden, wenn Sicherheitsverschlüsse vorhanden sind.

Das Halfter ist die erste Erfahrung des Fohlens hinsichtlich der Disziplin, und es wird sich schnell daran gewöhnen, es zu tragen. Es dient bei Saugfohlen in diesem Stadium nicht dazu, sie zu führen oder festzuhalten, sondern sollte als erster der zahlreichen Schritte angesehen werden, die nötig sind, das junge Pferd zu lehren, was der Mensch von ihm erwartet.

Auch wenn das Fohlen ein Halfter trägt, sollte es wie am ersten Tag geführt werden, bis es zu groß ist, daß man es mit den Armen umfängt; erst dann ist es vorsichtig an das Führen am Halfter zu gewöhnen.

Fohlen sollten niemals mit Gewalt am Kopf gezogen werden oder

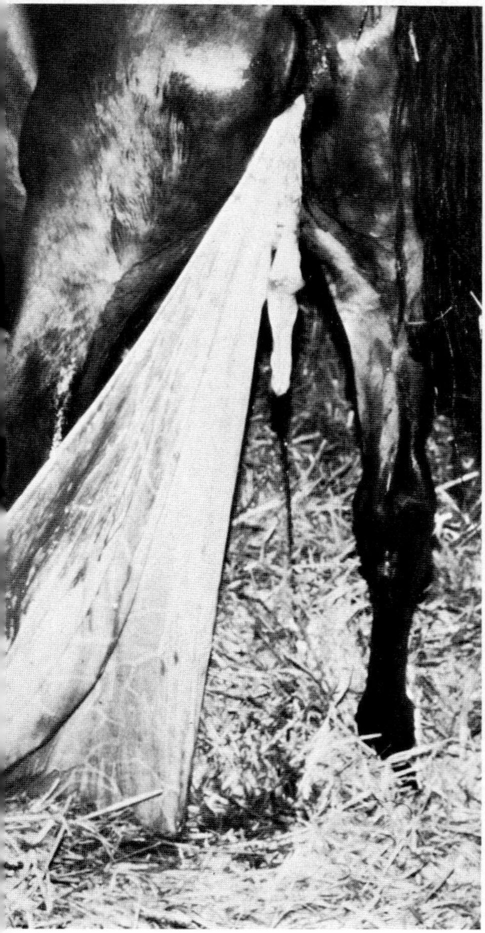

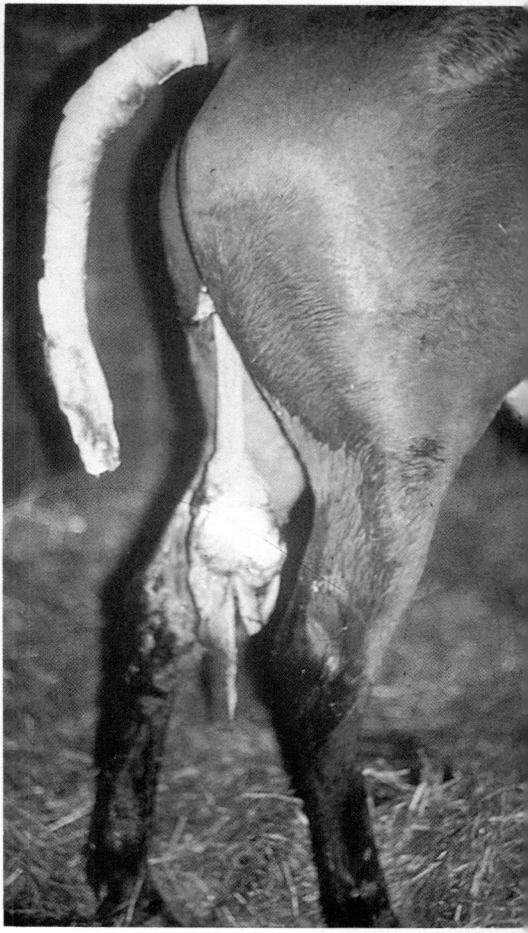

Die herabhängende Nachgeburt muß bis zum Abgang über die Sprunggelenke hochgeknotet werden.

Die Nachgeburt ist zusammengeknotet worden, um zu vermeiden, daß Stute oder Fohlen darauftreten und Schaden an der Gebärmutter verursachen.

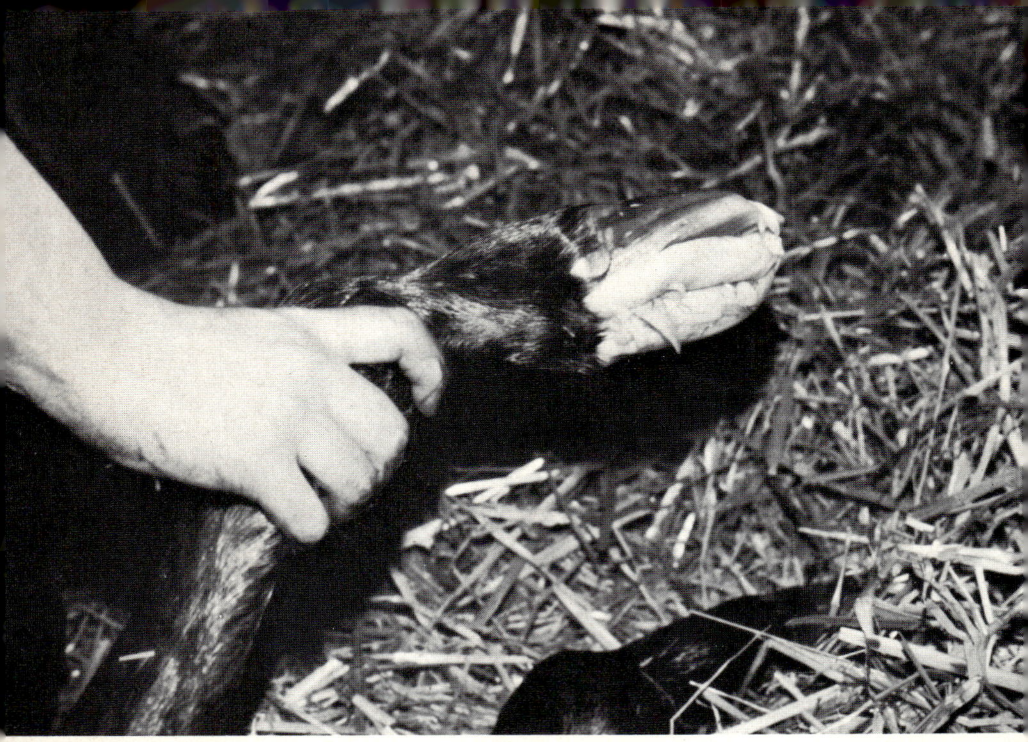

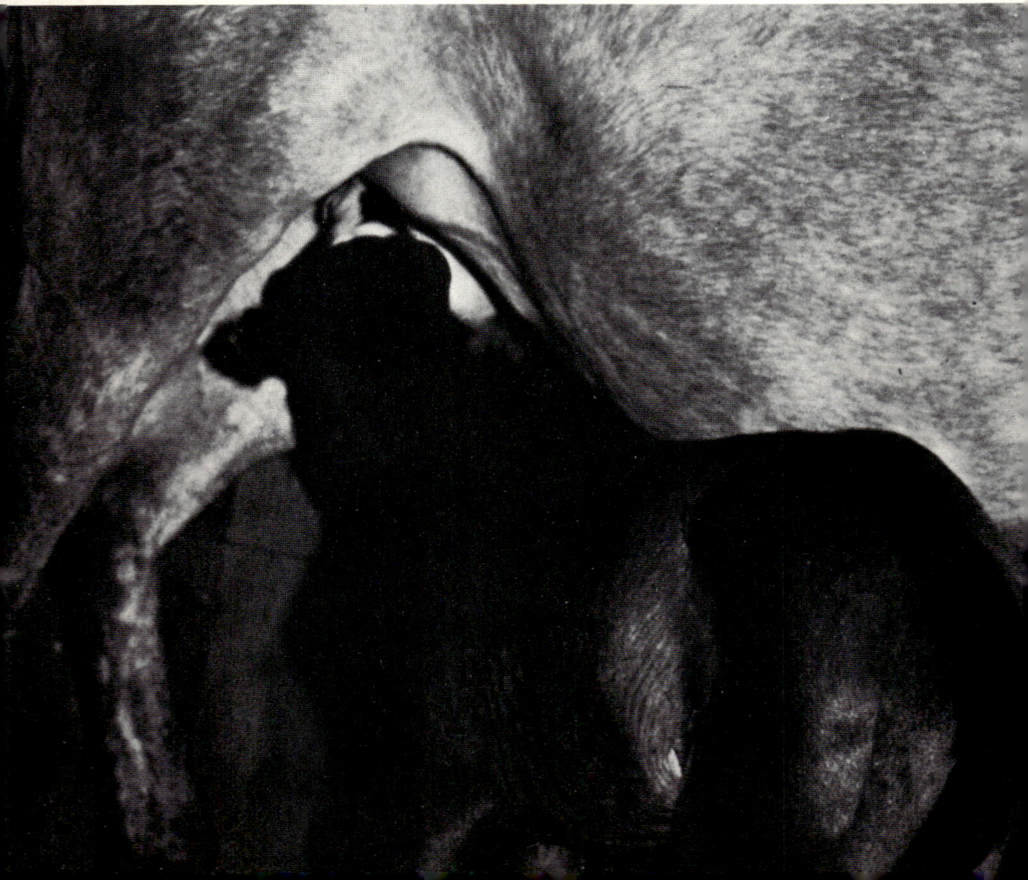

Oben: Das Stoßpolster (Eponychium) an der Hufsohle schützt die Geburtswege vor Verletzungen und beugt vorzeitigen Eihautrissen vor.

Unten: Erstes Saugen (natürliche „Schluckimpfung" durch Aufnahme von schutzstoffangereicherter Kolostralmilch)

sich gegen das Halfter wehren dürfen. Ein heftiger Zug kann auf die Halswirbelsäule einwirken und irreparable Schäden verursachen, die sich möglicherweise erst zeigen, wenn das Fohlen das Absetz- oder Jährlingsalter erreicht hat.

Der im Verhältnis zur Körpergröße ungewöhnlich lange Hals des jungen Pferdes ist der durch Zugkräfte am leichtesten verletzbare Körperteil. Es besteht die berechtigte Annahme, daß Tiere, die plötzlich eine Ataxie aufweisen, im ganz frühen Alter beim Führen oder Festhalten unter einer traumatischen Einwirkung gelitten haben.

Es ist deshalb leichtsinning, Kraft anzuwenden beziehungsweise Kraft oder Gewicht gegen den langen, schlanken, biegsamen Hals des Fohlens einzusetzen.

Einige Fohlen beginnen in frühem Alter aus einem Wasserlauf oder den Wassereimern ihrer Mütter zu trinken. Jede Anstrengung sollte gemacht werden, das zu verhindern, da das Fohlen, wenn es seinen Flüssigkeitsbedarf durch Wasser deckt, die Milchaufnahme senkt oder im Extremfall sogar aufhört zu saugen.

Vermehrt aufgenommenes Wasser wirkt störend auf den Verdauungstrakt des Fohlens. Ein schwer zu behandelnder, entkräftender Durchfall entwickelt sich und führt, wenn die Wasserquelle nicht sogleich entfernt und die Behandlung eingeleitet wird, zu einer Unausgeglichenheit des Flüssigkeits- und Elektrolythaushaltes und einer dem Durchfall folgenden Austrocknung. Infektionen können sich anschließen.

Solche Fohlen weisen regelmäßig Allgemeinstörungen mit erhöhter oder erniedrigter Körpertemperatur auf, sind immer weniger am Milchtrinken interessiert und zeigen eine zunehmende, unverkennbare Verschlechterung ihres körperlichen Zustandes. Eine zusätzliche Beeinträchtigung geht von der Stute aus, die unleidlich wird, wenn ihr Euter prall und gespannt ist, und sich von dem bereits geschwächten Fohlen entfernt, das nun in seiner Gleichgültigkeit nicht mehr bestrebt ist, Saugversuche zu unternehmen.

Obwohl in der natürlichen Umgebung aller Fohlen Wasser vorhanden ist, kommt es nur ausnahmsweise zur vermehrten Aufnahme desselben, was auf eine Krankhaftigkeit dieses Verhaltens hindeutet. Nicht immer fällt das vermehrte Trinken auf, aber durch sorgfältiges Beobachten sollte es möglich sein, einige dieser Fohlen am Wassereimer zu erwischen. Ein übelriechender, wäßriger Durchfall ist ein nicht zu übersehender Hinweis.

Die Verschmutzung durch flüssigen oder eingetrockneten Kot führt zu Unbehagen, und die Tiere können an den durchnäßten Hautpartien die Haare verlieren. Tägliches Abwaschen mit handwarmem Wasser ist während der Durchfallperiode angezeigt, denn dadurch wird der Juckreiz vermindert und das Ausmaß sowie die Ausbreitung des Haarausfalls eingedämmt.

Bis zum Alter von vier Monaten sollte das Fohlen hinsichtlich dieses Syndroms überwacht werden. Sind Anhaltspunkte feststellbar, entfernen Sie die Wasserquelle und konsultieren Sie Ihren Tierarzt. Das Fohlen sollte solange Stallruhe haben, bis es symptomfrei ist und wieder normal Milch trinkt. Der Tränkeimer darf nicht im Stall bleiben oder muß in eine für das Fohlen unerreichbare Höhe gehängt werden, und die Selbsttränke ist abzustellen.

Durchfälle jeder Art sind immer ein Alarmsignal und erfordern Aufmerksamkeit und die sofortige Behandlung, um die Gefahr der schnellen Austrocknung und ihre Konsequenzen zu vermeiden.

Stutenmilch weist einen Mangel auf, der nicht quantitativ, wohl aber qualitativ zur Geltung kommt. Sowohl stark laktierende Tiere als auch Pferde mit mäßiger Milchproduktion weisen ein Defizit von zwei Spurenelementen auf, die für das Wachstum und die Gesundheit des Fohlens unentbehrlich sind.

Die Milchmenge alleine ist kein Anzeichen für das Vorhandensein von Nährstoffen in angemessener Menge. Heu und Kraftfutter sollten, wie die Forschung gezeigt hat, vom Fohlen ab dem dritten bis fünften Lebenstag verzehrt werden, um die Mängel der Milch auszugleichen. Wenn das Fohlen nicht von der Mutter lernt und am Futter desinteressiert bleibt, muß man nachhelfen, indem man durch Milchpulver einen Anreiz schafft oder es zunächst zur Aufnahme von Kraftfutter aus der Hand motiviert.

Etwa zweiundsiebzig Stunden nach der Geburt hat sich das Kolostrum in weiße Milch umgewandelt, die die Hauptquelle für die Versorgung mit allen Nähr- und Bildungsstoffen darstellt, bis das Fohlen abgesetzt wird. Die Laktationsspitze liegt etwa bei sechs Wochen, danach nehmen sowohl Quantität als auch Qualität der Stutenmilch allmählich ab.

Es ist deshalb sicher nicht nur ein Zufall, daß die Fohlen in Alter von sechs Wochen am besten aussehen und die Kondition dann graduell abnimmt, wenn nicht zusätzliches Futter zugeführt wird.

Die beiden Spurenelemente, die der Stutenmilch fehlen, sind Kupfer und Eisen. Beide sind für die Blutbildung unentbehrlich. Blutuntersuchungen, die bei neugeborenen Fohlen durchgeführt werden, liefern gewöhnlich befriedigende oder normale Werte mit einer hohen Anzahl an roten Blutkörperchen und viel rotem Blutfarbstoff. Etwa eine Woche nach der Geburt ändert sich die Lage, und die Werte sinken auf den Spiegel ab, der auch bei erwachsenen Pferden gefunden wird. Fallen sie dagegen noch weiter, so entsteht eine Anämie, die das Spurenelementdefizit widerspiegelt. Eine herabgesetzte Erythrozytenzahl und ein erniedrigter Hämoglobingehalt werden bei klinisch sonst normalen Fohlen gefunden. Sobald jedoch Heu und Kraftfutter angeboten und von dem Saugfohlen aufgenommen werden, normalisiert sich das Blutbild.

Die Forschung hat uns deutlich gezeigt, daß die Stutenmilch tatsächlich nicht allen Erfordernissen der Fohlenernährung entspricht — eine für ältere Züchter schwer zu akzeptierende Erkenntnis. Sie lehnen oft jede Abweichung von dem geflügelten Wort, daß »die Natur es am besten weiß«, ab und sind kaum bereit, sich gebotenen Veränderungen in der Fütterungspraxis der Fohlen anzupassen. Dabei ist es Zeit, sich den jetzt bekannten Fakten zu beugen und die Fohlen so gut aufzuziehen, wie sie es verdienen.

Meiner Meinung nach liegt der Wert der Stutenmilch in der Periode nach der sechsten Laktationswoche zum großen Teil darin, das Heu und Kraftfutter, das das Fohlen aufnimmt, gewissermaßen herunterzuspülen.

Dieser provozierende, jedoch nicht respektlose Angriff auf den Wert der Milch könnte viele schockieren, die traditionsgebunden sind. Ich bin jedoch überzeugt, daß durch das Akzeptieren neuerer und besserer Fütterungsmethoden eine Steigerung der Erfolge erreicht wird.

Fütterung des Fohlens

Sobald das Fohlen Interesse an der Futterkrippe der Mutter zeigt, sollte eine Einrichtung angebracht werden, damit ihm ständig Kraftfutter zur Verfügung steht. Der übermäßige Appetit der Stute, ihre Größe und die Tatsache, daß sie schneller frißt, macht es für das Fohlen schwierig, wenn nicht unmöglich, die Futtermenge aufzunehmen, die es wünscht und braucht.

Die meisten Fohlen nehmen wenige Bissen Kraftfutter, trinken dann und gehen wieder zurück zur Krippe, um die Kraftfutteraufnahme fortzusetzen. Manche Stuten werden ihrem Nachwuchs geduldig erlauben, an der begierig erwarteten Mahlzeit teilzunehmen, aber viele andere halten das Fohlen mit angelegten Ohren und einem Kneifen zum gegebenen Zeitpunkt davon ab.

Um das zu vermeiden, gibt es verschiedene Einrichtungen, wie beispielsweise spezielle Krippen, die nur dem Fohlen die Kraftfutteraufnahme ermöglichen.

Eine ganz einfache Vorrichtung, um die Stute von dem Fohlenfutter fernzuhalten, ist leicht in jedem Stall anzubringen. Alles was benötigt wird, ist ein runder Holzpfosten, der lang genug ist, daß er diagonal in eine Stallecke paßt und so angebracht wird, daß die Stute mit ihrem langen Hals die Fohlenkrippe nicht erreicht, das Fohlen aber leicht darunter hindurchpaßt und so an sein Futter gelangt.

Einige der Besitzer berichteten mir begeistert, welch große Kraftfuttermengen ihr Fohlen konsumierte, fanden aber später heraus, daß die geschickte Mutterstute mit ihrem schier endlosen, biegsamen Hals glücklich die Ration verzehrt hatte. Ihre Reichweite ist unglaublich!

Das Fohlen sollte freien Zugang zu jeder beliebigen Kraftfuttermenge haben, die es aufnehmen möchte. Damit das Futter frisch, sauber und unverändert bleibt, sollten häufiger kleine Mengen in die Krippe gefüllt werden. Erwarten Sie nicht, daß das Fohlen abgestandenes, saures, fliegenbedecktes oder schmutziges, mit Speichel durchnäßtes Kraftfutter genießbar findet.

Es gibt gewisse Rassenunterschiede, aber Vollblutfohlen beginnen zum Beispiel bereits im Alter von drei oder vier Tagen kleine Mengen Kraftfutter zu fressen, und es ist nicht ungewöhnlich, wenn sie mit sechs Wochen fünf Litermaß oder mehr Konzentrat täglich konsumieren.

Fohlen, die beigefüttert werden, überholen die, die die Krippe mit ihrer Mutter teilen müssen, hinsichtlich Wachstumsfreudigkeit und Kondition, weil ihre mengenmäßigen Anforderungen an die Ernährung befriedigt werden.

Um zu wiederholen: es ist von Bedeutung, freien Zugang zu Heu hoher Qualität und gutem Kraftfutterkonzentrat zu ermöglichen, damit die Fohlen entsprechend ihrem angeborenen genetischen Wachstumspotential gedeihen können.

Die Vorrichtung zur Beifütterung auf der Weide ist teurer und schwieriger zu bauen, stellt aber eine Notwendigkeit dar, wenn Stute und Fohlen für längere Perioden draußen bleiben. Wenn man eine Weidekrippe errichtet, sollte man einen Platz wählen, an dem sich die Stuten gewöhnlich treffen und ausruhen, so daß schon die Umgebung zur Ruhepause und gemächlichen Futteraufnahme verleitet.

Eine Stute, die ich die letzten fünf Jahre bei jedem ihrer vier Fohlen betreute, produziert nicht genügend Milch für das optimale Wachstum ihres Nachwuchses.

Diese große, prächtige Stute — mit winzigen Milchdrüsen — ist außerordentlich fruchtbar und fast immer die erste, die auf dem Gestüt abfohlt. Ihre Neugeborenen sind etwas kleiner als der Durchschnitt, und obwohl sie eine geduldige und tolerante Mutter ist, entspricht die Qualität und Quantität ihrer Milch nicht den Bedürfnissen ihrer Jungen.

Im Frühjahr haben die meisten anderen Fohlen das ihre bereits überholt. Da auf dem Gestüt keine Vorkehrungen für eine separate Fohlenfütterung getroffen werden, hat der Frühankömmling erst nach dem Absetzen Gelegenheit, ohne Störung zu fressen.

Auf diesem Betrieb wird mit dem Absetzen begonnen, sobald die ersten Fohlen sechs Monate alt sind, so daß der Nachwuchs dieser Stute gewöhnlich im Juni oder Juli entwöhnt wird. Wenn am Stichtag 1. September alle noch nicht abgesetzten Fohlen von ihren Müttern getrennt werden, ohne ihre Größe oder ihr Alter zu berücksichtigen, hat unser älteres, aber kleineres Fohlen aufgrund seiner acht- bis zehnwöchigen störungsfreien Futteraufnahme gerade begonnen, gegenüber seinen Rivalen aufzuholen, und erst im Frühjahr hat eine weitgehende Kompensation des Entwicklungsnachteils stattgefunden. Was für eine andere Geschichte wäre es, wenn die Fohlen dieser schönen Stute rechtzeitig beigefüttert worden wären.

Hufpflege

Die Pflege der Fohlenhufe während der ersten Lebensmonate ist einfach, aber wichtig. Ihre Wachstums- und Abnutzungsrate variiert mit dem genetischen Gepräge des einzelnen Tieres, den klimatischen Bedingungen, dem Boden, der Ernährung und anderen Umgebungseinflüssen.

Wenn das Fohlen geht oder trabt, sollte es in gerader Linie über die Zehe abrollen. Stellungsanomalien machen das korrekte Aufsetzen des Hufes schwierig, wenn nicht unmöglich; dann wird das Fohlen über die Innenseite (zehenweite Stellung) oder die Außenseite des Hufes (zehenenge Stellung) abrollen, und es kommt zu Verformungen des Hornschuhes. Der unerwünschte Druck auf die Longitudinalachse der langen, nachgiebigen Gliedmaßen verursacht fast zwangsläufig irreversible Schäden.

Die Fohlenhufe sollten deshalb häufig auf die Anhaltspunkte ungleichmäßiger Abnutzung inspiziert werden. Wenn Sie irgendeine Unregelmäßigkeit der runden Kontur beobachten, genügen meist wenige Striche mit der Hufraspel, um die richtige abgerundete Form wieder herzustellen. Die Hufsohle sollte nicht ausgeschnitten werden.

Abweichungen in der Beinstellung und Hufform dürfen nicht sich selbst überlassen bleiben. Das korrigierende Beschneiden und Beschlagen, um die Fehler zu eliminieren, sind jedoch anspruchsvolle Maßnahmen, die einen geübten Hufschmied und eine tierärztliche Überwachung erfordern.

Impfungen

Das Fohlen, das in der glücklichen Lage ist, wie von der Natur vorgesehen, Kolostralmilch zu erhalten, hat den Vorteil einer passiven Immunität durch vorgebildete Antikörper. Unglücklicherweise bleibt die Wirksamkeit zahlreicher Antikörper, die es von seiner Mutter erhält, nicht länger als drei Wochen bestehen, das heißt, sie sind bereits lange, bevor das Abwehrsystem des Fohlens in einer verläßlichen Art zu funktionieren beginnt, verschwunden.

Erst im Alter von drei Monaten wird sein retikuloendotheliales System auf spezifische Stimuli antworten und Antikörper bilden. Während der Zeitspanne des Abklingens der kolostralen Immunität besteht eine erhöhte Empfänglichkeit gegenüber Infektionen.

In dieser Periode müssen zur Abwehr von Infektionskrankheiten geeignete vorgebildete Antikörper, die einen sofortigen passiven Schutz liefern, appliziert werden, wenn die Notwendigkeit besteht.

Ich habe immer ein Gefühl der Erleichterung, wenn das Fohlen endlich in der Lage ist, die eigene aktive Immunität zu entwickeln und geimpft werden kann.

Der Schutz, den man durch die richtige Anwendung von Impfungen erzielt, ist meist sehr befriedigend, aber ihre falsche Verwendung hat oft unangenehme Folgen.

Wird das Fohlen geimpft, bevor sein Abwehrsystem zu einer adäquaten Reaktion in der Lage ist, ist es fraglich, ob eine Immunität entsteht. Auch nach der fehlerhaften Anwendung von Impfstoffen kann man nicht sicher sein, ob das Fohlen angemessen geschützt ist oder nicht. Erst nach der zwölften Lebenswoche ist auf die Bildung eines ausreichenden Schutzes zu vertrauen, vorausgesetzt, ein richtiges Impfprogramm wird befolgt.

Zu den empfohlenen Impfungen für Fohlen zählen die gegen Influenza, Tetanus, Rhinopneumonitis und Tollwut sowie andere Vakzinationen nach Ermessen Ihres Tierarztes.

Tetanus und Influenza

Die Tetanus- und Influenzaimpfung Ihres Fohlens kann gleichzeitig erfolgen. Dafür wird sogar ein Kombinationsimpfstoff im Handel angeboten.

Der ersten Vakzination muß nach vier Wochen eine zweite zur Erzielung eines Booster-Effekts (vermehrte Antikörperbildung) folgen. Danach sind jährliche Auffrischungsimpfungen notwendig.

Sind alle Stallgenossen einschließlich der älteren Tiere geimpft, so wird ein relativ sicherer Schutz gegen die immer möglichen Infektionen der Atmungsorgane gebildet.

Da die Vakzine heute weit verbreitet ist und regelmäßig in zahlreichen Pferdebeständen verwendet wurde, habe ich einen deutlichen Rückgang der Erkrankung besonders in Populationen, die mit fremden Pferden auf Turnieren, Ausstellungen, Auktionen oder ähnlichen Gelegenheiten Kontakt haben, beobachten können.

Vor der Tetanusimpfung sollte das Fohlen nach versteckten Riß— oder Stichwunden abgesucht werden. Tetanussporen bleiben gewöhnlich inaktiv, bis günstige Gewebsbedingungen bestehen: weitgehender Luftabschluß, Wärme, Feuchtigkeit. Eine besondere Gefahr liegt in jeder verschmutzten, von verfilztem, verklebten Haar bedeckten, tiefen Wunde, die für eine gewisse Zeit unbemerkt bleibt. Deshalb ist die tägliche sorgfältige Untersuchung der Hufe und Gliedmaßenenden von größter Wichtigkeit, da diese Körperteile dem tetanussporengeladenen Dung und der Erde ausgesetzt sind. Wird eine solche Wunde entdeckt, sollte das Fohlen zunächst nicht vakziniert werden, sondern stattdessen das antikörperhaltige Tetanusimmunserum erhalten. Die aktive Immunisierung sollte dann nach drei Wochen erfolgen.

Bei gesunden Fohlen besteht bis zum Eintreten der Immunität direkt nach der Injektion eine ungeschützte Periode, die fünf Tage dauert, bevor die benötigten Antikörper gebildet sind. Bei kranken oder verletzten Fohlen sind Impfungen nicht angezeigt.

Trotz des häufigen Vorkommens der Tetanussporen in der Umwelt des Pferdes, habe ich in meinen vielen Praxisjahren nur zwei Fohlen an dieser heimtückischen Krankheit, die fast jeder Behandlung trotzt, erkranken und sterben sehen. Beide waren ungeimpft und zwischen drei und sechs Monaten alt, was bedeutet, daß zu diesem Zeitpunkt keine Antikörper mehr in der Milch der Mutter vorhanden sind oder resorbiert werden können. Ein Fohlen war in einen Nagel getreten, und das andere wies eine unter seinem dichten Fohlenfell versteckte Stichwunde auf.

Die Verletzungen wurden erst bemerkt, als Schmerzen und die Anzeichen einer Infektion die Aufmerksamkeit darauf zogen.

Tetanus kann man vorbeugen, aber nicht oder nur sehr schwer heilen.

Ich kann den Verlust eines Fohlens durch eine Krankheit oder einen Zustand, für den wir weder einen Impfstoff noch ein spezifisches Medikament besitzen, akzeptieren, aber es ist unverzeihlich, wenn es aufgrund einer schlechten oder vernachlässigten Vorbeuge sein Leben lassen muß.

Ich erinnere mich gut an einen alten, in den Neunzigern stehenden, ausgezeichneten Tierarzt, der mir während meiner Teenagerjahre ein guter Freund war und mir Geschichten von Pferden erzählte, die während seiner frühen Praxisjahre an »Kaukrampf« zugrunde gingen.

Er berichtete von Stichwunden, besonders am Huf, die schreckliche Qualen bei sinnlosen Behandlungsversuchen bedeuteten und den verzweifelten Versuchen, die Mikroorganismen zu kultivieren. Nur mit Terpentin und Jodtinktur bewaffnet, versuchte er, den ursächlichen Erreger zu verbrennen und zu zerstören.

Als die Tetanusvakzine endlich entwickelt und erhältlich war und er Wunden und Infektionen ohne das quälende Gespenst »Kaukrampf« im Hintergrund behandeln konnte, war seine Dankbarkeit überwältigend.

Heute fühle ich die gleiche Dankbarkeit, wenn ich in der Lage bin, durch eine einfache Injektion wirksamen Schutz gegen diese schreckliche Krankheit zu liefern. Mein Freund war damals vom Tetanusimpfstoff so beeindruckt, daß ich wünschte, er hätte die Fortschritte in der Pferdeimmunologie während der letzten zwanzig Jahre erlebt, ganz zu schweigen von den unglaublichen Verbesserungen der Chemotherapie.

Rhinopneumonitis

Eine Viruskrankheit der Fohlen, mit der man rechnen muß, ist die Rhinopneumonitis.

Bei jungen Pferden verursacht der Erreger eine Infektion der oberen Luftwege, charakterisiert durch Fieber, Nasenausfluß und ein Absinken der weißen Blutkörperchenzahlen. Normalerweise dauert die Krankheit nur relativ kurz, verläuft ohne Zwischenfälle, und die Tiere erholen sich gewöhnlich vollständig. Bei älteren Pferden sind die Symptome fast dieselben, jedoch weniger auffallend, da oft eine gewisse Immunität besteht.

Die heimtückische Eigenschaft des Rhinopneumonitisvirus liegt darin, daß es bei trächtigen Stuten, die damit in Kontakt kommen, Aborte verursachen kann.

Junge, ungeimpfte Pferde gelten als Reservoir für dieses gefährliche Virus. Läßt man den Kontakt eines ungeimpften Pferdes, gleich welchen Alters, mit einer über fünf Monate trächtigen Stute zu, so ist das eine unverzeihliche Unvorsichtigkeit.

Tollwut

Bei der Tollwut handelt es sich um eine anzeigepflichtige, virusbedingte Infektionskrankheit, die meist tödlich endet und auch bei Pferden auftreten kann.

Insbesondere sind Weidetiere gefährdet, da sie leicht das Opfer von wutkranken Füchsen, Hunden oder Katzen werden können.

Erkrankte Pferde zeigen beispielsweise Schreckhaftigkeit, Kolikerscheinungen, Schlinglähmung und oft auch perversen Appetit. Eine Aggressivität wird nicht so häufig beobachtet.

Eine Behandlung der Krankheit ist verboten, jedoch dürfen bei unverdächtigen Tieren vorbeugende Impfungen vorgenommen werden, die jährlich vor der Weideperiode zu wiederholen sind.

Reaktion auf Schutzimpfungen

Eine von Ihrem Tierarzt durchgeführte Allgemeinuntersuchung kann Schäden durch eine zeitlich falsch abgestimmte Vakzination verhindern, die dem Fohlen Unwohlsein und dem Tierarzt Verlegenheit verursacht, wenn ein Tier während des Inkubationsstadiums einer Krankheit geimpft wird.

Ein Fieberthermometer, ein Phonendoskop und die Vorgeschichte werden Ihrem Tierarzt helfen, die Entscheidung zu fällen, ob es sinnvoll ist, zu diesem Zeitpunkt zu impfen oder die Behandlung zu verschieben.

Zur Zeit werden Kombinationsimpfstoffe von Arzneimittelfirmen produziert, die für die Wirksamkeit, Verträglichkeit und Wirtschaftlichkeit in Pferdezeitschriften werben. Ich bin jedoch nicht von der Sicherheit dieser Impfstoffe überzeugt. Eine Rückversicherung läge darin, nach der Impfung die erzielten Antikörpertiter zu bestimmen. Vielleicht wird die Zeit die Wirksamkeit der Kombinationsvakzinen und vor allem ihre Sicherheit für den Patienten beweisen. Verläßlichkeit und Wirtschaftlichkeit sind wichtig, aber nach meiner Überzeugung sollte eine erprobte Methode nicht zu eilig und unkritisch zugunsten einer vereinfachten Schnellmethode aufgegeben werden.

Impfreaktionen können von einer einfachen Schwellung und Schmerzhaftigkeit der Injektionsstelle — begleitet von Mattheit oder sogar leichtem Fieber — bis zu dem Extrem einer gefährlichen Überempfindlichkeitsreaktion variieren.

Zu den Warnsignalen dieser Reaktion zählen Angst, Zittern, beschleunigte Atmung, Schweißausbruch und unter Umständen ernstes Nesselfieber, verbunden mit typischen Schwellungen. Solch eine Anaphylaxie erfordert ein sofortiges tierärztliches Eingreifen, da sie zu einem lebensbedrohlichen Zustand fortschreiten kann.

Diese Reaktionen sind meist nicht vorauszusehen, doch kann eine Allgemeinuntersuchung vor der Impfung und die Anwendung von verläßlichen und gereinigten Präparaten angesehener Arzneimittelfirmen das Risiko senken.

Ich möchte Sie vor abgekürzten Verfahren, wahlloser Benutzung von anscheinend harmlosen Medikamenten oder Impfstoffen, Laienhänden und dem Urteil unerfahrener Personen warnen, denn alles stellt eine Gefahr für die Gesundheit und das Wohlbefinden Ihres Fohlens dar. Es ist besser, die Impfungen dem Tierarzt zu überlassen, der über Wirkung und eventuelle Nebenwirkungen der Präparate Bescheid weiß.

Parasitenbekämpfung

Ein sehr wichtiger Dienst, den Sie Ihrem Fohlen leisten können, ist das Einrichten und Befolgen eines modernen, hochentwickelten Parasitenkontrollprogrammes.

Eine Infestation mit inneren Parasiten (Endoparasitose) bedeutet bereits für Saugfohlen eine ernste Herausforderung, die auch für das weitere Leben besteht.

Innere Parasiten stellen eine beständige Gefahr für die allgemeine Gesundheit, Wachstumsrate, Leistung und Krankheitsresistenz Ihres Fohlens dar.

Bleiben sie unbemerkt und deshalb unbehandelt, können sie eine

Vielzahl von krankmachenden Wirkungen bei Pferden jeden Alters entfalten, jedoch sind Fohlen am schlimmsten betroffen.

Die Gewebsveränderungen, die als Ergebnis eines Parasitenbefalles im jungen Alter entstehen, sind gewöhnlich irreversibel. Deshalb ist das Erkennen der Notwendigkeit von prompten Maßnahmen zur Bekämpfung der überwältigend schnellen Vermehrung der Endoparasiten essentiell, um irreparable Schäden an Lunge, Kreislaufsystem und Magen-Darm-Trakt des Fohlens zu verhindern. Parasitosen zeigen sich gewöhnlich, indem das Fohlen kümmert, einen dicken Bauch, struppiges Fell und ein rippiges Erscheinungsbild hat. Untergewichtige, niedergeschlagene Tiere mit tränenden Augen, Nasenausfluß und einem der Behandlung trotzenden Husten sind eine Lehrbuchbeschreibung parasitenbefallener Fohlen.

Der Zustand darf nicht als »Erkältung« mißverstanden werden. Vor Jahren wurde ich um die Behandlung von Fohlen gebeten, auf die diese klinische Beschreibung paßte. Die jungen Patienten hatten eine normale Körperinnentemperatur und wenig Appetit. Der besorgte Besitzer beobachtete meine methodische Untersuchung und erwartete förmlich meine Ankündigung, daß die Fohlen Opfer einer Lungenentzündung seien.

Wenn ich beim Abhorchen mitteile, daß ich die Würmer in der Lunge des Fohlens herumkrabbeln höre, weiten sich die Augen der Zuhörer, und ein bestimmter, verblüffter Ausdruck erscheint auf ihren Gesichtern. Erkläre ich dann meine Absicht, die Nasenschlundsonde einzuführen, um die schädlichen Parasiten zu bekämpfen, wechselt ihre Miene zu Entsetzen, denn sie stellen sich eine ausgedehnte Chemotherapie, intravenöse Infusionen und vielleicht auch eine Sauerstoffbehandlung vor. Sie scheinen fast überzeugt, daß ich bestenfalls dem Fohlen nicht helfe und schlimmstenfalls im Begriff bin, es damit umzubringen.

Nach der Sondenentwurmung kommt es zwar zu keiner vollständigen Heilung, aber die Ergebnisse sind immer befriedigend. Innerhalb weniger Tage verschwindet der Husten, der Appetit des Fohlens wird wieder normal, und es ist aktiv und verspielt. Der meist erstaunte Besitzer muß jetzt nur noch überzeugt werden, daß das Wurmmittel zu keiner unorthodoxen Pneumoniebehandlung gehörte.

Ich glaube, es ist nicht notwendig zu sagen, daß unter meiner Aufsicht stehende Fohlen regelmäßig nach einem genau eingehaltenen Schema entwurmt werden.

Das Entwurmen über die Nasenschlundsonde ist eine einfache, doch gründliche Methode und für die Gesundheit des Fohlens — oder sogar sein Leben — absolut erforderlich. Eine Nasenschlundsonde wird dabei vorsichtig durch die Nüster des Pferdes eingeführt und dann durch die Speiseröhre in den Magen gelenkt. In geübten Händen ist die Sonde für das Pferd weder gefährlich noch unangenehm, da die Medizin direkt in den Magen gebracht wird. Durch Umgehen des Geschmacks- und Geruchssinnes sowie der empfindlichen Schleimhäute entsteht keine medikamentelle Reizung, und das ganze Volumen des Mittels wird in wirksamer, konzentrierter Dosis, ohne ein Vermischen mit Kraftfutter, verabreicht.

Es gibt keine bessere Methode, ein Pferd zu entwurmen, als über die Nasenschlundsonde. Während des Rückgangs der Pferdepopulation geriet die Handhabung der Sonde zur Entfernung von Endoparasiten ins Hintertreffen. Glücklicherweise ist ihre Verwendung jetzt wieder unabdingbarer Teil der modernen Pferdepraxis geworden.

Die Sonde verlor zunächst an Popularität aufgrund der angeblich bequemen Anwendungen von Pulvern, Arzneitränken, Pasten und Boli. Ein hoher Prozentsatz von gutgefütterten Pferden wird aber mit Wurmpulver versetztes Futter verweigern. Obwohl diese Pulver als Universalmittel angekündigt werden und schmackhaft sein sollen, wäre es sehr hilfreich, wenn das Pferd diese überzeugende Information lesen könnte!

Arzneitränke sind sehr unbefriedigend, egal wie geschickt sie eingegeben werden. Die den Trank verabreichende Person kapituliert gewöhnlich mit mehr Medizin in den Haaren, an den Armen und auf der gesamten Körperoberfläche als das Pferd erhält.

Bei all meinen Versuchen, Pferden einen Trank einzugeben, habe ich bis zur heutigen Zeit immer den dringenden Wunsch nach einem Shampoo gehabt, um die Medizin aus meinen eigenen Haaren entfernen zu können.

Boli können wirksame Wurmmittel enthalten, aber für ihre Anwendung ist große Geschicklichkeit notwendig. Fehlerhaftes Eingeben kann das Platzen des Bolus, mit nachfolgendem Freisetzen der irritierenden Drogen in der Mundhöhle, verursachen.

Beim Versuch, Wurmpulver, Tränke und Boli zu applizieren, habe ich selten einen sich nicht wehrenden Patienten gefunden, was meist dazu führt, daß das Tier weniger als die benötigte Dosis erhält oder das Medikament durch große Futtermengen verdünnt werden muß.

Das erste Entwurmen gegen Spulwürmer (Askariden) und kleine Strongyliden sollte im Alter von acht Wochen stattfinden und dann jeden zweiten Monat wiederholt werden, wobei die Bekämpfung der großen Strongyliden einzubeziehen ist.

Drei große Strongylidenarten parasitieren bei unseren Pferden (Strongylus vulgaris, Strongylus equinus und Strongylus edentatus) und entfalten im Darmtrakt, der Leber und dem Kreislaufsystem der Fohlen verheerende Wirkungen. Als Folge der Gefäßwandschäden können Koliken oder das sogenannte »intermittierende Hinken« zustande kommen.

Durch die kleinen Strongyliden, von denen über fünfzig Arten bekannt sind, entstehen dagegen nicht so weitreichende Veränderungen.

Die Bekämpfung der großen Strongyliden muß bereits im Alter von zehn Tagen einsetzen und zunächst in wöchentlichen Abständen wiederholt werden. Danach genügen jeden zweiten Monat durchgeführte Behandlungen.

Dassellarven parasitieren ebenfalls im Magen-Darm-Trakt der Fohlen. Die Dasselfliegen legen ihre klebrigen Eier an den Haaren der Tiere ab, vorzugsweise an der Innenseite der Vorderfußwurzelgelenke, dem Widerrist und den Tasthaaren. Gelangen die geschlüpften Larven in den Magen oder Darm, heften sie sich dort an, verweilen für Monate und werden später mit dem Kot ausgeschieden. So sind sie nicht selten Anlaß für akute Gastritiden und Magenverstimmungen, die sich unter Koliksymptomen zeigen. Die Behandlung erfolgt am besten in der Zeit von Dezember bis März, da dann die Larven alle ihre Siedlungsorte erreicht haben.

Obwohl es Hunderte von Parasitenarten gibt, habe ich hier nur die häufigsten und schädlichsten gestreift. Durch eine parasitologische Untersuchung kann Ihr Tierarzt auch andere Schädlinge identifizieren und die Behandlung Ihres Pferdes einleiten.

Für jedes Fohlen ist ein genaues, zeitlich gut abgestimmtes Parasitenkontrollprogramm nötig, das am besten von Ihrem Tierarzt erstellt wird: wer könnte die Bedürfnisse Ihres Fohlens genauer bestimmen?

Wirkung von Parasitosen

Folgt man dem vorgeschriebenen Schema nicht genau, wird eine massive Vermehrung der Parasiten, die erneut Gewebsschäden verursachen, ermöglicht, was auch durch nachfolgende Entwurmungen nicht mehr zu korrigieren ist. Wurmmittel können zwar vorübergehend die Parasiten aus dem Fohlen entfernen, aber die schädlichen Gewebsveränderungen nicht wieder rückgängig machen.

Zu Beginn meiner Praxiszeit machte ich einen Krankenbesuch bei einem kleinen, schwachen Fohlen mit struppigem Fell und aufgeblähtem Bauch. Das niedergeschlagene Tierchen stand neben seiner Mutter, die auch mager und vernachlässigt erschien. Tränende Augen, Nasenausfluß, Husten, leichtes Fieber und entzündliche Erscheinungen der Lunge ließen mich an eine parasitäre Ursache denken. Ich behandelte das Fohlen gegen die bestehende Infektion und nahm eine Kotprobe mit nach Hause.

Als ich sie untersuchte, erschien es mir fast unglaublich: das ganze Mikroskopfeld war mit Askarideneiern übersät! Sogar während meiner Studienzeit, wo ich glaubte, die schwerstmöglichen Krankheiten gesehen zu haben, wurde so etwas niemals demonstriert.

Bevor ich die Gelegenheit hatte, das Fohlen am nächsten Tag gegen diesen überwältigenden Parasitenbefall zu behandeln, war es gestorben. Das Desinteresse des Besitzers war bestürzend, und so machte ich freiwillig eine Obduktion, um den Grund für den Tod des Fohlens festzustellen. Ich war entsetzt, einen erweiterten Dünndarm, angefüllt mit einem verschlungenen Knäuel von großen Askariden, zu finden. Es befand sich überhaupt kein Futter im gesamten Darmkanal.

Tiefgehende Diskussionen an der Universität hatten mich nicht auf das, was ich vor mir sah, vorbereitet, und obwohl alles eine schreckliche Erfahrung darstellte, war es auch eine wichtige Lehre für mich: seit diesem Tag war ich immer alarmbereit. Dieses unglückliche Tier rettete das Leben vieler anderer Fohlen.

Natürlich handelte es sich hier um einen Extremfall, aber über die Jahre hinweg habe ich verschiedene Auswirkungen der Parasitosen gesehen und bei erwachsenen Pferden häufig Langzeitschäden, hervorgerufen durch Wurmbefall während der Fohlenzeit, beobachtet.

Wo es Pferde gibt, gibt es auch Parasiten: hunderttausend Wür-

Oben: Erster Kontakt zwischen Stute und Fohlen.

Unten: Die 15 Minuten nach einer Normalgeburt ausgestoßenen Fruchthüllen wurden zur Verdeutlichung der Größenverhältnisse aufgeblasen. Das zarte, durchscheinende Allantoamnion (rechts im Bild) umgibt das in der Amnionflüssigkeit „schwimmende" Fohlen und ist mit dem festen, braunrötlichen Allantochorion durch den Nabelstrang verbunden. Über die Nabelgefäße werden dem Fetus Nährstoffe aus der Plazenta zugeführt und die fetalen Schlacken ausgeschieden. Außer dem Fohlen, das bei Geburtsreife etwa 40–45 kg wiegt, enthält die Amnionblase 3–7 kg Amnionflüssigkeit. Der Raum zwischen dem Allantoamnion und Allantochorion (die Allantoisblase) ist mit etwa 4–10 kg Allantoisflüssigkeit (fetaler Harn) ausgefüllt.

Die zweizipflige Anlage des Allantochorions entspricht der Form des von der zweihörnigen Gebärmutter gebildeten Brutraumes. Die Frucht wurde in dem gewaltig ausgeweiteten Uteruskörper und dem vergrößerten rechten Uterushorn getragen. Das in der Trächtigkeitsentwicklung weit zurückgebliebene, zylindrische linke Uterushorn nimmt an der Plazentation teil, enthält aber keine Fruchtteile.

mer bei der Untersuchung eines Tieres zu finden, ist nicht ungewöhnlich.

Das Stall- und Gestütsmanagement kann zwar bei der Kontrolle helfen, aber dennoch ist die Verwendung von Anthelminthika unumgänglich, um das Pferd, wenn auch nur temporär, von diesen Einwanderern zu befreien. Es ist störend zu sehen, wenn ein Fohlen direkt nach der Entwurmung den Kopf senkt, um sein Maul mit askaridenverschmutztem Stroh zu füllen. Ich wende mich dann gewöhnlich mit der Feststellung ab, daß ich wenigstens die momentan vorhandene Parasitenzahl reduzieren konnte.

Die Reinfestation ist eine konstante, niemals endende Tatsache, und Parasiten sind ständig unter uns. Deshalb ist man sich auf den meisten Gestüten wohl bewußt, daß ein geeignetes Management mit geeigneten Anthelminthika kombiniert werden muß, um die hartnäckigen Schmarotzer erfolgreich zu bekämpfen.

Wegen der Fähigkeit der Parasiten, drogenresistente Stämme zu bilden, sollte man bestimmte Medikamente häufiger wechseln, da eine wiederholte Anwendung die schnelle Entwicklung solcher Stämme erlaubt.

Auf zahlreichen großen Gestüten mit hohen Tierzahlen finden alle fünf oder sechs Wochen wiederholte Routinebehandlungen statt (Pulver gemischt mit Futter oder bevorzugt Entwurmung über die Nasenschlundsonde). Bei Betrieben mit weniger Pferden oder Fohlen kann die Entwurmung in acht- oder zehnwöchigen Abständen

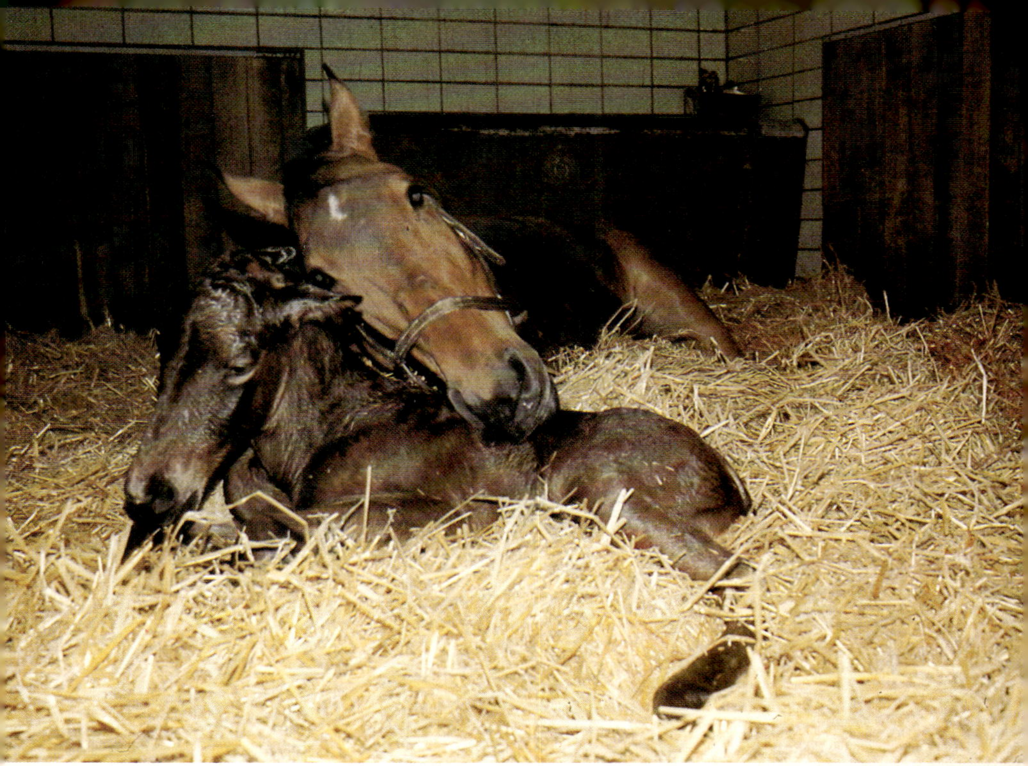

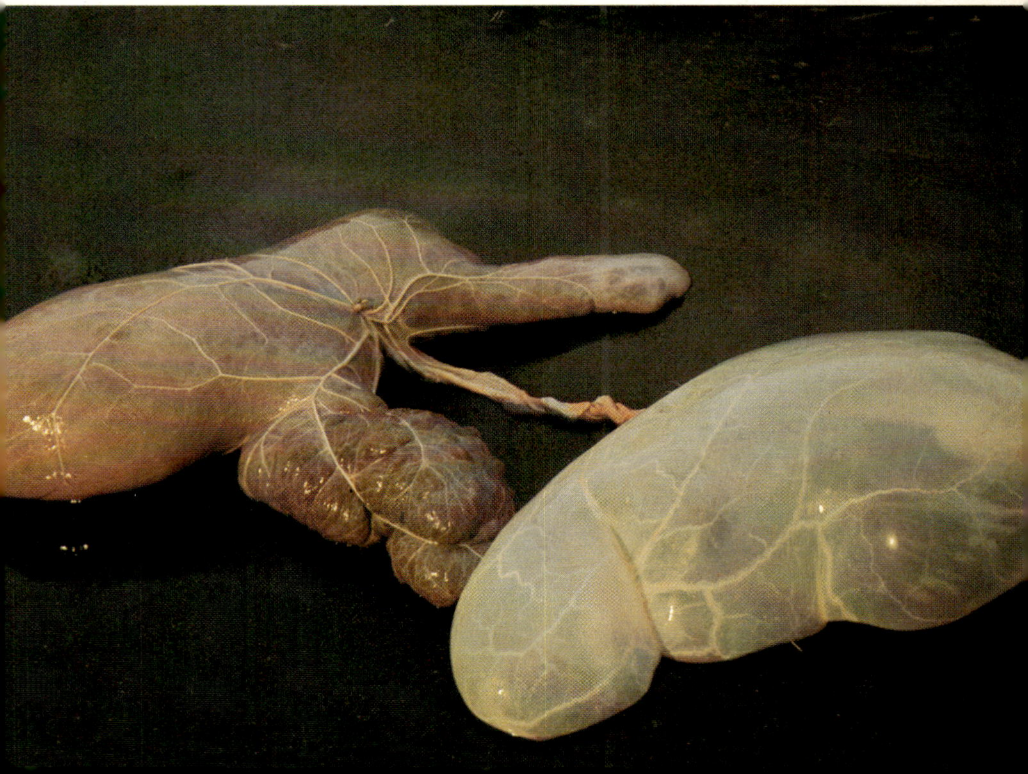

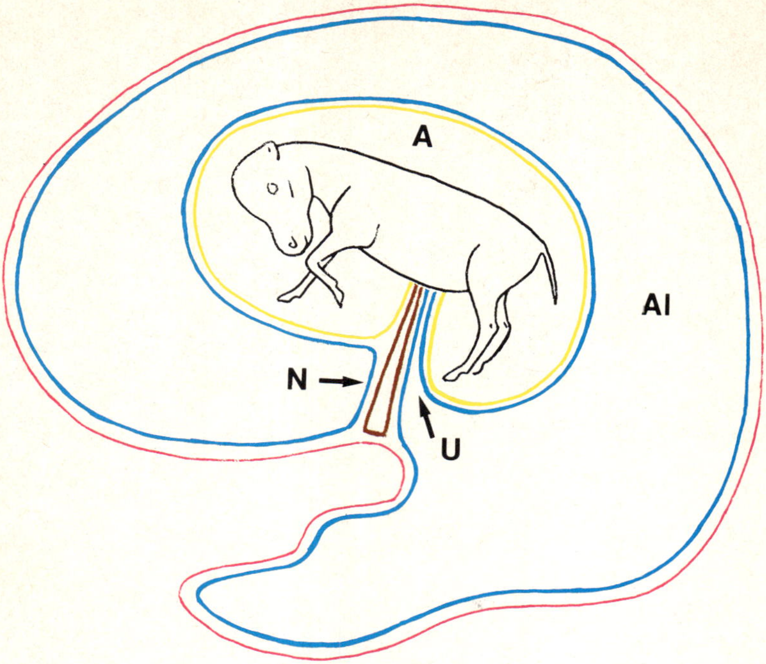
A
Al
N
U

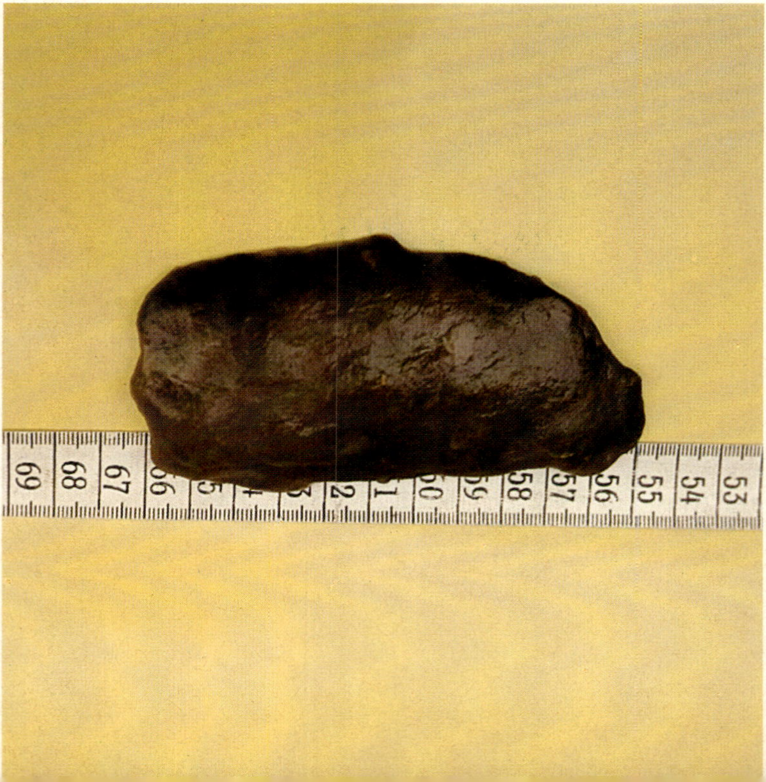
69
68
67
58
57
56
55
54
53

Oben: Schematische Darstellung der Fruchthüllen des Pferdes: grün: Amnion, blau: Allantois, rot: Chorion, braun: Nabelblase, A = Amnionhöhle, Al = Allantoishöhle, N = Nabelstrang, U = Urachus

Unten: „Fohlenbrot", Hippomanes
Strukturlose Gebilde von gummiartiger Konsistenz, die in der Amnion- oder Allantoisflüssigkeit gefunden werden.

ausreichend sein. Je konzentrierter die Pferdepopulation, desto mehr Parasiten treten auf.

Niemals von Pferden begangene Weiden und Ausläufe sind wirklich parasitenfrei, während bei »pferdemüdem« Land, das dicht besetzt und übergrast wurde, ständige Kontaktmöglichkeiten bestehen. In solchen Fällen ist es ganz unmöglich, die Parasiten zu vernichten, und es entwickelt sich ein niemals endender Kampf, um die Zahl der Würmer und ihre schädigenden Wirkungen zu senken.

In großen Gestüten bestehen oft die ungünstigsten Bedingungen, denn, egal wieviele Hektar Weide verfügbar sind, es scheint nur eine geringe oder keine Gelegenheit zu bestehen, das Land ruhen zu lassen. Besitzer mit ein oder zwei Pferden haben meist ein proportional kleineres Problem.

Wie oft Ihr eigenes Fohlen zu entwurmen ist, wird von der Umgebung abhängen, in der es aufgezogen wurde. Tiere, die in einer fast idealen Umgebung leben, benötigen weniger häufige Behandlungen als andere.

Ein halber Hektar Weideland pro Pferd erlaubt ausgedehntes Grasen und eine langsamere Reinfestationsrate. Alter, Anzahl und Typ der Pferde, Aufstallungsart, geographische Lage und Weideverhältnisse müssen beim Aufstellen eines Parasitenkontrollprogrammes berücksichtigt werden. Regelmäßige Kotuntersuchungen liefern Einblicke in die Wirksamkeit Ihres Programmes und weisen auf die Notwendigkeit häufigerer oder seltenerer Entwurmungen oder einer Veränderung des Anthelminthikums hin.

Jedes Mitglied Ihrer Pferdepopulation ist in das Entwurmungsschema einzubeziehen und kein Tier darf vernachlässigt oder als unwichtig angesehen werden, da sonst eine Schwachstelle im Präventivprogramm entsteht. Dieses einzelne Individuum — ob ein altes Pony, ein sehr junges Fohlen oder Ihr Lieblingsfreizeitpferd —

würde eine massive Anzahl von Parasiten ausscheiden und alle Anstrengungen zunichte machen.

Jedes neue Pferd sollte isoliert und sofort entwurmt werden, um in Quarantäne zu bleiben, bis seine Kotproben negativ sind.

Die Weidekontamination kann durch ein Rotationsverfahren kontrolliert werden. Der Lebenszyklus der Parasiten läßt sich stören, indem man die Ausscheidungen der Pferde aufbricht und sie dem Sonnenlicht aussetzt, während die Tiere häufiger auf andere Weiden gebracht werden.

Ein klassisches Beispiel für die Auswirkung überbeanspruchter Weiden ist eine kleine Farm mit zwei Zuchtstuten und nur einem Fohlen in diesem besonderen Jahr. Während der beiden vorausgehenden Jahre wurden die hier zur Verfügung stehenden zwei Morgen Land ständig als Weide und Auslauf benutzt und deshalb pferdemüde.

Trotz meiner Ratschläge bei meinen seltenen Besuchen blieben die Besitzer, die sich selbst für intelligent und fortschrittlich hielten, gegenüber der Tatsache blind, daß die Möglichkeit einer sich anbahnenden Tragödie bestand.

Ihr fünf Monate altes Fohlen befand sich in einem kleinen, abgenutzten Auslauf und knabberte meist an den Zäunen, um sich die Zeit zu vertreiben.

Da die Farm sehr weit abgelegen war, wurde ich nur bei kritischen Problemen gerufen. Nachdem die Leute ihr Fohlen während einer unglaublichen zweimonatigen Periode wegen ständigen Hustens und Nasenausflusses einer intensiven Antibiotikabehandlung unterzogen hatten, riefen sie widerstrebend an, als keine Besserung eintrat, und ich machte mich auf die lange Fahrt.

Meine Untersuchung ergab, daß das Fohlen offensichtlich fast von Parasiten umgebracht worden war, und es verblüffte mich nicht, als ich hörte, daß sie seit über einem Jahr keines ihrer Pferde entwurmt hatten.

Die Besitzer bemerkten, wie unvernünftig sie sich verhalten hatten, entwurmten das Fohlen und die anderen Pferde sofort und gaben sich selbst das feste Versprechen, ihre Weide zu verbessern und an einem Parasitenkontrollprogramm festzuhalten.

Obwohl ihr Fohlen auf die Behandlung gut ansprach, zunahm und anscheinend einen guten Gesundheitszustand erreichte, bin ich sicher, daß dieses junge Tier Schäden von dem langdauernden, schweren Askariden- und Strongylidenbefall erlitten hatte und deshalb sein ganzes Leben unter Kolikanfällen leiden mußte.

Ich bin so oft durch die Ergebnisse einer Entwurmung von Fohlen, die chronisch krank zu sein schienen, belohnt worden, daß ich zunächst Parasitosen ausschließen muß, wenn ich das erste Mal ein krankes Fohlen sehe.

Der heutige Markt macht die verschiedensten Wurmmittel verfügbar, die hinsichtlich Sicherheit, Wirksamkeit und unerwünschten Nebenwirkungen stark variieren. Anthelminthika sollten niemals gleichzeitig mit anderen Medikamenten, beispielsweise Impfstoffen, verabreicht werden. Auch operative Eingriffe, bei denen Tranquilizer oder ähnliche Wirkstoffe eingesetzt werden müssen, sind zu unterlassen, da Unverträglichkeitsreaktionen auftreten können.

Trotz unserer Kontrollmethoden sind Pferde aufgrund der ständig erfolgenden Reinfestation, die durch die heutigen Haltungsbedingungen begünstigt wird, nie vollständig frei von Endoparasiten. Jeder, der sich ernsthaft mit Pferden beschäftigt, muß sich dafür einsetzen, den Parasitenbefall so niedrig wie möglich zu halten.

7 Das Absetzen, ein umstrittenes Verfahren

Den lebenswichtigen Bedürfnissen Ihres Fohlens ist jetzt Rechnung getragen worden. Alle regulären Untersuchungen haben stattgefunden, um sich von seinen Entwicklungsfortschritten und seiner Gesundheit zu überzeugen, die Schutzimpfungen sind zum rechten Zeitpunkt erfolgt, ein Parasitenkontrollprogramm wird durchgeführt und seine Futteraufnahme war immer normal (was bei der Beifütterung gut zu überprüfen ist). Jetzt ist die Zeit gekommen, das Absetzen in Betracht zu ziehen.

Der ideale Zeitpunt zum Absetzen hängt von der Rasse des Tieres und den individuellen Gegebenheiten ab. Nur in seltenen Fällen wird durch eine Beeinträchtigung der Gesundheit und des Wohlbefindens von Stute oder Fohlen das Absetzen zu ungewöhnlichen Zeiten notwendig werden.

Es stellt sowohl körperlich als auch verhaltensmäßig eine erhebliche Umstellung für das Fohlen dar. Stute, Fohlen und Besitzer sind ebenso wie der Tierarzt immer mit in das Geschehen einbezogen.

In jeder Saison erreichen mich Notrufe, wenn es während des Absetzens zu Unfällen gekommen ist, die zu behandeln sind. Vielfach handelt es sich um ernste Verletzungen, die zum Teil sicher nicht vermeidbar waren. Die meisten Unfälle, die ich gesehen habe, hätten jedoch durch eine geeignete Vorausplanung verhindert werden können.

Es gibt fast so viele Absetzmethoden wie Pferdezüchter, und es ist interessant festzustellen, wie überzeugt jeder einzelne ist, daß seine die einzig richtige sei.

Eine bekannte amerikanische Pferdezeitschrift publiziert beispielsweise immer noch einen Kalender, der die zum Absetzen am besten geeigneten Mondphasen veröffentlicht, und viele alte Züchter verlassen sich darauf.

Ich möchte Ihnen von tierärztlicher Seite einige Hinweise geben, die Sie berücksichtigen sollten, bevor Sie sich auf irgendeine Prozedur einlassen.

Das Fohlen sollte eine tadellose Gesundheit mit gutem Appetit aufweisen und so aktiv, aufmerksam, neugierig und kräftig sein, wie es von allen normalen Fohlen zu erwarten ist; zudem sollte es nicht kurz vor oder kurz nach dem Zeitpunkt der Trennung von der Stute entwurmt oder geimpft werden, an den Umgang mit dem Menschen gewöhnt sein und sich ohne Widerstreben führen lassen, während es noch bei seiner Mutter ist.

Eine Möglichkeit, das Fohlen auszubilden, besteht darin, mit der Tradition zu brechen, daß das Jungtier immer der Mutter folgt. Ermöglichen Sie dem Fohlen, allmählich eine gewisse Selbstständigkeit zu erlangen, so daß es als vorausgehendes Pferd eingesetzt werden kann. Pausieren Sie einige Male auf dem Weg zurück zum Stall und führen Sie das Fohlen ruhig in einem Kreis um seine Mutter herum. Wenn Sie sich vor dem Absetzen genügend Zeit nehmen, das Fohlen zu lehren, Ihnen überall hin zu folgen, ist zumindest ein Risiko eliminiert oder wenigstens verringert.

Es gibt zwei gebräuchliche Methoden, ein Fohlen abzusetzen: entweder allmählich (was, wie manche meinen, den Trennungsschmerz verlängert) oder abrupt (was, wie manche glauben, grausam ist und gefährliche Situationen provoziert). Es gibt keine Methode, die unfehlbar ist, andernfalls wäre es einfach, eine allgemeingültige Technik anzugeben.

Das Absetzen erfordert ein gutes Beobachtungs- und Beurteilungsvermögen des Züchters. Beim Herannahen des Zeitpunktes bedürfen Stute und Fohlen einer genaueren Überwachung, um ihr Verhalten und den Grad der Abhängigkeit des Fohlens von der Mutterstute zu analysieren und sich ein Urteil über ihre angeborene Anhänglichkeit aneinander zu bilden.

Das Temperament der beiden und ihre Reaktionen auf Veränderungen in der täglichen Routine müssen ebenso in die Erhebung mit einbezogen werden, wie das Verhalten gegenüber neuen und fremden Pflegepersonen.

Alles das läßt Rückschlüsse auf die Fähigkeit und Bereitschaft des Fohlens, sich anzupassen und mit dem Absetzen abzufinden, zu. Das tatsächliche Alter ist in bezug auf diese Anhaltspunkte häufig von sekundärer Bedeutung.

Aus einem richtigen, den Gegebenheiten angepaßten Absetzen, ob graduell oder abrupt, sollte als Endergebnis ein selbstständiges, sicheres, zufriedenes Fohlen und eine entspannte, sich wohl fühlende Stute bei dauerndem Getrenntsein hervorgehen.

Es ist genauso wichtig, die Bedürfnisse der Stute während und nach dem Absetzen zu berücksichtigen, wie dem Fohlen bei dem Übergang von Abhängigeit zu Unabhängigkeit zu helfen. Vielfach kann man jedoch beobachten, daß die Stuten erleichtert sind, von ihren fordernden, manchmal recht ungebärdigen Nachkommen (besonders von großen, kräftigen Hengstfohlen) getrennt zu werden, und ihnen die Trennung trotz einer kurzen Trauerperiode willkommen zu sein scheint.

Die Regulierung der Fütterung der Stute ist die erste Angelegenheit, die Beachtung finden muß. Die ersten achtundvierzig Stunden nach der Trennung sollte sie zur Drosselung der Milchbildung kein Kraftfutter erhalten, dagegen muß ihr, um sie abzulenken, reichlich Heu zur Verfügung gestellt werden.

Im fünften oder sechsten Laktationsmonat ist die Milchbildung bereits reduziert, so daß sich bei den meisten Stuten bei Abbruch des Saugreizes das Euter rasch zurückbildet und die Milchproduktion eingestellt wird, ohne daß besondere Maßnahmen erforderlich wären.

Es ist aber dennoch empfehlenswert, das Euter jeden Abend, wenn die Stute in den Stall gebracht wird, zu untersuchen, denn manche Tiere haben noch eine relativ hohe Laktationsleistung, wodurch sich die Milchdrüse vergrößert, prall wird und spannt. Der übermäßige Druck, der Unbehagen verursacht, kann dann durch das Abmelken von wenigen Milchstrahlen gelindert werden.

Entziehen Sie nur soviel Milch, wie nötig ist, das Prallsein des Euters aufzuheben, denn melkt man auch nur wenig mehr ab, wird die Milchproduktion wieder angeregt, so daß Sie den Zustand verschlimmern, statt ihn zu beheben und damit der ganze Sinn des dosierten Ausmelkens verfehlt ist.

Wo ist der Schlußpunkt zu setzen? — Sie müssen sich auf Ihr eigenes Beurteilungsvermögen verlassen: die Milchbildung darf nicht stimuliert, aber der Stute soll Erleichterung verschafft werden.

In einem Herbst erhielt ich den Anruf einer Klientin, die ihr Fohlen sechs Wochen zuvor abgesetzt hatte und nicht in der Lage war, die Stute trocken zu stellen. Die Dame berichtete besorgt, daß die

Stute mehr statt weniger Milch produzierte und war regelrecht durch die Aufmerksamkeit, die das Tier noch benötigte, aus der Fassung gebracht.

Ich erinnerte mich daran, daß ich ihr genaue Anweisungen über die Behandlung des Euters gegeben hatte, so daß mich diese Situation verwirrte, und ich beschloß, den Zustand so bald wie möglich zu untersuchen und aufzuklären.

Die Besitzerin hatte nicht übertrieben. Die vergrößerte Milchdrüse stand in voller Produktion und wies prall geschwollene und entzündete Zitzen auf, die unnatürlich vergrößert waren und dadurch mehr an die einer Kuh erinnerten.

Das offensichtliche Unbehagen der Stute und die veränderten Zitzen waren die direkte Folge der Einwirkung menschlicher Hände. Es gab sicherlich keine gewissenhaftere Frau als diese Klientin, aber sie hatte das Abmelken in solchem Ausmaß übertrieben, daß sie nicht nur eine weitere Milchproduktion gefördert, sondern auch eine schmerzhafte Entzündung und Schwellung der Zitzen verursacht hatte.

Ich habe niemals gereizte oder geschwollene Zitzen als Ergebnis des kräftigen Saugens, Stoßens, Kneifens oder Ziehens eines Fohlens am Euter einer Stute beobachtet. Der Mund des Fohlens mit der Zunge, die sich um die kleinen, fast unzugänglichen Zitzen rollt, ist sogar unter den stärksten Anforderungen, verglichen mit der menschlichen Hand, außerordentlich sanft.

Es ist meist vorauszusehen, daß eine Stute, die aus gegebener Veranlassung für eine kurze Periode gemolken werden muß, trotz der vorsichtigsten Hände ein schmerzhaftes Euter bekommt.

Unabhängig von der Methode des Absetzens, sollte man es dem Fohlen ermöglichen, in seinem bisherigen, gewohnten, sicheren Stall zu bleiben und stattdessen die Mutterstute, von der eine raschere Anpassung zu erwarten ist, umstellen.

Die Sicherheitsanforderungen an den Absetzstall sind die gleichen wie an die Abfohlbox. Wände und Türen sollten solide sein und keine Spalten und Öffnungen aufweisen, in denen ein kleiner Huf hängen bleiben könnte. Alle Vorsprünge, an denen sich das Fohlen verletzen könnte, sollten aus dem Stallinneren entfernt und die Einrichtungen (Krippen, Tränken) der Größe des Fohlens entsprechend angebracht werden, damit die Nahrungsaufnahme in entspannter, bequemer Haltung erfolgt.

Wenn Sie nur ein Fohlen besitzen und in Ihrem Stall kein Kamerad von geeigneter Größe und ruhigem Temperament vorhanden ist, besteht vielleicht die Möglichkeit, einen solchen von Freunden oder Bekannten auszuleihen. Ein älteres Pony wäre ein idealer »Babysitter«, da es ruhig stehen bleiben wird, wenn das Fohlen herumtollt und spielt.

Auf jeden Fall muß der Spielkamerad ruhig, fügsam und geduldig sein.

Es ist wichtig, daß das Fohlen seinen neuen Freund bereits vor dem Absetzen kennenlernt. Wird er neben dem Fohlen aufgestallt und in einen benachbarten Auslauf gebracht, gewöhnt es sich an seine Erscheinung und seinen Geruch. Die beiden können sich gegenseitig untersuchen, beriechen und mit den Nasen durch den Zaun berühren, wobei das Fohlen noch seine Mutter zur Rückversicherung dabei hat.

Schrittweise Absetzmethode

Wie ich bereits erwähnte, gibt es unzählige Absetzmethoden. Eine Möglichkeit, die sich bei vielen meiner Klienten mit nur einem oder zwei Fohlen bewährt hat, ist das schrittweise Absetzen.

Man beginnt damit, Stute und Fohlen für die Abendmahlzeit zu trennen. Wenn die beiden zur Nacht hereingeholt werden, wird das Fohlen in seine gewohnte Box gebracht und die Stute in die direkt daneben liegende. Sind die Futterkrippen so angebracht, daß die Tiere mit den Köpfen zueinandergewandt stehen, wird einer sich der Nähe des anderen bewußt sein, auch wenn die Stallwand dazwischen ist. Hat das Fohlen sein Kraftfutter beendet, wird die Stute in die Box zurückgebracht, und die beiden dürfen für den Rest der Nacht zusammen bleiben.

Wenn sich das Fohlen an diese Situation gewöhnt hat, besteht der nächste Schritt darin, die Stute auch morgens zum Füttern aus der Box zu nehmen und direkt benachbart unterzubringen.

Dieses Manöver ist bei weitem nicht so leicht zu bewerkstelligen, wie es sich zunächst anhört, da das Fohlen merkt, daß seine Mutter es verläßt. Die Situation unterscheidet sich dadurch von dem abendlichen Trennen, bei dem Stute und Fohlen zusammen geführt, aber in verschiedene Boxen gebracht werden, daß jetzt die Mutter weggeholt wird, und Sie können sicher sein, daß es darauf bestehen wird, ihr zu folgen.

Deshalb ist es sinnvoll, die ersten Male einen Helfer zur Hand zu haben, der die Stute schnell und ruhig aus der Box entfernt, wenn man mit dem Futtereimer in der Hand die Box der beiden betritt. Lernt das Fohlen, daß die Mutter nicht weiter als bis zur nächsten Futterkrippe geht, wird es sich bald beruhigen und die Trennung genauso wie bei der Abendfütterung akzeptieren.

Die Dauer des Getrenntseins sollte allmählich verlängert werden, bis die Tiere nur noch zusammen auf die Koppel gehen. Die Stute und ihr Nachwuchs dürfen aber erst dann unbeaufsichtigt alleine bleiben, wenn Sie sicher sind, daß das Fohlen die neuen Regelungen akzeptiert hat. Tagsüber, wenn das Wetter zu schlecht ist, sie gemeinsam hinauszulassen, kann die Trennung über eine verlängerte Testperiode erfolgen, wenn man sie dabei unter Beobachtung hält.

Mittlerweile sollte das Fohlen seinen »Babysitter« gut genug kennen, um das erste Mal alleine mit ihm auf die Koppel gelassen zu werden. Zu diesem Anlaß wird die Stute in einen entfernten Stall gebracht, damit sie außerhalb der Sicht- und Hörweite des Fohlens ist.

Erlaubt Ihr Betrieb solch eine vollständige Trennung nicht, so besteht die Alternative darin, die Stute im Stall zu lassen und das Fohlen zu seinem gewohnten Auslauf zu bringen, in dem der Spielkamerad bereits wartet. Eine großzügige Portion ausgewählten, schmackhaften Heus wird die Stute beschäftigen und ruhig halten.

Auch wenn es zu einem gelegentlichen rufenden Hin- und antwortenden Zurückwiehern kommt und beide Tiere unruhig werden, sollten Sie Stute und Fohlen unter weiterer Überwachung ermöglichen, sich an die neuen Gegebenheiten anzupassen, bevor Sie den Alarmknopf drücken. Verhält sich das Fohlen jedoch so, daß Gefahr zu bestehen scheint, bringen Sie es besser in die Sicherheit seiner Box zurück und machen am nächsten Tag einen neuen Versuch.

Die meisten schließen sich den Spielkameraden trotz besorgten Wieherns der Mutter an, und bald wird auch die Stute die Rufe ihres Nachwuchses ignorieren.

Heutzutage besteht ein Trend, so früh wie möglich abzusetzen, im Gegensatz zu der sonst üblichen Praxis, die darin besteht, Stute und Fohlen unabhängig von ihrer Kondition, ob die Stute tragend oder güst ist oder ob sie noch Milch hat, für sechs Monate zusammen zu lassen.

Aufgeschlossene Pferdezüchter, die sich nicht an alte, überlieferte Regeln gefesselt sehen, haben von aufklärenden Informationen über die heute vorherrschende Meinung der Ersetzbarkeit der Stutenmilch Gebrauch gemacht.

Um ein wenig auf die frühere Diskussion zurückzukommen, möchte ich nochmals darauf hinweisen, daß der Nährstoffgehalt der Stutenmilch nach den ersten sechs Laktationswochen begrenzt ist, was größtenteils durch die Beifütterung von Kraftfutter und Heu bester Qualität ausgeglichen wird.

Fohlen, die frühzeitig abgesetzt werden, scheinen die, die bei ihren Müttern bleiben, trotz aller Anstrengungen, die Stutenmilch zu ergänzen, in der Entwicklung zu überholen.

Ob diese neue Methode absichtlich oder zufällig entwickelt wurde, ist nicht bekannt, sie wird jedoch immer häufiger praktiziert. Die guten Ergebnisse werden durch die hervorragende körperliche Verfassung solcher Fohlen demonstriert.

Vor Jahren wurden waise Fohlen, unabhängig von ihrer Abstammung, als unter dem Standard liegende Pferde abgeschrieben, und professionelle Pferdehalter und -züchter hatten an diesen Tieren, deren Zukunft durch begrenztes Wachstum und zögernde Entwicklung vorbestimmt war, kein Interesse.

Aufgrund des Verlustes von Stuten und der Notwendigkeit der mutterlosen Aufzucht ihrer Fohlen wurden jedoch neue Methoden, Milchaustauscher und Spezialfuttermittel entwickelt, durch die Erfolge erzielt wurden, die so hervorragend sind, daß jetzt zahlreiche Züchter den Trend zum frühen Absetzen begrüßen. Möglicherweise ist das der Beginn einer Veränderung in der starren, traditionsgebundenen Pferdewelt.

Fohlen, die früh abgesetzt und mit nahrhaftem Kraftfutter sowie gutem Heu ernährt werden, entwickeln sich gewöhnlich ausgezeichnet, wie Vergleiche mit Fohlen desselben Jahrgangs, die sonst den gleichen Umweltbedingungen unterlagen, zeigten.

Frühes Absetzen bringt Vorteile für Stute und Fohlen. Die Stute unterliegt nicht mehr dem hohen Nährstoffbedarf, der während der Laktation besteht, und das Hormonsystem, das bei der Milchproduktion eine wichtige Rolle spielt, erreicht einen ausgeglichenen Zustand. So wird den Anforderungen der neuen Trächtigkeit besser Rechnung getragen, denn ohne den Streß eines ständig fordernden Fohlens können sich alle Körperfunktionen auf die Gravidität ausrichten.

Auf großen Gestüten wird das tägliche Aufstallen, Füttern und Auf-die-Weide-bringen durch eine frühe Trennung vereinfacht.

Muß die Stute zum Hengst transportiert werden, bleiben den Fohlen die Gefahren und Anstrengungen der Reise erspart, und es braucht seine gewohnte Umgebung nicht zu verlassen.

Als mit der Reproduktion beim Pferd beschäftigte Tierärztin sehe ich den größten Vorteil des frühen Absetzens darin, daß besonders den Stuten, die mit Geburten stets ein Jahr aussetzen, die Einstellung des Hormonsystems erleichtert wird, woraus eine Steigerung der Fruchtbarkeit resultiert.

Die Vorteile für das Fohlen sind mannigfach. Die Tiere entwikkeln sich besser, sind früher selbstständig und scheinen Fohlen gleichen Alters in der Fähigkeit sich anzupassen, zu lernen und Fortschritte zu machen, zu überrunden. Die Möglichkeit, zu selbstgewählten Zeiten in Abwesenheit der konkurrierenden Mutter zu ruhen oder Nahrung aufzunehmen, soll ein Faktor in der besonders bei Vollblutfohlen gewünschten Zunahme in Wachstum und Entwicklung sein.

Fohlen gleichen Alters, die zusammen spielen und laufen, scheinen ein ausgeglicheneres Verhalten aufzuweisen und ihre Fähigkeit, zu konkurrieren und sich anzupassen, wird gefördert. Grobes Spiel endet nur äußerst selten in wirklichen Streitereien.

Ich habe festgestellt, daß bei »Ein-Fohlen-Unternehmen« die Tiere häufiger verwöhnt sind und dann schüchtern oder überaggressiv reagieren. Sie sind offensichtlich charakterlich nicht so gut darauf vorbereitet, sich diszipliniert zu verhalten und mit Individuen der gleichen Altersgruppe auszukommen. Fohlen sollten ähnlich wie Kinder behandelt werden — verminderter Schutz, gesteigerte Freiheit und die Möglichkeit, sich mit Lebewesen vergleichbaren Alters auseinanderzusetzen, sind für ihre Entwicklung günstig. Eine Überwachung ist zwar unbedingt notwendig, sollte aber jetzt im Hintergrund bleiben. Liefern Sie den Tieren nach Möglichkeit eine Umgebung, in der sie in Frieden spielen, ihre Nahrung aufnehmen und ruhen können — dann sollten Sie im Hintergrund bleiben und zusehen wie sie wachsen.

Für die Stute können einige Nachteile aus dem frühen Absetzen resultieren. Es besteht immer die Gefahr, daß sich eine Mastitis (Euterentzündung) entwickelt, wenn die Milchdrüse nicht sorgfältig beobachtet wird. Eine regelmäßige Untersuchung ist notwendig, um schmerzhafte Stauungen am Euter verhindern zu können.

Überempfindliche, nervöse Stuten benötigen zusätzliche Aufmerksamkeit während des Absetzens. Ein einfaches Beruhigungsmittel kann hilfreich sein, ihre Aufregung zu beheben.

Es ist ein deutlicher Vorteil, Fohlen früh abzusetzen, es sei denn, es sind Probleme feststellbar, wenn die Tiere zuvor einer genauen Untersuchung unterzogen werden. Schwache, kranke oder unterentwickelte Fohlen sollten nicht in ein Frühabsetzprogramm einbezogen werden.

Wenn nur der geringste Zweifel besteht, sollten Sie das Fohlen bei der Mutter lassen. Auch Fohlen, die besonders abhängig von der Stute sind oder ungewöhnlich schüchternes Verhalten zeigen, sollten zunächst nicht abgesetzt werden.

Abgesehen von kranken oder übermäßig abhängigen Fohlen besteht sonst jedoch kein Grund, den Fohlen die Möglichkeit zur günstigsten Entwicklung abzusprechen.

Möglicherweise kann ich als engstirnig angesehen werden, aber ich bin erst gewillt, von den alten, überkommenen Methoden abzuweichen, wenn ich vollkommen überzeugt bin. Da ich nun das frühe Absetzen befürworte, möchte ich Ihnen einige der Erfahrungen mitteilen, die zu dieser Haltung führten. Ich hatte zuvor immer das Gefühl, daß Mütter und Kinder, wie die Natur es beabsichtigt, zusammenbleiben sollten, aber wenn ich die herausragenden Ergebnisse des gelenkten Frühabsetzens sehe, nimmt mir das alle Zweifel darüber, was für Stute und Fohlen am besten ist.

Vielleicht werden Sie meine Meinung als Befürworter dieser noch nicht populären Methode teilen, nachdem Sie von einigen meiner ungewöhnlichen Erfahrungen gelesen haben.

Vor Jahren starb eine Stute drei Tage, nachdem sie ein hübsches, dunkelbraunes Hengstfohlen geboren hatte. Leider habe ich die Einzelheiten, wie und warum sie starb, vergessen, aber ich erinnere mich genau, wie ungünstig ich die Überlebenschancen des Hengstfohlens beurteilte.

Glücklicherweise war es lange genug mit seiner Mutter zusammen gewesen, um das wertvolle Kolostrum zu erhalten.

Man muß dabei berücksichtigen, daß sich das alles in der Zeit vor der Entwicklung von Stutenmilchaustauschern ereignete und zur Fütterung von Saugfohlen nur ein Milchpräparat in Form eines Starterfutters für Kälber zur Verfügung stand. Um die Stutenmilch so genau wie möglich nachzuahmen, verdünnten wir das Präparat mit Kalkwasser und fügten Milchzucker hinzu. Säuglingsflaschen wurden mit der Zubereitung gefüllt und die Löcher in den Schnullern etwas vergrößert. Das hungrige kleine Fohlen nahm diese Futterquelle bald an.

Glücklicherweise war einer der Stallburschen auf dem Gestüt aufgeschlossen, ruhig und zuverlässig. Er nahm das mutterlose Hengstfohlen unter seine Obhut und folgte meinen Anordnungen hinsichtlich der Versorgung buchstabengetreu.

Nach kurzem war sein Schützling in der Lage, den Austauscher aus einem Eimer zu trinken sowie Kraftfutter und Heu aufzunehmen. Ständig hing ein voller Eimer mit frisch zubereiteter Milch im Stall, und das beste Heu und Kraftfutter des Gestüts war dem Fohlen zugänglich.

Es gab noch acht oder zehn andere Fohlen auf dem Gestüt, die nach dem Absetzen alle mit ihm zusammen auf eine ausgewählte Weide gebracht wurden.

Als ich das nächste Mal zu diesem Betrieb gerufen wurde, um einen verletzten Jährling zu behandeln, war eine längere Zeit vergangen. In der Nähe des Weges weideten die Absatzfohlen, die ich mit einem kritischen Blick musterte — sie sahen alle gut aus, lagen jedoch nicht über dem Durchschnitt. Ich verlangsamte meinen Wagen, um genauer hinzusehen, und ein hervorragendes Jungtier fing meinen Blick ein. In ihm erkannte ich das mutterlos aufgezogene Fohlen. Es war größer als die anderen Tiere, und sein glattes, glänzendes Fell verdeutlichte seinen ausgezeichneten Zustand. Die starken, korrekt gestellten Gliedmaßen und der wohlgerundete Körper waren besser bemuskelt als bei seinen Kameraden, und es bewegte sich in einer überlegenen, gut koordinierten Art.

Im Stall äußerte ich mich begeistert über die Entwicklung des Junghengstes und lobte das Fütterungsprogramm, das, wie ich glaubte, diesen Fortschritt ermöglicht hatte.

Der Besitzer antwortete mit einem Achselzucken und stellte fest, daß der Hengst eine extrem gute Abstammung besaß und möglicherweise aufgrund genetischer Einflüsse überragend war. Mir schien die Überlegenheit dagegen eher seinen Ernährungsstatus widerzuspiegeln als die ererbten körperlichen Eigenschaften, aber da ich keine Beweise hatte, setzte ich die Diskussion nicht fort.

Über die Jahre hin habe ich verschiedene andere mutterlose Fohlen gesehen, die ungewöhnlich gutes Wachstum und auffallende Entwicklungsfortschritte zeigten; ich bin der Ansicht, daß sie den anderen Tieren der gleichen Altersgruppe überlegen waren.

Vor kürzerer Zeit sind Milchrezepte und Ersatzfutter speziell für Fohlen produziert und sorgfältig geprüft worden. Die hierdurch erreichten, beeindruckenden Ergebnisse kann man nicht ignorieren.

Insbesondere ein Fohlen war so hervorragend, daß ich seine Geschichte erzählen möchte, obwohl hier auch andere Faktoren mitspielten.

Vor wenigen Jahren entwickelte eine außergewöhnliche, vorzüglich gezogene, hochversicherte Stute etwa im achten Trächtigkeitsmonat langsam eine zeitweise auftretende Inkoordination der Hintergliedmaßen, was nach kurzem in ihrem Gang auffällig wurde.

Als ich den Zustand erkannte, legte ich dem Besitzer nahe, die Versicherungsgesellschaft zu benachrichtigen, denn ich habe als Tierarzt die Pflicht, die Interessen des Besitzers zu schützen und ihn frühzeitig über alles aufzuklären, was die künftige Gesundheit des Tieres beeinflussen könnte.

Überrascht erhielt ich innerhalb von wenigen Stunden eine Reihe von Anrufen von der Versicherung, die sich über den Zustand der wertvollen Stute besorgt zeigte. Ich war sicher, daß diese Nachfragen kein Interesse an dem schönen Pferd und dem hervorragend gezogenen, ungeborenen Fohlen bedeuteten, sondern vielmehr die Sorge über die betreffende Versicherungssumme.

Mein Verdacht bestätigte sich am folgenden Morgen, als ich im Stall ankam und acht Herren in grauen Flanellanzügen antraf, die in die Box der Stute starrten. Bald trafen auch noch vier andere Tierärzte ein und kamen flott den Stallgang herunter: zwei waren von einer benachbarten Universität und die beiden anderen von einer auswärtigen Veterinärhochschule. Die Szene erhielt fast den Anschein eines Gipfeltreffens von Staatsoberhäuptern.

Nachdem ich meinen Bericht als Gestütstierärztin gegeben hatte, trat ich in den Hintergrund und beobachtete, wie die anderen Tierärzte geschäftig jeden Zentimeter meines Patienten untersuchten.

Die Gruppe bestätigte zwar meine Diagnose, verließ den Stall aber mit einer eigenen, nicht mit mir übereinstimmenden Meinung über die Behandlung des Falles. Nach weiteren Diskussionen und einer Beobachtung über mehrere Stunden, kam die Gruppe zu dem schockierenden Schluß, daß die Stute mit ihrem ungeborenen Fohlen eingeschläfert werden sollte.

Ich fühlte eine Welle der Empörung über die Ungerechtigkeit dieses Vorschlages in mir aufsteigen. Das konnte nicht wahr sein!

Während das Schicksal der Stute außerhalb des Stalles diskutiert wurde, stand das Tier ruhig da, verzehrte sein Heu und fühlte sich offensichtlich trotz der Trächtigkeit wohl. Das ungeborene Fohlen repräsentierte eine unbezahlbare Kombination der geprüften Blutlinien zweier hervorragender Rennpferde und besaß ein unbegrenztes, unbekanntes Potential. Ich vergleiche ein ungeborenes Fohlen immer mit einer ungeöffneten Schatzkiste, deren Inhalt noch entdeckt werden muß.

Ohne zu zögern, ergriff ich die Initiative und unterbrach die anderen Tierärzte und die Angestellten der Versicherungsgesellschaft, um meine Beobachtungen während der letzten Behandlungsmonate darzustellen und meinen Kommentar über den jetzigen Zustand der Stute abzugeben.

Ich erinnerte diese erhabene Expertengruppe nachdrücklich an die Trächtigkeit der Stute und die beiden Leben, über die sie verhandelten. Der Appetit der Stute war ausgezeichnet, sie hatte keine Schmerzen, fühlte sich wohl, und aus der Größe ihres Fetus ließ sich erkennen, daß er sich in einem normalen Entwicklungszustand befand. Sollte man der Stute nicht erlauben, zu leben und ihre Trächtigkeit bis zum Ende fortzusetzen, zumal es unmöglich war, die weitere Fortschrittsrate des bestehenden Koordinationsmangels vorherzusagen? Bei täglicher sorgfältiger Beobachtung wäre es möglich, dem Pferd selbst die Entscheidung zu überlassen. Sein Zustand und seine Reaktionen würden uns zeigen, ob es unmenschlich wäre, es weiterleben zu lassen, denn Stuten haben ihre eigene Art, es einem mitzuteilen.

Der Mut, einen solch positiven Standpunkt einzunehmen und diesen Weg vorzuschlagen, basierte nicht auf einer einzelnen Beobach-

Oben: Durch Kaiserschnitt entbundenes Fohlen im Alter von 3 Wcchen. Die Operationsnarbe bei der Stute ist in der linken Flanke erkennbar.

Unten links: Geburtsstörung infolge Bauchquerlage des Fohlens. Alle Gliedmaße befinden sich im Geburtskanal, 3 Fohlenhufe und Eihautfetzen sind sichtbar.

Unten rechts: Halten und Führen eines neugeborenen Fohlens.

tung. Ich war in der Woche zuvor in Kentucky gewesen und hatte dabei die einzigartige Gelegenheit gehabt, dieses Krankheitsbild diskutieren zu können.

Ich hatte auf dieser Reise den einzigen praktizierenden Veterinärgynäkologen getroffen, der Erfahrungen bezüglich der Ataxie (des teilweisen Verlustes des Koordinationsvermögens) bei trächtigen Stuten besaß. Wir unterhielten uns eine endlose Zeit über seine Fälle, ihre Behandlung, die Prognose und seine Feststellungen über das Fortbestehen der Trächtigkeit — aber vor allem über die Fähigkeit der Stuten, ihre Fohlen zu gebären.

Es war ermutigend und anregend festzustellen, daß auch ein anderer Tierarzt sowohl das »Recht auf Leben« des Fetus als auch das »Recht nicht zu leiden« der Mutter berücksichtigte.

Mit dieser grundsätzlichen Einstellung im Sinn war ich geistig auf eine Auseinandersetzung vorbereitet. Die einsichtige Reaktion der Gruppe auf meinen entrüsteten Einspruch war erstaunlich. Ihre abrupte Umkehr verblüffte mich fast genauso, wie ihre ursprüngliche schockierende Entscheidung.

Ich verließ den Stall mit siegreichem Gefühl, hörte jedoch später, daß jetzt der Versicherungstierarzt für meinen Schützling zuständig sei und die Ermächtigung habe, alle Entscheidungen zu treffen. Da der Anspruch der Versicherung gemeldet worden war, wurde das fragliche Tier bis zur endgültigen Entscheidung automatisch Eigentum dieses Unternehmens.

Ich hatte die Stute in sieben vorausgehenden Trächtigkeiten unter meiner Obhut gehabt, ihrem ganzen Nachwuchs auf die Welt geholfen und die Fohlen betreut, bis sie das Gestüt als erwachsene Pferde verließen. Es war ein Schlag für mich, jetzt aufgeben zu müssen, denn ich habe immer das Gefühl, daß meine Patienten teilweise zu mir gehören; aber Regeln sind Regeln, und persönliche Gefühle müssen zurückstehen.

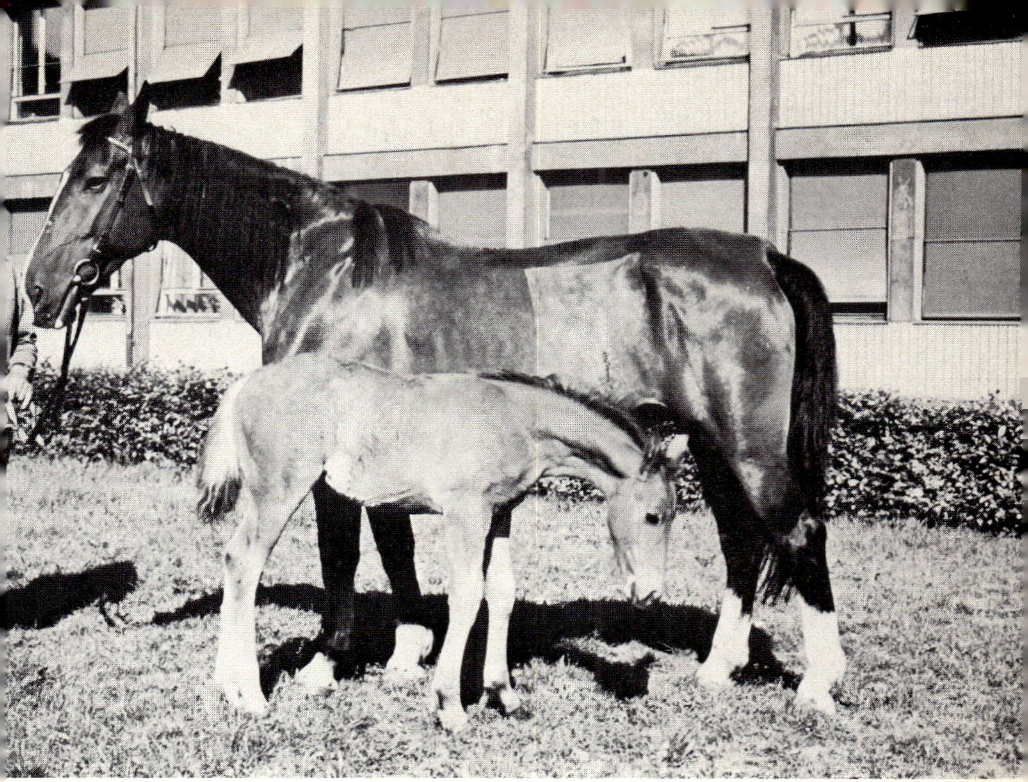
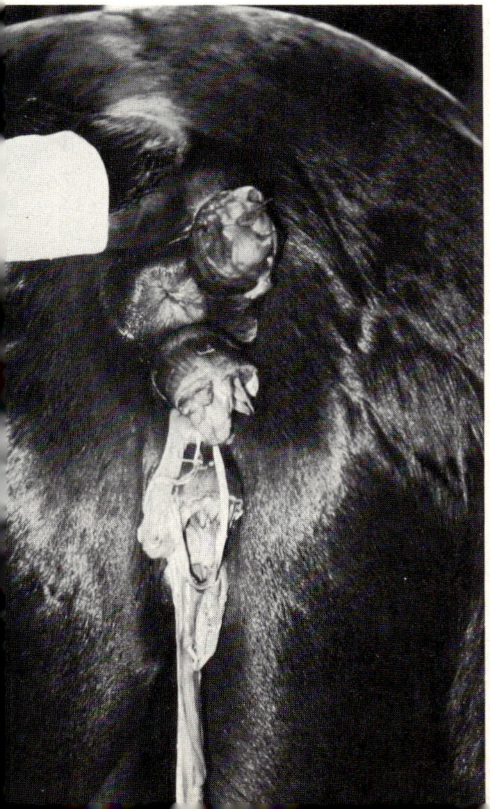
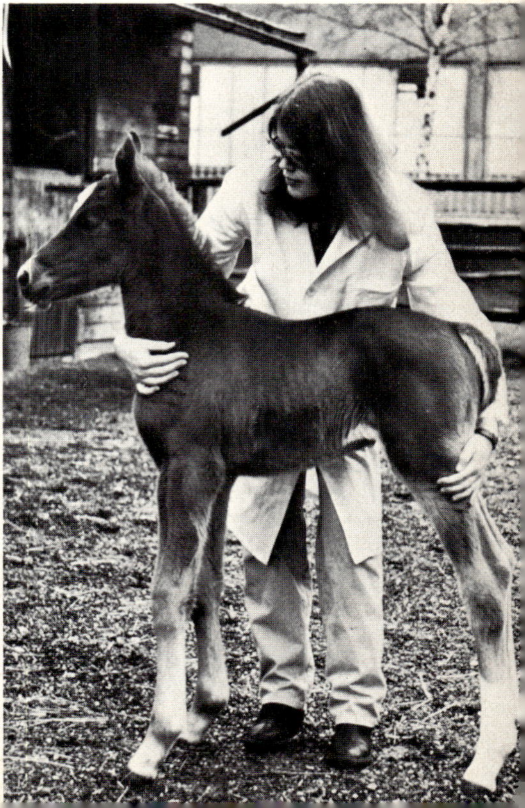

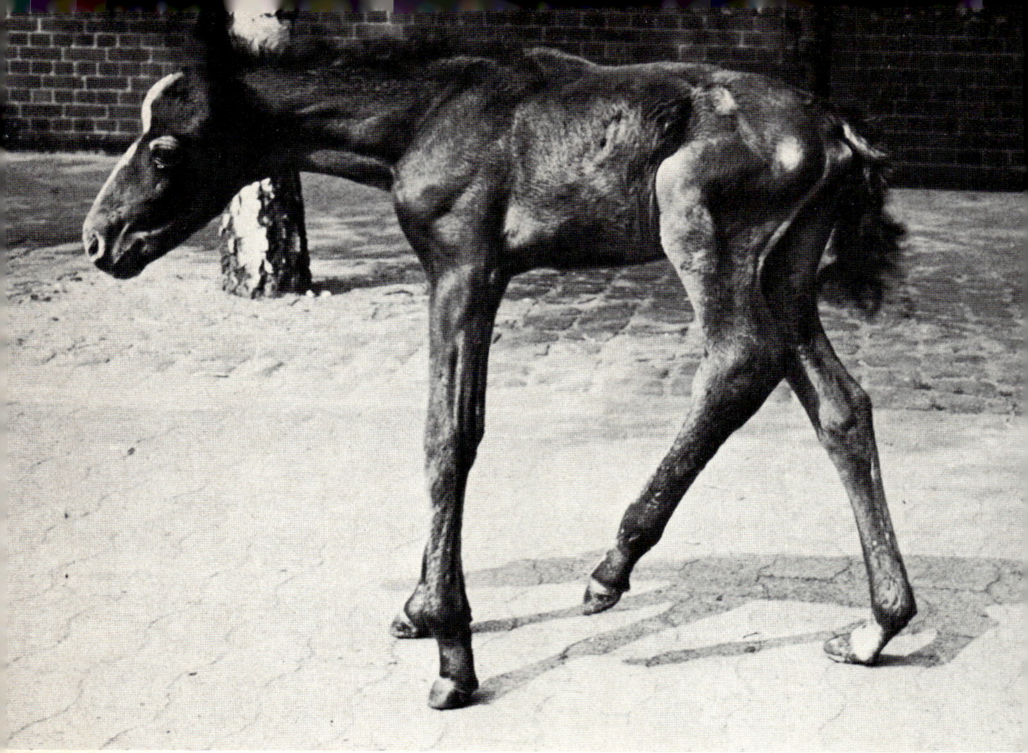
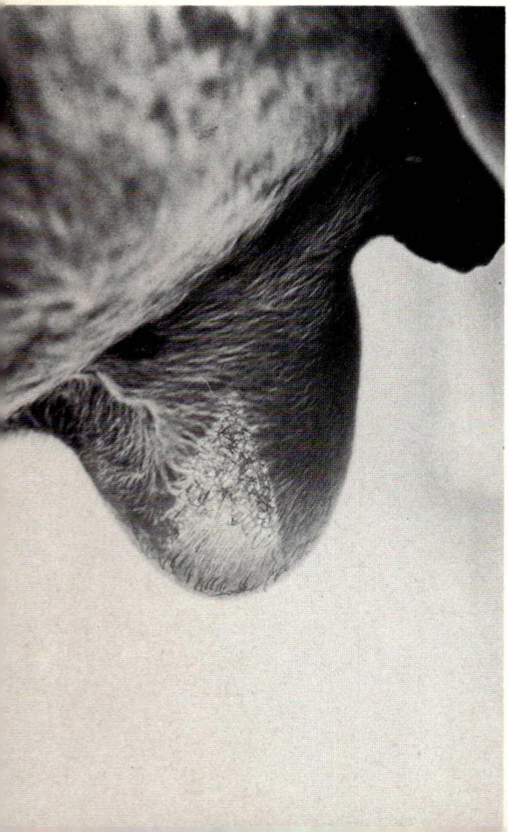
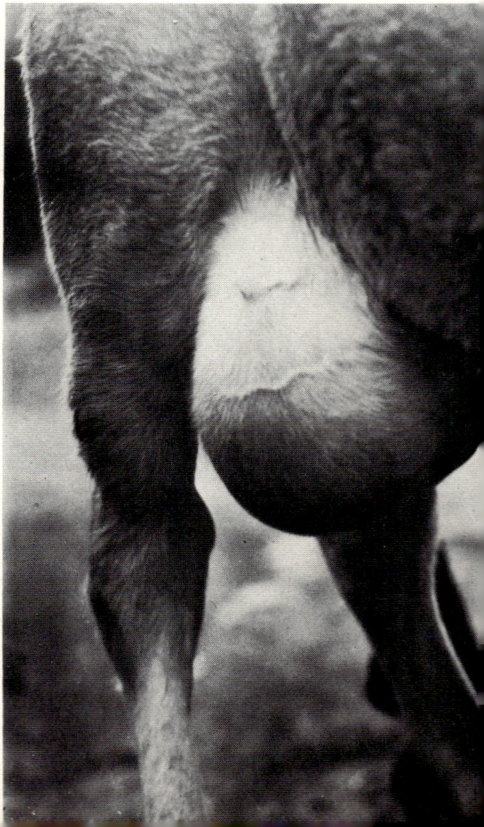

Oben: Streptococcus pyogenes Infektion („Spätlähme“) mit eitriger Sprunggelenksentzündung.

Unten links: Angeborener Nabelbruch

Unten rechts: Leistenbruch

Es gibt das Sprichwort »Keine Neuigkeiten sind gute Neuigkeiten«, und ich hatte einige Wochen nichts von der alten Stute gehört. Eines Tages ging ich durch den Stall dieses Gestüts und versuchte, unvoreingenommen zu wirken, als ich in ihre Box schaute. Glücklicherweise schien sich ihr Zustand stabilisiert zu haben, denn sie stand offensichtlich etwas fester auf ihren Beinen. Obwohl ich mich ausgeschlossen fühlte, freute ich mich über die Haltung und den Zustand der Stute, versuchte dann erneut, meine Gedanken von dem Versicherungsfall abzulenken und ging meiner Tätigkeit als betreuender Gestütstierarzt, mit etwa achtzig Pferden unter meiner Obhut, nach. Wenn die letzten Trächtigkeitswochen verstrichen waren, würde ich ein Motiv finden, um durch den Zuchtstall zu wandern und in ihre Box zu sehen.

Alles schien in Ordnung zu sein. Das gewaltige Abdomen, das gut vorbereitete Euter und die eintretende Muskelrelaxation in der Geburtsnähe machten mir Freude, da die Stute, als sie sich zum Abfohlen vorbereitete, trotz der Behinderung den Normalzustand aufwies. Mit gedrückten Daumen verließ ich den Stall und ging meines Weges.

Dann kam eines frühen Morgens ein Telefonanruf, und mir wurde mitgeteilt, daß ich schnell kommen sollte. Mein Schützling hatte gefohlt und war vom Versicherungstierarzt eingeschläfert worden. Ich war am Boden zerstört, zog mich aber an und fuhr hastig zum Stall.

Dort fand ich ein großes, hübsches, braunes Hengstfohlen vor, das naß und zitternd im Stroh lag. Es überprüfte jede Person sorgfältig, als ob es von einem der Anwesenden Beruhigung suchte. Ein Fohlen allein in einem Stall sieht immer so verlassen aus und erinnert daran, das alles nicht so ist, wie es sein sollte.

Dieses Hengstchen war so perfekt gebaut, daß es wie nach einem Spezialkatalog bestellt aussah. Die kleinen, aufgerichteten Ohren saßen auf einem klassischen Kopf, die großen, leuchtenden Augen lagen weit auseinander, und das Maul war klein und weich. Seine korrekt gestellten Gliedmaßen paßten genau zu seinem wohlgeformten, kräftigen Körper, und der lange, anmutige Hals mit einer weichen, kräuseligen Mähne streckte sich zwischen den schrägen Schultern hervor. Es hatte kraftvolle Hinterbeine, die abgeschrägte Kruppe der Vollblüter und einen ideal angesetzten Schweif, der seiner Mähne glich. Es schien, als ob jeder Körperteil sorgfältig ausgewählt worden war, um ein perfektes Pferd zu konstruieren. Von seiner Erscheinung her war tatsächlich ein verborgener Schatz gefunden!

Der erschöpfte Gestütsmanager beendete das Trockenreiben des Fohlens und erzählte dann von der die ganze Nacht währenden Episode, die in der Geburt dieses schönen Fohlens und der Euthanasie der Stute endete.

Was war passiert? Kam die Stute nach dem Abfohlen nicht wieder auf die Beine? — Sie war schwach gewesen, konnte aber nach großer Anstrengung wieder aufstehen, so daß das Fohlen einige Schlucke des unbezahlbaren Kolostrums erhielt, bevor der Versicherungstierarzt die Entscheidung, die Stute einzuschläfern, traf und durchführte.

Der müde und entrüstete Gestütsmanager wußte, wie entsetzt ich war, erinnerte mich aber sanft daran, daß unsere Freundin, die Stute, der Versicherungsgesellschaft gehörte und deutete dann auf das kleine, aber außergewöhnliche Beispiel eines klassischen Vollblutpferdes, das mich musterte und neugierig an meinem, nach Desinfektionsmittel riechenden, weißen Kittel schnüffelte und informierte mich, daß das Fohlen mein Patient werden sollte. Eine unerwartete Wende der Ereignisse und eine aufregende Herausforderung!

Sobald ich diese Neuigkeiten hörte, ging nicht eine Sekunde verloren. Säuglingsflaschen wurden sterilisiert, die Löcher in den Saugern vergrößert und die Flaschen mit einem kommerziellen Stutenmilchaustauscher gefüllt. Nach Aufstellen des Fütterungsprogramms wurden durch den Gestütsmanager die Tag- und Nachtpfleger bestimmt.

Nach der Routinebehandlung, die alle neugeborenen Fohlen erhalten, fiel unser neues »Pflegekind« mit einem mit warmer Milch angenehm gefüllten Magen in das tiefe Stroh seiner Box, seufzte zufrieden und schlief ein.

Der Gestütsmanager übernahm fast alle Verantwortung, hielt sich buchstabengetreu an das Fütterungsprogramm, da er wußte, wie begrenzt die Toleranzspanne bei Saugfohlen ist, und verbrachte viele Nächte, uneigennützig auf seine Nachtruhe verzichtend, im Stall des Fohlens.

Er entwickelte sich zur Ersatzmutter, und das junge Tier war schließlich vollkommen auf ihn geprägt. Es bot sich ein bewegender Anblick, wenn man das ungleiche Paar miteinander spielen sah und beobachtete, wie das Fohlen ihm folgte. Ich bin überzeugt, dieser pflichtbewußte Mann hätte sich sogar mit in den Auslauf gestellt und dem Hengstfohlen erlaubt, um ihn herumzutollen, was gefährlich ist, da Hengstchen dazu neigen auszuschlagen, zu steigen und im Spiel mit ihren Freunden grob umgehen.

Noch wenige Jahre zuvor hätte man dieses mutterlose Fohlen als geringwertig angesehen, aber jetzt überlebte es nicht nur, sondern wurde auch größer und kräftiger als alle seine Stallgenossen und zeichnete sich später als Gewinner zahlreicher Rennen aus. Zuletzt hörte ich, daß Argentinier den Hengst erworben und zur Zucht in einem Gestüt dieses Landes aufgestellt hatten.

Ich fühlte mich durch diese teilweise traurige, teilweise wundervolle Serie von Ereignissen ausgezeichnet und bereichert.

Hätte es noch keinen geprüften Stutenmilchaustauscher gegeben und hätte man auf das alte Rezept mit Kuhmilch, Kalkwasser und Milchzucker zurückgreifen müssen, so wäre zwar das Überleben des Fohlens gesichert, aber die Chance, Erfolge zu erzielen, gering gewesen. Sämtliche Fohlen, die mit Hilfe dieses alten Rezeptes aufgezogen wurden, überlebten, zeigten aber alle die gleichen Charakteristika: im Absetzalter schienen sie etwas zurückgeblieben zu sein, hatten einen herabgesetzten Muskeltonus und einen dicken Bauch. Dadurch bestand für sie niemals die gleiche Gelegenheit, im Training Erfolg zu haben, wie für ihre bei der Mutter herangewachsenen Stallgenossen.

Die heutige Lage ist grundlegend verändert. Mit den jetzigen Milchaustauschern und Spezialfuttermitteln für Fohlen kann man erwarten, daß es nur ausnahmsweise ein von Hand aufgezogenes Fohlen gibt, das hinter den gleichaltrigen zurückbleibt und sie nicht überholt.

Ich hoffe doch, einige Züchter durch diese Anhaltspunkte angeregt oder vielleicht sogar überzeugt zu haben und möchte das Kapitel mit drei Fragen beenden:

Warum sind die mutterlos aufgezogenen Fohlen jetzt körperlich überlegen?

Was machen wir noch falsch?

Wäre jetzt nicht die Zeit für eine sinnvolle Veränderung?

8 Aufzuchtprobleme

Pädiatrie ist die Wissenschaft von der Erkennung und Behandlung der im Kindesalter auftretenden Krankheiten. Der Fachausdruck findet sinngemäß auch bei den Jungtieren Anwendung.

Die Pferdepädiatrie umfaßt somit die Fohlenkrankheiten während des ersten Lebensjahres.

Die normale, unkomplizierte Geburt eines Fohlens wurde bereits gemeinsam mit der Neugeborenenperiode in einiger Ausführlichkeit diskutiert. Glücklicherweise liegt es in der Natur, daß die Stute und das Fohlen der Belastung durch die Geburt ohne Schäden widerstehen.

In einigen Fällen kann das Fohlen eine ererbte Disposition herabgesetzter Widerstandskraft aufweisen und eine Krankheit entwikkeln, wenn es Streß ausgesetzt wird, während andere Fohlen bei gleichen Anlässen unbeeinflußt bleiben. Die Erfahrung lehrt jedoch, daß die Erwartung eines langen, gesunden, leistungsfähigen Lebens stark ansteigt, wenn ein sorgfältig geplantes Gesundheitsprogramm befolgt wird.

Trotz der ausgedehnten Kenntnisse, die uns heute zur Verfügung stehen, gibt es immer noch Krankheitsbilder, die sowohl dem Pferdebesitzer als auch dem Tierarzt Sorge bereiten. Beim Fohlen können zahlreiche noch unheilbare Zustände aufreten, die aber langsam und methodisch durch die gemeinsamen Anstrengungen von Wissenschaftlern, praktizierenden Tierärzten und verständnisvollen Tierhaltern reduziert werden.

Jeder Mangel im physiologischen Funktionskreis äußert sich signifikant und wird entweder sofort sichtbar oder entwickelt sich allmählich zu einem pathologischen Problem. Die Früherkennung, die der Beobachtungsgabe und Auffassungskraft des Besitzers mit zuzuschreiben ist, beeinflußt häufig den Erfolg oder Mißerfolg einer konservativen oder operativen Behandlung. Deshalb befinden sich Fohlen, die von scharfsinnigen Leuten gehalten werden, in einer glücklichen Lage.

Meine Mitarbeiter hatten sich in Erwartung einer orthopädischen Operation spät an einem Herbstnachmittag in der Klinik versammelt. Das Pferd war bereits peinlich genau vorbereitet worden, der Anästhesist kümmerte sich um das Narkosegerät, und die Tierarzthelferinnen waren damit beschäftigt, Instrumente aus- und die sterile Kleidung für die Operation bereitzulegen.

Ich war bereit, die Betäubungsspritze zu verabreichen, als mir eine Notfallbotschaft übermittelt wurde: ein Fohlen eines nahen Gestüts war sehr krank und lag möglicherweise im Sterben.

Die angesetzte Operation war zeitlich ungebunden und mein Team gewöhnlich freundlich und verständig. Da ich dem kranken Fohlen auf die Welt geholfen hatte, stand es außer Frage, daß der Eingriff verschoben würde, bis ich meinem kleinen Patienten auf jede erdenkliche Weise geholfen hätte.

Ich erreichte das Gestüt in nur fünf Minuten und fand den Leiter über einen stillen, dunklen, flach im Stroh liegenden Gegenstand gebeugt. Das winzige Fohlen zeigte dieses hoffnungslose Erscheinungsbild, das so charakteristisch für den nahenden Tod ist, und der erfahrene Gestütsvorsteher wiederholte seinen Eindruck, daß das Fohlen im Sterben liege, obwohl es ihm eine Stunde zuvor, als es für die Nacht von der Weide geholt wurde, gut zu gehen schien. Ich kniete neben dem in schwerer Benommenheit daliegenden Fohlen nieder, um es zu untersuchen. Seine Atmung war kaum wahrnehmbar, Lid-, Nasen- und Mundschleimhaut wiesen einen entmutigenden blaßbläulichen Farbton auf, und seine halbgeöffneten Lider bedeckten teilweise die trüben Augen. Es fühlte sich kalt an und reagierte weder auf die Untersuchung noch auf die Einflüsse aus der Umgebung.

Glücklicherweise konnte ich Symptome feststellen, die ich vorher schon häufig bei Fohlen gesehen hatte und eine Septikämie (Überschwemmung des Blutes mit Bakterien und ihren Giftstoffen) diagnostizieren. So schnell wie möglich injizierte ich ein Breitspektrumantibiotikum intravenös und begann mit der Infusion von Lösungen zur Behebung der Stoffwechselstörung, um den Blutelektrolytgehalt, der für die Vorgänge im Organismus erforderlich ist, zu normalisieren. Der Zustand des Fohlens war nicht außergewöhnlich, und die Geschichte, die mir während der Behandlung mitgeteilt wurde, paßte perfekt zu dem Bild. Während ich beobachtete, wie die Flüssigkeiten in den kleinen Körper liefen, betete ich, daß die Behandlung nicht zu spät käme und daß die Zeit für dieses junge Leben noch nicht abgelaufen sei.

Nach einer Stunde besserte sich der Zustand des Fohlens langsam. Es begann die Bewegung und leise Unterhaltung in seiner Umgebung wahrzunehmen und seine Beine zu bewegen. Ich beendete die letzte Infusion und beobachtete das kleine Geschöpf, wie es den Kopf hob und nach seiner Mutter wieherte.

Es wurde Zeit für mich zu fahren. Das Fohlen brauchte nach der abgeschlossenen Behandlung eine Ruhepause. Nachdem ich mich versichert hatte, daß die Mutterstute abgemolken und dem noch liegenden Fohlen nach einer Stunde eine Flasche angeboten wurde, verließ ich den Patienten mit dem Gefühl eines Hoffnungsschimmers und eilte zurück zur Klinik und meiner verschobenen Operation.

In der Klinik fand ich meine etwas ungeduldig gewordene Mitarbeitergruppe vor, die auf mich wartete. Die Vorbereitungen für die Operation waren längst beendet, jedoch war offensichtlich, daß der Eingriff bis spät abends dauern würde und sie erst dann nach Hause fahren konnten, wobei jeder von ihnen noch eine beträchtliche Entfernung zurückzulegen hatte.

Aber als ich über den bedrohlichen Zustand des Fohlens und seine ermutigende Reaktion auf die Behandlung berichtete, wurden alle, wie gewöhnlich, frohgestimmt, boten sich an, bei dem frischoperierten Patienten im Aufwachstall zu bleiben und drängten mich regelrecht hinaus, so daß ich so schnell wie möglich nach der beendeten Operation zum Gestüt zurückkehren konnte.

Neben der Stalltür des kleinen Patienten war ein Nachtlicht angebracht worden. Als ich dem Lichtschein folgte, sah ich einen Notizzettel an der Tür. Ich las die Nachricht schnell, sah mit ungläubigen Augen in die Box und las dann erneut die hingekritzelten Wörter: innerhalb von dreißig Minuten, nachdem ich das Fohlen verlassen hatte, war es aufgestanden. Obwohl es schwach und unsicher war, hatte es einige Schlucke Milch trinken können; seine besorgte Mutter hatte es mit der Nase geschoben und es in eine Position gebracht, daß es saugen konnte. Danach fiel es dann zusammen und schlief, wurde aber zehn Minuten später wieder wach, ging zu seiner Mutter und trank erneut.

Der Gestütsvorsteher war ebenso begeistert wie ich.

Das Fohlen war jetzt aufmerksam, seine Atmung tief und regelmäßig und die Körpertemperatur fast wieder normal. Nach einer mehrere Wochen dauernden intensiven Behandlung hatte es sich wieder vollständig erholt.

Dieser Fall bezeugt mehr als eine glückliche Serie von Zufällen: der zuständige Betreuer erfaßte die Bedeutung des sich schnell verschlechternden Zustandes des Fohlens, und sein Notfallanruf machte eine unverzügliche Behandlung möglich. Niemand kann genau wissen, wie winzig die Zeitspanne und wie groß die Gefahr potentieller tödlicher Krankheitsveränderungen, gegen die wir ankämpfen, ist.

Die Medikamente, die ich verwendete, sind teuer und neu, aber ohne die Forschung und Entwicklung, die sie verfügbar machen, Gottes Hilfe und die angeborene Widerstandsfähigkeit, mit der das Fohlen gegen die Krankheit ankämpfte, hätte es nicht überlebt und würde heute nicht als Deckhengst in dem Gestüt stehen!

Das Gesamtgebiet der Fohlenkrankheiten kann nicht nach Wesen und Erscheinungen eingeteilt werden, ohne die ererbten und erworbenen Einflüsse zu berücksichtigen. Die veterinärmedizinische Forschung hat uns das unergründliche Zwischenspiel der vielfältigen Kräfte verdeutlicht, das neben der pränatalen auch die peri- und postnatale Entwicklung beeinflußt, wobei eine deutliche Abgrenzung kaum möglich ist. Unter Berücksichtigung dieser Tatsachen und in der Anstrengung, die Gesamtheit der Fohlenkrankheiten zu erfassen, folgt eine vereinfachte Einteilung, die aufzeigen soll, wann sich solche krankhaften Zustände entwickeln können.

Die Entstehungsmöglichkeiten lassen sich in drei Stufen zusammenfassen: 1. pränatal (vorgeburtlich), 2. perinatal (während der Geburt) sowie 3. neonatal (neugeboren) und 4. postnatal (frühes Säuglingsalter) entstandene Krankheiten.

Die genauen Perioden des Krankheitsbeginns sind vielfach unklar, und da es in dieser Hinsicht verschiedene uneinheitliche Meinungen gibt, habe ich mir erlaubt, eine Einteilung vorzunehmen, die mit meinen Erfahrungen im Einklang steht. Die Säulen der Tabelle verdeutlichen den Zeitraum, in dem die Erkrankungen beim Fohlen erkennbar werden.

So früh wie möglich nach der Geburt sollte Ihr Fohlen einer vollständigen tierärztlichen Untersuchung unterzogen werden.

Dabei sollten sorgfältige Aufzeichnungen über Abweichungen oder Mißbildungen an Kopf und Gliedmaßen gemacht, das Vorhandensein sämtlicher Körperöffnungen (Mund, Nase, Augen, Ohren, After, Vorhaut, Vulva) und das Erscheinungsbild des Nabelgebietes überprüft werden. Es ist lebenswichtig, daß sämtliche Öffnungen vorhanden und funktionstüchtig sind.

Es ist erforderlich, das Fohlen auf Anzeichen von Verletzungen, die es während der Geburt durch Gewalteinwirkung erhalten haben könnte, zu untersuchen — Quetschungen am Kopf oder Körper, gebrochene Rippen, unvollständige Gelenkverrenkungen, traumatisch geschädigte Ellenbogen und Fersenhöcker.

Ellenbogen und Fersenhöcker können nach einer unbeobachteten Geburt durch die Anstrengungen des neugeborenen Fohlens, eine aufgerichtete Position zu erreichen, Verletzungen erleiden, die sich in Form von Abschürfungen, Blutungen und Schwellungen über den Knochenvorsprüngen zeigen, aber selten Anlaß zur Sorge bedeuten, obwohl sie manchmal erschreckend anzusehen sind. Nach lokaler Behandlung klingt die Schwellung meist schnell ab (ich habe selbst in den schlimmsten Fällen kein Fohlen an Nachwirkungen leiden sehen).

Zum Geheimnis einer erfolgreichen Aufzucht gehört das rechtzeitige Erkennen von Störungen, gefolgt von unverzüglichen, geeigneten Behandlungsmaßnahmen. Dadurch läßt sich die Zahl der gesunden Fohlen erhöhen und die allgemeine Sterblichkeitsrate reduzieren.

Die in der Tabelle aufgeführten Fohlenkrankheiten werden im folgenden erläutert.

1. PRÄNATAL

Verstopfung (Darmpech- oder Mekoniumverhaltung)
Fehlerhafte Gliedmaßenstellungen
Gelbsucht (hämolytischer Ikterus)
Systemische Infektionen (Septikämien)
Angeborene Mißbildungen
»Wobbler«-Krankheit (spinale Ataxie)
Angeborene Kleinhirnhypoplasie und -degeneration

Verkrümmungen der Wirbelsäule und der Gliedmaßen
Hernien
Nabel-, Leisten- und Hodensackbruch)
Verrenkung der Kniescheibe nach oben
Defekter weicher Gaumen
Kieferanomalien
(Brachygnathia inferior und superior)

des Grimmdarmes und des Mastdarmes (Atresia coli, recti und ani)
Monstrositäten
(Hydrocephalus, Schizosoma reflexum, Anasarka)
Luftsacktympanie
(Luftsackblähung)
Angeborene Herzdefekte

Überzählige Zehen
(Polydaktylie)
Kryptorchismus
Immunmangelkrankheiten
(CID und IgM-Mangel)
Angeborene Augenveränderungen
Unreife Fohlen

2. PERINATAL

Traumen
Erworbene Hernien
Blasenriß

Zwerchfellriß
Unfälle bei der Geburt
Quetschungen
(Kopf, Körper)

Augenverletzungen
Entropium
Ektropium

3. NEONATAL UND POSTNATAL

Fehlen des Saugreflexes
Verstopfung
Persistierender Urachus
(Urachusfistel, Fistel des Nabelblasenganges)
Bakterielle Infektionen
(Septikämien)
Virusinfektionen
(Rhinopneumonitis, Pferdeinfluenza)

Durchfall
(infektiös, nicht infektiös)
Lungenentzündungen
(infektiös, nicht infektiös)
Nabelinfektionen und -abszesse
Gelenkinfektionen
(Infektiöse Arthritis)

Fehlanpassungssyndrom
(Bellerfohlen)
Zitterfohlen
Abschürfungen an Fersenhöckern und Ellenbogen
Fehlender Harnabsatz

Die *Darmpech-* oder *Mekoniumverhaltung* ist ein relativ häufiges Leiden der Fohlen, das sich meist am zweiten Lebenstag deutlich zeigt (zwischen der ersten halben Stunde nach der Geburt und dem dritten Lebenstag).

Die ersten Symptome sind Kolikanzeichen, die durch Schmerzen und Unwohlsein ausgelöst werden: Wegstrecken des Schweifes mit Hin- und Herwedeln, Pressen, Hinlegen, Wälzen.

Ursache dieser Leibschmerzen ist eine Ansammlung größerer, harter Darmpechmengen im Mastdarm, die nicht weiterbefördert werden. Ein gewöhnlicher Einlauf mit körperwarmem Wasser löst das Problem häufig.

In selteneren Fällen findet sich das Mekonium in den vorderen Dickdarmabschnitten und der Mastdarm ist leer, jedoch sind die Schmerzsymptome die gleichen.

Das unmißverständliche Anzeichen einer stärker ausgebildeten Darmpechverhaltung ist die unnatürliche Haltung, die vom Fohlen angenommen werden kann: es liegt mit ausgestrecktem Kopf und Hals auf dem Rücken und hat die Kiefer mit den Vorderbeinen umschlossen. Diese Position zeigt einen bedrohlichen Zustand an und erfordert eine sofortige Behandlung.

Mekonium (Darmpech) ist die erste Darmausscheidung des Neugeborenen. Es wird während der fortgeschrittenen Trächtigkeit gebildet und besteht unter anderem aus Darmepithelien, -sekreten und verschlucktem Fruchtwasser. Diese sich ansammelnden, eingedickten, halbfesten Schlacken werden bis zur Geburt zurückgehalten, um nach dem notwendigen Stimulus (Kolostrumaufnahme) ausgeschieden zu werden. Normalerweise erfolgt der Abgang innerhalb von vier bis zwölf Stunden nach der Geburt. Fast jeder verschleppte oder hartnäckige Fall von Verstopfung, der sich innerhalb der ersten drei Lebenstage entwickelt, kann einer Mekoniumverhaltung zugeschrieben werden, wobei eine unverzügliche Behandlung unerläßlich ist.

Ein Einlauf sollte in milderen Fällen zur Entleerung des Rektums führen. Wenn die Schmerzen dadurch jedoch nicht behoben werden, ist das Einleiten einer sofortigen tierärztlichen Behandlung notwendig, denn nicht rechtzeitig behandelte Mekoniumanschoppungen können zu einem Ileus (Darmverschluß) führen, der häufig tödlich endet. Schmerzbetäubende und krampflösende Mittel, Infusionen und mit Vorsicht verabreichte weitere Einläufe führen meist zum Erfolg. Oral applizierte Abführmittel sind nicht zuverlässig in der Wirkung.

In besonderen Fällen kann ein operativer Eingriff notwendig werden, um das Mekonium von der Bauchhöhle aus weiterzumassieren oder nach Öffnung des Darmes zu entfernen.

Die geheilten Tiere entwickeln sich normal.

Es ist verblüffend, Größe, Länge und tatsächliche Konsistenz einiger Mekoniummassen, die aus Fohlen entfernt wurden, zu sehen.

Die *Kolik* bei Fohlen und auch erwachsenen Pferden wird als ein von Krampfzuständen im Bauchraum ausgelöster Schmerz definiert. Sie ist selbst keine Krankheit, sondern nur ein Symptom, das viele verschiedene Ursachen haben kann. Die Schmerzquelle kann im Magendarmbereich, der Leber, den Nieren, der Blase oder den Geschlechtsorganen lokalisiert sein.

Als Symptom stellt die Kolik ein bedrohliches Gefahrensignal dar. Die Ursache des Pressens bei Fohlen ist manchmal schwer zu erkennen, deshalb ist hier immer ein Tierarzt erforderlich, der die richtige Diagnose stellt. Ein Pressen, das durch eine Verstopfung verursacht wird, kann auch als Harnverhaltung aufgefaßt werden.

Durchfall ist der nervös, toxisch oder infektiös bedingte häufige Absatz von flüssigem Darminhalt bei Verstärkung der Peristaltik (Darmbewegung).

Bei Fohlen kann Durchfall beispielsweise durch Verdauungsstörungen, Parasiten, übermäßige Milchaufnahme, aber auch durch vermehrte Wasseraufnahme oder Koprophagie (Aufnahme von Dung) verursacht werden. Solche Zustände lassen sich häufig durch ein gutes Stallmanagement kontrollieren, dagegen erfordert ein infektiös bedingter Durchfall immer eine tierärztliche Behandlung.

Ein Fieberthermometer hilft zwischen infektiösen und nicht infektiösen Ursachen zu unterscheiden. Die meisten Infektionskrankheiten gehen mit einer Erhöhung der Körperinnentemperatur einher, obwohl eine sehr ernste Infektion, die Frühlähme, unter Umständen auch zu Beginn durch eine subnormale Temperatur gekennzeichnet sein kann.

Es ist von Bedeutung, daß Sie daran denken, daß Fohlen hinsichtlich der natürlichen Abwehr keine verläßliche eingebaute Sicherheitsspanne haben. Der Wasserverlust beim Durchfall führt schnell zur allgemeinen Dehydration (Austrocknung) mit gestörtem Elektrolythaushalt, die Fohlen werden nach kürzester Zeit schwach, und eine völlige Entkräftung folgt.

Vielfach kann man beobachten, daß sich im Zusammenhang mit der Rosse der Stute zwischen dem neunten und sechzehnten Tag post partum beim Fohlen Durchfall entwickelt, der gewöhnlich »Fohlenrosse-« oder »Rossedurchfall« genannt wird. Diese Diarrhoe dauert nur wenige Tage, ist meist mit keiner Störung des Allgemeinbefindens verbunden und kann durch Zwergfadenwürmer (Strongyloides westeri) hervorgerufen werden. Das Fohlen wird dabei über die Milch mit Wurmlarven infiziert. Eine Behandlung muß zehn Tage nach der Geburt einsetzen und mehrmals in wöchentlichen Abständen wiederholt werden, denn die Larven werden vom ersten bis etwa zum vierundvierzigsten Tag mit der Muttermilch ausgeschieden. Da sie einige Tage benötigen, sich zu erwachsenen Würmern zu entwickeln, die bekämpft werden können, ist eine Behandlung vor dem zehnten Tag unnötig.

Die hormonelle Umstellung der Stute in der Rosse soll über eine Änderung der Milchzusammensetzung auch als auslösender Faktor für den Durchfall in Frage kommen. Ein ursächlicher Zusammenhang ist aber bisher noch nicht sicher nachgewiesen worden.

Auch die gesteigerte Flüssigkeitsabsonderung aus Darm und Scheide während der Rosse und die dadurch zustandekommende Verschmutzung des Euters soll beim Fohlen Durchfall hervorrufen. Deshalb müssen Anstrengungen gemacht werden, das Euter während dieser Periode besonders sauber zu halten, um eine Kontamination mit Darmbakterien zu vermeiden.

Eine Diarrhoe sollte beim Fohlen immer Anlaß zur Sorge sein. Wenn sie aus irgendeinem Grund unbehandelt bleibt, besteht die Gefahr, daß Darmbakterien und ihre Stoffwechselprodukte ins Blutgefäßsystem gelangen und eine Septikämie entsteht.

Septikämien sind bei Saugfohlen relativ häufig und stellen das Ergebnis einer Infektion dar. Es handelt sich dabei um systemische Erkrankungen, die durch Bakterien und ihre Toxine im Blut entstehen und Veränderungen an allen Körperteilen verursachen können.

Sie können bereits *in utero* zustande kommen und zum Fruchttod oder Abort führen. Die Fruchtwässer und Eihäute sind in solchen Fällen verfärbt oder durch den fetalen Durchfall bräunlich. Bei noch nicht zu weit fortgeschrittener Krankheit können manche dieser Fohlen durch entsprechende Behandlungsmaßnahmen gerettet werden.

Wird ein Fohlen gesund geboren, kann es systemische Infektionen auf drei Wegen erwerben: über den Nabel, den Magen- und Darmtrakt oder über die Luftwege.

Eine Auseinandersetzung des Fohlens mit Mikroben kann nicht

vollständig vermieden werden, denn Keime gelangen stets über die Atemluft oder den Verdauungstrakt in den Organismus.

Vermeidbar sind aber Nabelinfektionen. Wenn die Nabeldesinfektion richtig durchgeführt wird, bevor der Kontakt mit Kontaminanten möglich ist, kann dieser Weg zumindest teilweise ausgeschlossen werden. Das geeignete Mittel soll einen antibakteriellen Wirkstoff enthalten und die Gewebekontraktion fördern, wodurch der Verschluß der Nabelgefäße beschleunigt wird.

Manche Fohlen werden nach einer Behandlung von solchen Infektionen vollständig geheilt, ohne daß Nachwirkungen für die Zukunft zu befürchten sind. Unglücklicherweise gibt es aber Fohlen, die die Erkrankung überleben und zunächst symptomlos erscheinen, jedoch eine stumme Infektion beherbergen, die erneut aufflammen kann, wobei dann meist Gelenkergüsse und -entzündungen im Vordergrund stehen und das Allgemeinbefinden oft fast ungestört ist.

Systemische Streptokokkeninfektionen beim Neugeborenen sind heute nicht mehr so häufig wie vor der antibiotischen Ära. Heute haben solche Fohlen meist bessere Überlebenschancen als Fohlen mit anderen systemischen Infektionen, denn es sind geeignete und wirksame Medikamente verfügbar, und ein besseres Verständnis dieser Krankheit hat die Überlebensstatistiken verbessert.

Es hängt von der jeweiligen Krankheitslage ab, über welche Zeitdauer ein krankes Fohlen, wenn nötig, über die Nasenschlundsonde ernährt und die Behandlung fortgesetzt werden muß. Ihr Tierarzt sollte alle Maßnahmen sorgfältig abwägen und Laboruntersuchungen ausnutzen, um sein eigenes Urteil zu festigen.

Solange sich der Zustand des Fohlens nicht verschlechtert, kann man sagen, daß eine Hoffnung auf Überleben und damit die Berechtigung für die Fortsetzung der Behandlung besteht, die manchmal teuer sein kann.

Fohlen, bei denen eine *Streptococcus pyogenes-Infektion* (Spätlähme, »Klassische Fohlenlähme«) bereits während der Trächtigkeit zustande kam, werden abortiert beziehungsweise tot oder lebensschwach geboren. Bei den letzteren beobachtet man einen raschen Kräfteverfall, Exsikkose und vielfach komatöse Zustände. Solch ein Krankheitsbild repräsentiert einen Notfall und erfordert eine prompte und intensive Behandlung, um Flüssigkeit und Elektrolyte zu ersetzen und die verantwortlichen Mikroorganismen zu bekämpfen. Die Prognose ist trotz aller Behandlung ungünstig.

Meist entsteht die Infektion jedoch während oder nach der Geburt über den Nabel (omphalogen), und das Fohlen zeigt zunächst keine auffälligen Erscheinungen. Die offenen Nabelgefäße des Fohlens stellen den direktesten Weg für die Erreger dar, wobei sich die Wundinfektion am häufigsten entwickelt, wenn der Nabel aus verschiedenen Ursachen nicht bald nach der Geburt eintrocknet.

Zumeist erst nach dem dritten Lebenstag (am häufigsten in der zweiten Lebenswoche) entwickeln sich Fieber und Niedergeschlagenheit. Ein entzündeter Nabel, der heiß, schmerzhaft, geschwollen und nässend ist, sowie eitrige Gelenk- und Sehnenscheidenentzündungen vervollständigen das Bild. Die Erreger können sich aber auch in anderen Organen (zum Beispiel Leber, Lunge oder Nieren), in die sie über das Kreislaufsystem gelangen, ansiedeln und entsprechende Krankheitserscheinungen verursachen, so daß beispielsweise eine Lungenentzündung im Vordergrund steht.

Nach Bakterienkultivierung aus Gelenkflüssigkeit oder Nabelmaterial kann die Empfindlichkeit der Keime gegenüber Antibiotika festgestellt werden, wodurch eine gezieltere Behandlung möglich wird. Laboruntersuchungen sind unerläßlich, um den Zustand des Fohlens, die Reaktion seines Abwehrsystems und die Wirksamkeit der verwendeten Medikamente beurteilen zu können und eine Prognose zu stellen.

Fieber, Gelenkschmerzen und Niedergeschlagenheit führen zur Unfähigkeit des Fohlens, aufzustehen und Nahrung aufzunehmen, wodurch eine zusätzliche Schwächung zustande kommt und es meist nur erschöpft im Stroh liegend vorgefunden wird.

Die meisten Todesfälle ereignen sich nach acht bis vierzehn Tagen. Aber auch wenn das Fohlen die Infektion überlebt, können sich die Erreger gegenüber der Behandlung hartnäckig zeigen, und es kommt zu chronischem Siechtum oder zu latenten Infektionen, die immer wieder aufflammen können und dann für den Besitzer ein Rätsel darstellen, wenn er ein Tier erworben hat, ohne seine frühere Krankheitsgeschichte zu kennen. Vielfach entwickeln sich irreversible Gelenkschäden.

Actinobacillus equuli (Shigella equirulis) verursacht bei neugebore-

Oben: Im 6. Trächtigkeitsmonat abortiertes Fohlen mit Fruchthüllen.

Unten: Termingerecht spontan geborene, tote Zwillinge.

nen Fohlen eine akute Septikämie, die häufig tödlich endet und als *Frühlähme* oder *Pyoseptikämie* bekannt ist. Die Infektion erfolgt während oder kurz nach der Geburt über den Magen-Darm-Kanal, seltener dagegen omphalogen; unter Umständen kann man mit einer vorgeburtlichen Infektion rechnen.

Bei den Fohlen stellt sich nach der Geburt Mattigkeit, Benommenheit, hohes Fieber und Lahmheit mit Gelenkschwellungen ein. Die Erreger können sich in allen Organen ansiedeln, Brustfell, Herzbeutel und Bauchfell zeigen entzündliche Veränderungen, und meist ist auch Durchfall zu beobachten.

Zudem tritt immer eine eitrige Nierenentzündung auf. Da sich die Krankheit meist schnell verschlimmert, kann damit gerechnet werden, daß so gut wie alle Fohlen sterben, wenn die Behandlung nicht sofort im Anfangsstadium eingeleitet wird.

Nach der Behandlung kann es unter Umständen zu einem schleichenden Verlauf kommen, bei dem Gelenkschwellungen im Vordergrund stehen, deren Folge auch hier meist irreversible Veränderungen an den Gelenkflächen und -knorpeln sind, die später Lahmheiten verursachen.

Um der Frühlähme vorzubeugen, ist eine rechtzeitige und ausreichende Versorgung mit Kolostrum notwendig, Mundhöhle und Nabel des Fohlens dürfen nicht unnötig berührt werden, und die Sauberkeit des Euters und der Schenkelinnenflächen der Stute müssen ebenso wie eine ausreichende Stallhygiene gewährleistet sein.

Lebensschwach geborene Fohlen sollten vom Tierarzt unbedingt vorbeugend behandelt werden, da sie ganz besonders gefährdet sind.

Häufiger als angenommen trägt *Escherichia coli* die Schuld an systemischen Infektionen bei Fohlen. In Kombination mit anderen Infektionserregern scheint dieser Keim, der auch in der normalen Darmflora vorkommt, zunächst eine untergeordnete Rolle zu spielen, bis für ihn günstige Bedingungen auftreten. Eine Infektion ist deshalb nur bei geschwächten Tieren zu erwarten, wobei der Kolikeim den Darm verlassen, in den Blutstrom eindringen und sich in

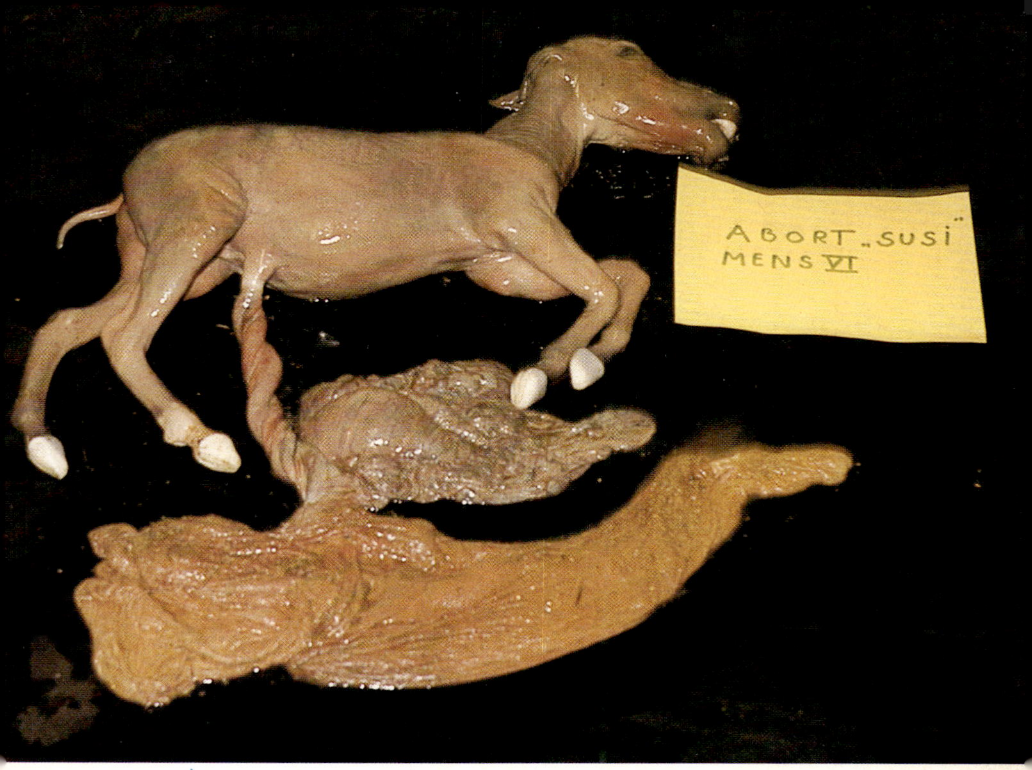
ABORT „SUSI"
MENS VI

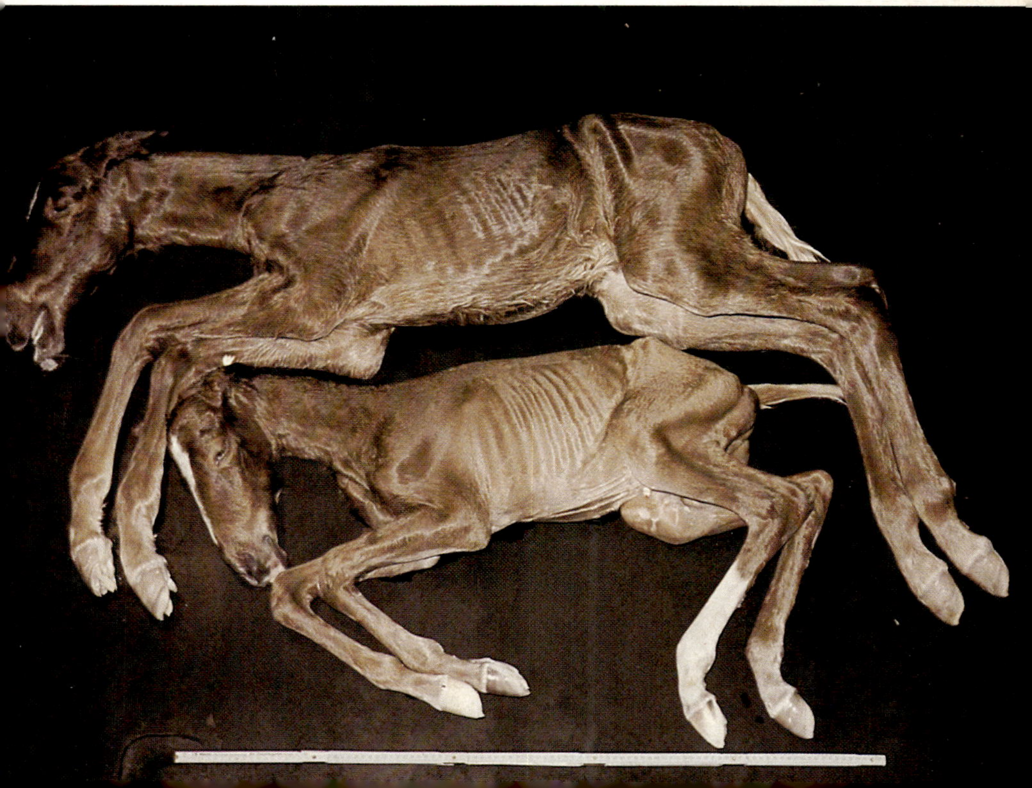

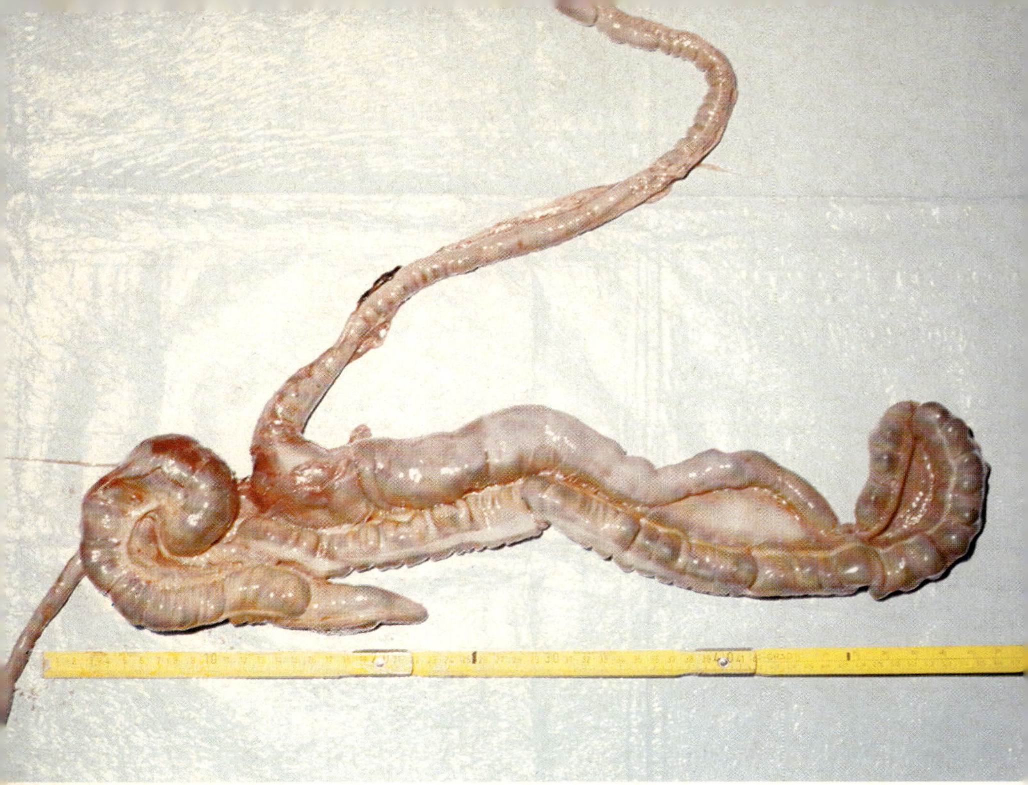

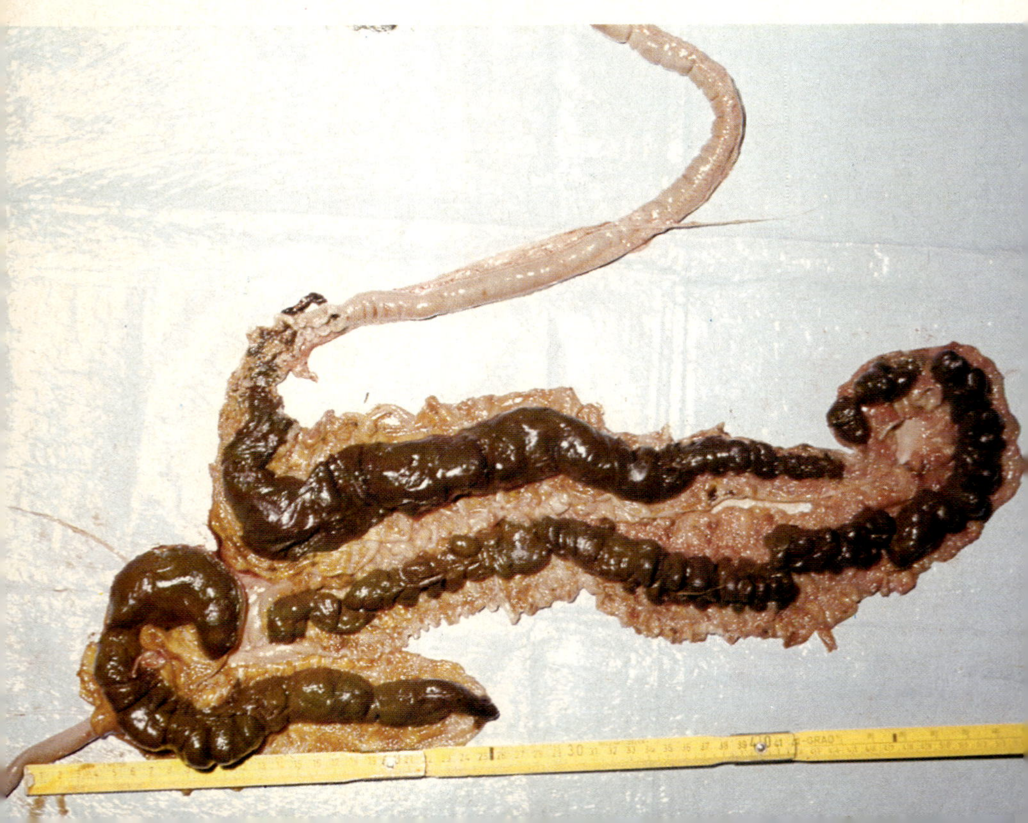

Oben und unten: Tödlich verlaufende Darmpechanschoppung im Blind- und Grimmdarm (Mekoniumverhaltung).

anderen Organen ansiedeln kann. Neben dem Magen-Darm-Kanal ist auch die Infektion über den Nabel möglich.

Die Krankheit ist durch Durchfall, Fieber und Mattigkeit gekennzeichnet, später können auch hier Gelenkschwellungen auftreten. Gelegentlich werden zentralnervöse Erscheinungen beobachtet, die durch die Bakterientoxine hervorgerufen werden und sich in Form von Krämpfen oder Ruderbewegungen mit den Gliedmaßen beim liegenden Tier zeigen können.

Setzt die Behandlung frühzeitig ein, bevor die Erscheinungen fortgeschritten sind, so lassen sich viele Koliinfektionen gut beeinflussen, und eine vollständige Heilung ist möglich.

Vorbeugend sind stallhygienische Maßnahmen, die äußerste Sauberkeit bei der Geburt und die wiederholte gründliche Reinigung des mütterlichen Euters notwendig, da die Kolikeime meistens von der Stute stammen.

Die Infektion mit *Salmonella typhimurium* und *Salmonella abortus equi* erfolgt meist vor der Geburt und führt zum Abort oder zur Geburt von lebensschwachen Fohlen, die häufig bereits kurz nach der Geburt die ersten, wenig typischen Krankheitserscheinungen zeigen und dann einen übelriechenden Durchfall entwickeln; auch Gelenkschwellungen können beobachtet werden. Gelegentlich erscheinen die Fohlen zunächst gesund und erkranken erst zu einem späteren Zeitpunkt.

Wenn schon deutliche Krankheitssymptome vorhanden sind, endet die Krankheit trotz Behandlung häufig tödlich. Da es sich bei der *Salmonellose* meist um ein Bestandsproblem handelt, sollten tierärztlich überwachte, seuchenhygienische Maßnahmen im Vordergrund stehen, um weitere Verluste zu vermeiden. In verseuchten Beständen können sich Fohlen auch nach der Geburt infizieren und erkranken.

Die *Fohlendruse* wird durch *Streptococcus equi* hervorgerufen und ist eine hochfieberhafte systemische Erkrankung, die besonders durch Lymphknotenschwellungen, -abszesse und eine eitrige Lungenentzündung gekennzeichnet ist. Die Erreger können aber auch in andere Organe verschleppt werden und sogar im Gehirn zu Abszessen führen. Die Infektion erfolgt meist über wenig typisch erkrankte Mutterstuten.

Vor der Abszeßbildung kann eine antibiotische Behandlung zur Heilung führen, später sind chirurgische Eingriffe notwendig. Dabei werden die Heilungsaussichten durch die Lokalisation der Abszesse beeinflußt.

Corynebacterium equi ist ein weiterer Mikroorganismus, der vorwiegend bei etwas älteren Fohlen (ein bis drei Monate) Krankheitserscheinungen verursacht. Bei diesen Tieren ist meist eine symptomarme Virusinfektion (Rhinopneumonitis oder Influenza) vorausgegangen; ebenso wirkt der Befall mit Zwergfadenwürmern (Strongyloides westeri) wegbereitend, da die Larven eine Lungenpassage durchmachen.

Nur wenige Fohlen des Bestands erkranken, wobei die Infektion über die Atemwege zustande kommt. Die Keime siedeln sich in den Luftwegen an und verursachen eine hochfieberhafte Lungenentzündung, so daß die Tiere Niedergeschlagenheit, Husten und Atembeschwerden zeigen. Sie können rasch abmagern oder bis kurz vor ihrem Tod ihr Körpergewicht aufrechterhalten. Bei Saugfohlen kann der Keim eine Septikämie hervorrufen.

Wenn die Abwehrmechanismen des Fohlens der schnellen Vermehrung der pathogenen Mikroorganismen nicht standhalten können, kommt es bei Nichtansprechen auf die Behandlung zu einem Einbruch der Infektion in den ganzen Körper und zum Tod. Lunge, Leber, Nieren und Darm sind mit kleinen Abszessen übersät, und zerstörende Gewebsveränderungen finden im ganzen Körper statt.

Die Infektion mit Corynebakterien ist schwierig zu diagnostizieren, da die Krankheitserscheinungen wenig spezifisch und die Erreger schwer nachweisbar sind. Heutzutage versucht man, diese Bakterien nach Kultivierung von aus der Luftröhre gewonnenem Untersuchungsmaterial zu identifizieren und eine spezifische Behandlung einzuleiten. Bei zahlreichen Abszessen in der Lunge bleibt die Behandlung, auch wenn sie über Wochen durchgeführt wird, oft ohne Erfolg. Bei früher Erkennung und sofortiger wirksamer Therapie können jedoch manche Fohlen überleben, bei denen auch im späteren Leben keine funktionellen Schäden nachweisbar sind.

Hernien (Eingeweidebrüche) werden als angeborene oder erworbene Ausstülpungen des Bauchfells durch eine normale oder abnorme Öffnung der Bauchhöhle unter die Haut oder in die Brusthöhle definiert; sie können Eingeweideteile enthalten.

Die Brüche werden beim Fohlen gewöhnlich nicht bei der Geburt, sondern während der ersten vierundzwanzig bis achtundvierzig Lebensstunden sichtbar.

Der *Nabel-* sowie der *Leisten- und Hodensackbruch* stellen die häufigsten beim Fohlen auftretenden Hernien dar. Ein gewisser Prozentsatz der Defekte, die kurz nach der Geburt beobachtet werden, bildet sich ohne jede Behandlung selbst zurück; kommt es jedoch zum Einklemmen von Eingeweideteilen im Bruchsack, was zu jeder Zeit ohne ein vorheriges Warnsignal auftreten kann, so stellt das einen lebensbedrohlichen Zustand dar, der einen sofortigen chirurgischen Eingriff notwendig macht.

Es ist sinnvoll, Größe, Form, Inhalt und Reponierbarkeit des Bruches von Ihrem Tierarzt feststellen zu lassen, um das Risiko einschätzen und die Behandlung einleiten zu können.

Bei einer reponierbaren Hernie kann der Bruchinhalt durch manuellen Druck in die Bauchhöhle zurückverlagert werden. Da aber auch hier Komplikationen auftreten können, stellt sie eine potentielle Gefahrenquelle dar.

Ein nicht reponierbarer Bruch beruht entweder auf Verklebungen zwischen Bruchsack und -inhalt oder auf einer Einklemmung von Eingeweideteilen, insbesondere Darmschlingen. Im letzteren Fall wird eine sofortige Operation erforderlich, um einen tödlichen Ausgang zu verhindern.

Ein Nabelbruch wird gewöhnlich als kleine, sackförmige Ausbuchtung in der Nabelgegend sichtbar. Dagegen sind Leisten- und Hodensackbruch zwischen den Hinterbeinen gut verborgen und werden nicht so leicht bemerkt.

Ich habe gelernt, Ruhe zu bewahren und die Brüche unter Beobachtung zu halten. Die Erfahrung hat mich gelehrt, daß sie sich häufig innerhalb weniger Tage ohne einen menschlichen Eingriff zurückbilden. In meinen langen Praxisjahren habe ich nur zwei Fälle von Leistenbrüchen gesehen, die einer chirurgischen Behandlung bedurften.

Jede hernienartige Vorwölbung am Bauch, mit Ausnahme des Nabel- und Leistenbereichs, ist gewöhnlich traumatischen Ursprungs und sollte tierärztlich überprüft und behandelt werden.

Augenverletzungen aus mannigfachen Gründen sind bei Saugfohlen häufig zu beobachten; Heu, Stroh und Staubpartikel können eine ursächliche Rolle spielen.

Durch Einbringen von Augensalben oder -tropfen in den Bindehautsack läßt sich der Zustand meist korrigieren, jedoch sollte das unter tierärztlicher Kontrolle erfolgen, um Komplikationen zu vermeiden.

Gelegentlich entstehen während einer verlängerten oder schwierigen Geburt Hornhaut- und Bindehautschäden, die aber nach geeigneter Behandlung meist schnell abheilen. Wichtig ist, daß das Auge feucht bleibt und der Reiz gelindert wird.

Angeborene Augenveränderungen, wie Mikrophthalmie (Kleinheit des Auges durch Mißbildung) oder Linsentrübung, werden bei Pferden nur selten gesehen.

Das *Entropium* (Einstülpung der Augenlider) ist bei weitem das häufigste Augenleiden beim neugeborenen Fohlen, insbesondere von unreifen, schwachen, ausgetrockneten Tieren, wobei meist nur das untere Augenlid betroffen ist.

Das Entropium ist durch ein Einrollen des Augenlids charakterisiert, wodurch die Wimpern und die äußere behaarte Oberfläche in unmittelbare Berührung mit der empfindlichen Hornhaut des Augapfels kommen, was ernste Folgen haben kann.

Tränenfluß, häufiges Blinzeln, Lichtscheu und unter Umständen Blepharospasmus (krampfhafter Lidschluß) ziehen die Aufmerksamkeit auf den Zustand.

In ganz frischen Fällen kann durch das Anlegen eines Heftpflasters eine Linderung des Reizes erreicht werden, aber dann muß ein Tierarzt zugezogen werden, damit die primäre Ursache für das Einstülpen erkannt und eliminiert werden kann.

Bleibt es dagegen unbehandelt, so kann es zu Sekundärschäden der Cornea (Hornhaut) kommen, die dann wie von einem bläulichen Schleier bedeckt erscheint. Als Folge der fortgesetzten Reizung und Traumatisierung kann eine Hornhautentzündung und, daraus resultierend, Blindheit entstehen.

Wenn es sich um eine hochgradige Einstülpung handelt und das Anlegen des Heftpflasters oder einer Situationsnaht durch den Tierarzt ohne Erfolg blieb, ist nach Beseitigung der Ursache eine chirurgische Korrektur des Zustandes unumgänglich, bei der durch Entfernen eines Hautstreifens und anschließende Naht der Wundränder eine Straffung des Lids erreicht wird.

Das *Ektropium* (Ausstülpung der Augenlider) kommt bei Fohlen sehr selten vor. Die einzigen Fälle, die ich gesehen habe, waren das Ergebnis eines Traumas und ließen sich durch einen kleinen chirurgischen Eingriff leicht beseitigen.

Fehlerhafte Gliedmaßenstellungen sind immer eine Hauptsorge von Zuchtstutenbesitzern gewesen.

Ein normales Fohlen kommt mit einer gut entwickelten Muskulatur zur Welt, wobei der Muskeltonus nichts zu wünschen übrig läßt. Die antagonistische Funktion der Beuger und Strecker ist koordiniert und ausgewogen, wodurch das Fohlen befähigt wird, eine normale Körperhaltung einzunehmen, ohne daß eine übermäßige Anstrengung erforderlich ist. Die Gliedmaßenstellung gibt keinen Anlaß zur Kritik.

Jedes Jahr wird jedoch ein gewisser Prozentsatz an Fohlen mit schwachen Gelenken oder verstellten Beinen geboren, der die Vorstellung vom idealen Pferd nicht erfüllt, so daß die Besitzer zunächst begreiflicherweise enttäuscht sind.

Zahlreiche Abweichungen von der Norm korrigieren sich selbst oder sind mit geringer zweckmäßiger Hilfe schnell zu beseitigen, solange das Fohlen in der Lage ist, aufzustehen und zu trinken; aber sogar Fohlen, die eine erhebliche Hilfestellung benötigen, schaffen es erstaunlich gut, wenn man ihnen genügend Zeit gibt.

Die Gliedmaßenstellung kann beim Fohlen in vier Richtungen abweichen, und zwar nach vorne, hinten, seitlich außen und seitlich innen. Abweichungen nach vorne und hinten sind meist das Ergebnis einer unausgeglichenen Funktion zwischen der Beuger- und Strekkermuskulatur mit den entsprechenden Sehnen, dagegen sind Abweichungen nach innen oder außen primär das Ergebnis von Skelettdeformationen.

Fohlen mit *rückbiegigen* Vorderfußwurzelgelenken (»Vorderknien«) besitzen eine Schwäche der Beuger, die häufig gemeinsam mit einer anatomischen Gestaltsänderung des Gelenkes auftritt. Dieser Zustand, der auch im Zusammenhang mit weichen Fesseln gesehen werden kann, wird, wenn einmal vorhanden, immer ein Problem mit nur geringer Aussicht auf Besserung bleiben. Durch die Fehlbelastung der Gelenkflächen kann es, wenn die Tiere später gearbeitet werden, zu Schwierigkeiten kommen.

Wenn Fohlen eine *Vorbiegigkeit* der Vorderfußwurzelgelenke (Kniehängigkeit, Struppiertheit) aufweisen, das heißt eine Abweichung des Gelenks von der normalen Achse nach vorne, stellt das wiederum einen Zustand der Unausgeglichenheit im Tonus der Beuger und Strecker dar. Diese Abweichung ist häufig bei neugeborenen Fohlen vorhanden, verliert sich aber gewöhnlich bis zum Alter von sechs Monaten. Solange die Winkelung nicht extrem ist, besteht kein Anlaß zur Sorge.

Bei der *Abweichung der Vorderfußwurzelgelenke nach außen* (»knieweite Stellung«), die oft in Verbindung mit einer zehenengen Stellung auftritt, kommt es zur starken Belastung der medialen Vorderfußwurzelknochen und der lateralen Bänder sowie der Gelenkkapsel. Bei rechtzeitiger Behandlung mit Gipsverbänden kann häufig eine Besserung erzielt und ein Schaden an den Gelenken vermieden werden. Wird keine Therapie eingeleitet, so verschlimmert sich gewöhnlich später dieser Zustand bei normaler Arbeit und Bewegung.

Fohlen mit x-förmigen Vordergliedmaßen, das heißt mit einer *Abweichung der Gelenke nach innen* (»knieenge Stellung«), zeigen eine gewisse Selbstheilungsrate, wenn die Divergenz nur gering ist. Häufig ist auch hier eine Behandlung mit Gipsverbänden angezeigt, wobei man davon ausgehen kann, daß die Korrektur der Deformität um so schneller und erfolgreicher ist, je eher die therapeutische Maßnahme einsetzt.

Stellt man sich die Gewichtsverteilung bei abweichenden Gliedmaßenstellungen vor, so kann man verstehen, wie die Schäden an den Gelenken zustande kommen und worin die Nachteile einer Abweichung nach innen oder außen bestehen.

Bei einem normal gestellten Fohlen soll das Lot, das vom Schultergelenk gefällt wird, die Gliedmaße in zwei gleiche Teile teilen. Wissenschaftliche Untersuchungen ergaben, daß etwa neunzig Prozent des Gewichtes und damit der Belastung auf der Innenseite dieser Linie liegen sollen, wodurch eine zur Außenseite gerichtete Kraft auf die Gelenkflächen wirkt.

Eine Abweichung von der senkrechten Linie nach außen hat die Tendenz, die Wirkung dieser Kräfte noch zu intensivieren oder im günstigsten Fall keine Veränderung zu verursachen.

Demgegenüber scheint eine Abweichung nach innen durch Bewegung und Wachstum günstig beeinflußt zu werden. Extreme Fälle von »Knieenge« bessern sich jedoch nicht. Ich habe Fohlen mit so stark verstellten Gliedmaßen gesehen, daß ihre Vorderfußwurzelgelenke buchstäblich aneinandergepreßt waren.

Die Wachstumslinie oder Epiphysenfuge am unteren Ende des Unterarmknochens ist in die ungleichmäßige Belastung mit einbezogen. Es entwickelt sich eine ungleichmäßige Epiphysenfuge mit medialem Spreizen oder Auseinanderweichen und lateraler Kompression.

Durch einen chirurgischen Eingriff, das Klammern der Epiphyse, kann man hier wirksam Abhilfe bringen, jedoch nur, wenn die Maßnahme in einem frühen Stadium durchgeführt wird, um dem Auftreten von sekundären Veränderungen an den Gelenken vorzubeugen.

Die Erfahrung hat gezeigt, daß eine mediale Abweichung eine gute, eine laterale dagegen nur eine vorsichtige Prognose erlaubt.

Wenn Ihr Fohlen *zeheneng* oder *zehenweit* steht, sind Fesselgelenk, Fesselbein und Huf direkt einbezogen. Diese Anomalien treten gewöhnlich in Kombination mit der bodenengen oder bodenweiten Stellung auf, werden aber auch isoliert gefunden.

Zehenweit gestellte Gliedmaßen gehen häufig mit schwachen Fesseln einher. Beim Vorschwingen wird das eine Vorderbein durch den anomaliebedingt abweichenden Gang oft so dicht an der gerade fußenden Gliedmaße vorbeigeführt, daß es dort in Höhe des Fesselkopfes zu Verletzungen durch »Streichen« kommen kann.

Bleibt die Behandlung aus, so ist die Möglichkeit zukünftiger Schäden klar ersichtlich. Ein regelmäßiges, sorgfältiges Richten und Ausschneiden der Hufe, kombiniert mit guter Ernährung und geeigneter Bewegung, sind wichtige Faktoren, die zu einer Besserung des Zustandes beitragen.

Es ist sinnvoll, daß Sie sich eine Hufraspel besorgen, um zwischen dem regelmäßigen Richten der Hufe durch einen Sachverständigen die notwendige Pflege selbst fortzuführen.

Jede Woche oder alle zehn Tage sollten zwei oder drei sorgfältig gelenkte Striche an der äußeren Tragrandseite von der Trachte zur Spitze hin ausgeführt werden, um die Außenwand des Fohlenhufs leicht zu verkürzen. Wenn dann die Raspel um die Hufspitze herum zur Mitte der Zehe hin geführt wird, genügen ein oder zwei weitere Striche, um den Vorsprung zu entfernen, der sich durch die erste Maßnahme gebildet hat.

Das Fohlen wird dadurch veranlaßt, wie es normal ist, über die Hufmitte abzurollen. Bleibt es jedoch unbehandelt und darf es weiterhin über die Hufinnenseite abrollen, so wird der unnatürliche Gang mehr und mehr seinen schädigenden Einfluß auf die unfertigen Knochen und Gelenke des Fohlens ausüben.

Die zehenenge Stellung wird seltener beobachtet als die zehenweite, ist aber in hochgradigen Fällen mit dieser vergleichbar: beide verursachen schwächende Abweichungen in Form und Mechanik. Es werden ähnliche Gelenkschäden verursacht, und es besteht die gleiche Gefahr zukünftiger Veränderungen, wenn das eine oder andere Problem unkontrolliert fortbestehen darf. Zudem ist der aus der zehenengen Stellung resultierende »paddelnde« Gang unerwünscht.

Auch hier ist die Hufraspel das Mittel der Wahl, geringgradige Veränderungen auszugleichen. Bei der zehenengen Stellung besteht die Tendenz, über die Außenseite des Hufes abzurollen. Diesmal muß deshalb der innere Tragrand gekürzt werden. Dabei sollten Sie sich an das gleiche Schema wie bei der zehenweiten Stellung halten. Trotz aller Anstrengungen wird die zu erreichende Besserung von der Ausgangslage der Abweichung abhängen; eine Milderung ist aber auf jeden Fall zu erwarten.

Jede angeborene Gliedmaßendeformation führt zu Konsequenzen, durch die die künftige Leistung des Pferdes beeinflußt werden kann. Das Ausmaß ist nicht vorhersagbar.

Vor wenigen Jahren gewann ein wohlbekanntes Rennpferd trotz einer deformierten Vordergliedmaße, die für jedes andere Pferd eine legitime Entschuldigung gewesen wäre, bei Leistungsprüfungen zu versagen, wichtige Rennen. Aber aufgrund seines Herzens, seines Mutes und dem Willen zu gewinnen — nennen Sie es wie Sie wollen — war seine Leistung hervorragend.

Dieser Fall ist nicht einzigartig. Viele Pferde haben diesen außergewöhnlichen Drang sowie die daraus resultierenden Fähigkeiten und sind dadurch in der Lage, solche Behinderungen zu kompensieren.

Wenn Sie ein Fohlen erwerben wollen, werden Sie darauf achten, ob es schwache oder verstellte Gliedmaßen hat, und eine entsprechende Entscheidung treffen; wenn aber das eigene Züchtungsprodukt nicht perfekt ist, so bedeutet das nicht, daß seine Zukunft düster sein muß. Die Anlagen eines jeden Pferdes können ihm die Fähigkeit geben, Erfolge zu erzielen, vorausgesetzt, daß es die geeignete Umgebung, Pflege und Ausbildung erhält.

Abweichungen des Fesselgelenks nach vorne oder hinten repräsentieren ein Problem, das dem der Abweichung des Vorderfußwurzelgelenks entgegengesetzt ist, denn die Abweichung nach vorne ist hier prognostisch ungünstiger zu beurteilen als die nach hinten.

Fohlen mit *weichen Fesseln* sind der häufigste, jedoch am wenigsten bedenkliche Fall in der Kategorie der Gliedmaßenanomalien. Innerhalb einer weiten Spanne wird der Extremfall einer Überstrekkung der Fessel bei einem Fohlen zu sehen sein, das tatsächlich mit beiden Fesseln den Boden berührt. Verzweifeln Sie nicht: zweckmäßige Ernährung und Bewegung sind nachweislich auch hier in der Lage, eine Besserung zu bringen. Manche der am schlimmsten verstellten Fohlen wachsen zu Pferden heran, die erfolgreich an Leistungsprüfungen teilnehmen.

Die schwache Fesselung wird durch einen unzureichenden Tonus der Beuger beziehungsweise einen übermäßigen Muskeltonus der Strecker verursacht. Die gedehnten Beugesehnen führen zu einem überstreckten Gelenk, wodurch die Fessel so weit nach unten durchgetreten werden kann, daß das Fohlen auf dem Fesselkopf fußt.

Eine geeignete Behandlung vermag häufig den unausgewogenen Tonus der Muskelgruppen allmählich zu normalisieren und so die Fesselstellung zu bessern. Dabei kann die Behandlung je nach dem Ausmaß der Abweichung wenige Tage bis einige Wochen dauern. Extreme Fälle, bei denen nicht nur Trachten oder Ballen, sondern auch die Fesselköpfe den Boden berühren, erfordern Schutz- und Stützverbände, um der Entstehung von Druckwunden vorzubeugen, die Schmerzen verursachen und das Fohlen von der notwendigen Bewegung abhalten, sowie orthopädische Maßnahmen. Sogar bei diesen Fohlen können bemerkenswerte Erfolge erzielt werden.

Der sogenannte *Stelzfuß der neugeborenen Fohlen* (Überköten, Kötenschüssigkeit) ist angeboren und kommt ebenfalls durch ein Mißverhältnis im Tonus der Beuger und Strecker zustande. Die Tiere können in hochgradigen Fällen nicht stehen oder laufen oder stützen sich auf der Vorderfläche des Fesselkopfes ab.

Die Behandlung in Form von Stütz- und Streckverbänden muß während der ersten vierundzwanzig bis achtundvierzig Lebensstunden einsetzen und erstreckt sich über eine bis mehrere Wochen. Unter Umständen müssen auch weitere orthopädische Maßnahmen eingeleitet werden.

Falls die Abweichung über längere Zeit besteht, kann ein chirurgischer Eingriff notwendig werden, um den ungleichmäßigen Sehnenzug zu beheben.

Einen ähnlichen Zustand stellt der erworbene *Stelzfuß der älteren Fohlen* dar, der sich hauptsächlich bei Tieren, die in tiefer Einstreu gehalten werden oder in trockenen Jahren bei Fohlen, die auf der Weide gehalten werden, entwickelt. Die Fohlen gehen auf der Hufspitze und sind nicht in der Lage, mit den Trachten und Ballen zu fußen, so daß sich graduell ein Bockhuf bildet.

Hier wird eine orthopädische Behandlung notwendig, die sehr langwierig sein kann. In hochgradigen Fällen kann auch ein chirurgischer Eingriff angezeigt sein.

Anomalien der Hintergliedmaße oder anomale Winkelungen werden beim Fohlen relativ häufig beobachtet, insbesondere bei großen Tieren. Die damit verbundenen Probleme sind oft weniger ernst als bei den Vorderbeinen, was möglicherweise dadurch mitbedingt wird, daß von den Hinterbeinen weniger Gewicht getragen wird.

Als Hauptursachen für die Abweichungen gelten wie bei den Vordergliedmaßen Vererbung, Lage des Fetus in der Gebärmutter und wahrscheinlich auch die Ernährung der Mutterstute.

Am häufigsten kann man *zu steil gestellte* oder *säbelbeinige Hintergliedmaßen, angeborene Hasenhacken, Faßbeinigkeit, Kuhhessigkeit* sowie *Abweichungen an der Fessel,* wie sie auch am Vorderbein auftreten, finden.

Die *zu steil gestellten Hintergliedmaßen* repräsentieren eine potentielle Schwäche, die spätere Schäden begünstigt, insbesondere Sprunggelenksgallen und die Luxation der Kniescheibe nach oben. Normales Wachstum, Kondition und angemessene Bewegung können manchmal eine Besserung mit sich bringen.

Säbelbeinige Hintergliedmaßen fallen gewöhnlich gleich nach der Geburt auf. Vom Knie abwärts sind die Hinterbeine unter das Fohlen gebogen und wie die Klinge eines Säbels geformt, daher der Name. In hochgradigen Fällen ist das Fohlen, von der Seite gesehen, am Widerrist höher als an der Kruppe, und es scheint, als ob die Hinterhand Schwierigkeiten hätte, der Vorhand zu folgen.

Es ist erstaunlich, welche Besserung in hochgradigen Fällen bei Fohlen nach wenigen Wochen auftreten kann, und noch überraschender ist das günstige Bild, das oft nach wenigen Monaten zu beobachten ist. Die Tiere können zu brauchbaren Erwachsenen heranreifen, obwohl Anhaltspunkte dieser frühen Abweichung erkennbar bleiben.

Die säbelbeinige Stellung begünstigt im späteren Leben das Auftreten von Hasenhacken (Krankheitszustand an der Hinterfläche des Sprunggelenks, der an einer dort auftretenden Schwellung deutlich zu erkennen ist) und Spat. Hasenhacken können auch angeboren sein, besonders bei Vollblutpferden.

Oft schwindet, wenn ich ein großes, gut aussehendes Hengstfohlen auf die Welt kommen sehe, mein momentaner Enthusiasmus, wenn es aufsteht und eine erhebliche Anomalie seiner Sprunggelenke sichtbar wird. Die Abweichung läßt meist keine Karriere als Turnierpferd zu. (Ich bin immer angenehm überrascht, wenn ich eines dieser großen Fohlen mit klaren Beinen und normalen Sprunggelenken sehe.)

Andere fehlerhafte Stellungen lassen sich leicht erkennen, wenn man hinter dem Fohlen steht. Fällt man das Lot vom Sitzbein zum Boden, sollte die Gliedmaße dadurch in zwei gleiche Hälften geteilt werden.

Die *Faß-* oder *O-Beinigkeit* tritt zumeist gemeinsam mit einer bodenengen Stellung auf, so daß dann die Fersenhöcker außerhalb der gedachten senkrechten Linie liegen.

Gelegentlich wird auch ein schwaches Fohlen mit einem O-Bein geboren, wobei die andere Gliedmaße diesem parallel folgt. Diese Tiere haben meist eine schwankende Hinterhand und stehen wie am Hang eines Berges. Durch orthopädische Maßnahmen lassen sich hier Besserungen erzielen, durch die auch Besitzer, die zunächst eine Euthanasie wünschten, überzeugt werden konnten.

Denken Sie daran, daß, solange ein Fohlen in der Lage ist, aufzustehen zum Trinken, sich zu bewegen und zur Ruhe wieder hinzulegen, die Fortschritte im Muskel- und Skelettsystem enorm sein können, was dazu führt, daß Tiere, die zunächst verkrüppelt erschienen, zu nützlichen Gebrauchspferden heranwachsen.

Bei *kuhhessigen* oder *x-beinigen* Fohlen liegen die Sprunggelenkshöcker auf der Innenseite der gedachten Senkrechten. Meist tritt diese Anomalie gemeinsam mit der zehenweiten und unter Umständen mit der säbelbeinigen Stellung auf, was die ungünstigste Kombination darstellt.

Auch wenn es durch Bewegung, Wachstum und gute Ernährung zu einer Besserung kommen kann, wird diese Abweichung das Fohlen meist den Rest seines Lebens in gewissem Ausmaß beeinflussen.

Ein häufig auftretendes Problem ist, daß sich die Pferde beim Vorführen der Gliedmaße am gegenüberliegenden Bein streichen, was sich oft durch einen besonderen Beschlag vermeiden läßt. In anderen Fällen können nur noch sogenannte Streichkappen vor Verletzungen und ihren Folgen schützen.

Zahlreiche Gliedmaßendeformationen sind angeboren und eindrucksvoll bei manchen Blutlinien vorhanden. Durch eine geeignete Zuchtwahl lassen sich aber viele Abweichungen von der Norm vermeiden oder verringern.

Die *Verrenkung der Kniescheibe nach oben* ist ein recht häufiger Zustand, der meist bei Fohlen mit steil gestellten Hintergliedmaßen auftritt. Dabei bleibt die Kniescheibe auf dem verdickten, zur Körpermitte hin gelegenen Teil des Oberschenkelbeins hängen, wodurch eine Streckung der Extremität nach hinten verursacht wird, was für Besitzer und Pferd beängstigend sein kann. Zuweilen renkt sich die Kniescheibe bei einer unbeabsichtigten Bewegung selbst wieder ein, wobei ein ausgeprägtes Knacken hörbar wird, jedoch kann die Verlagerung jederzeit wieder auftreten.

Eine oder beide Kniescheiben können einbezogen sein. Bleibt der Zustand wiederkehrend, so kann ein einfacher chirurgischer Eingriff Abhilfe bringen, der durchgeführt werden sollte, bevor sich weitere Veränderungen am Gelenk ergeben.

In manchen Fällen wird die Fixation schnell aufgehoben, wenn man das Tier rückwärts richtet. Wird dadurch keine Abhilfe geschaffen, so können Sie als Besitzer als letzte Möglichkeit eine Hand fest auf das Knie legen und mit der anderen versuchen, das Bein zu heben und nach außen zu ziehen. Da dabei neben Geschicklichkeit auch Kraft nötig ist, ist es sinnvoll, sich durch einen oder zwei Helfer unterstützen zu lassen.

Traumen oder mechanisch ausgelöste Schäden am Fohlen treten während der Geburt weitaus häufiger auf, als allgemein berichtet wird. Äußere Verletzungen sind meist deutlich sichtbar, aber ein inneres Trauma kann unbemerkt bleiben, bis die oft erschreckenden Folgen den Zustand erkennbar machen.

Viele Schäden entstehen, wenn Stuten unbeobachtet fohlen, aber die Mehrzahl besteht dann aus Quetschungen der Weichteile, die schnell heilen und meist keine Konsequenzen haben.

Da das Fohlen normalerweise mit der Nase vorneweg auf die Welt kommt, werden Quetschungen von Zahnfleisch, Lippen, Zunge und Nase am häufigsten gesehen.

Die das Auge umgebenden Teile des Gesichtsschädels, besonders der obere Augenbogen, sind ebenfalls Verletzungen ausgesetzt. Gelegentlich treten hierbei auch Schäden am Augapfel auf.

Bei der Behandlung des Auges oder seiner benachbarten Gebiete ist Vorsicht geboten, da hier zahlreiche Medikamente reizend wirken können, die das Fohlen veranlassen, zu reiben und zu scheuern und dadurch weitere Schäden anzurichten. Deshalb dürfen nur spezielle Augensalben in den Bindehautsack eingebracht oder auf die Lider aufgetragen werden. Es ist wichtig, daß eine ausreichende Schlüpfrigkeit der Augenoberfläche gewährleistet wird, um die Hornhaut vor Austrocknung und daraus resultierenden, irreparablen Veränderungen zu schützen.

Hals und Schultern sind gewöhnlich nicht betroffen, aber der Brustkorb kann der Kompression durch die Geburtskräfte ausgesetzt sein. Die Schäden reichen dann von geringgradigen Quetschungen bis zu Rippenbrüchen.

Jeder Schaden am Thorax gefährdet das dünne, nicht reißfeste Brustfell, das darunterliegende Lungengewebe und sogar Herzbeutel und Herz, denn diesen Strukturen können leicht Quetschungen und Stichwunden zugefügt werden.

Rippenbrüche können schwer zu diagnostizieren sein; Ächzen, Stöhnen und Grunzen geben Hinweise und sollten Sie veranlassen, Ihren Tierarzt zu rufen. Auch das Widerstreben sich zu bewegen, oberflächliches Atmen und Empfindlichkeit gegenüber Berührungen sind Anzeichen für eine Alarmsituation.

Ein *Zwerchfellriß* ist nach der Geburt oder anderen mechanischen Einwirkungen selten beim Fohlen zu beobachten. Das Zwerchfell ist eine muskulös-sehnige Scheidewand, die die Brusthöhle von der Bauchhöhle trennt und in der Form einem geöffneten Schirm gleicht, dessen Kuppel in die Brusthöhle hineinragt. Jeder Defekt in dieser Struktur verursacht eine Senkung des Unterdrucks im Thorax und führt zu erheblichen Störungen des Allgemeinbefindens.

Durch den Spalt im Zwerchfell können Eingeweide- insbesondere Darmteile in die Brusthöhle vorfallen; dieser Zustand wird Zwerchfellbruch genannt.

Die Tiere zeigen gewöhnlich Niedergeschlagenheit, Saugunlust, leichte Kolikanzeichen, vermeiden Bewegung, legen sich nicht hin und nehmen eine sägebockartige Stellung ein. Daneben tritt eine flache, japsende, abdominal betonte Atmung auf.

Auch hier ist die Diagnose schwer zu stellen. Ein sofortiger operativer Eingriff mit Rückverlagerung der Eingeweideteile und Verschluß der Bruchpforte im Zwerchfell ist die einzige Behandlungsmöglichkeit.

Ein *Blasenriß* infolge der Geburt ist besonders bei Hengstfohlen nicht ungewöhnlich und stellt einen sehr ernsten und bedrohlichen Zustand dar, insbesondere, wenn die Diagnose nicht rechtzeitig gestellt wird.

Der Druck auf die teilweise gefüllte Blase während der Geburt oder ein scharfer, ruckartiger Zug an der intakten Nabelschnur, wenn die erschrockene oder schreckhafte Stute nach der Geburt schnell aufsteht, kommt als Ursache in Frage.

Das Fohlen erscheint während der ersten zwölf bis vierundzwanzig Lebensstunden normal und wird dann zunehmend teilnahmsloser und schwächer.

Ein gelegentliches Pressen und eine Ausweitung des Bauches, ohne daß eine Verstopfung vorhanden ist, sollte als Alarmsignal für den Züchter gelten. Wenn der Prozeß unbehandelt fortschreitet, wird das Allgemeinbefinden schlechter, die Körperinnentemperatur steigt, die Atmung wird flacher und frequenter, und die Schleimhäute werden blaß und zeigen einen gelblichen Schimmer. Ein deutliches Symptom ist die zunehmende Vergrößerung des Bauchumfanges, wodurch das Abdomen schließlich einem wassergefüllten Ballon ähnelt. Vielfach kann durch das Pressen etwas Urin abgesetzt werden, was den Eindruck entstehen läßt, als ob das Fohlen häufig die Blase entleeren würde. Diese kleinen Urinmengen sind das Ergebnis des steigenden Druckes in der Bauchhöhle und nicht einer gefüllten Blase.

Ihr Tierarzt kann durch eine Punktion der Bauchhöhle den Harn nachweisen und so die Diagnose stellen. Ein sachgemäßer, rechtzeitiger, operativer Blasenverschluß bietet für das Fohlen eine gute Überlebensaussicht. Bleibt der Zustand dagegen unbehandelt, kommt es zu einer urämischen Vergiftung mit Folgeerscheinungen wie Blindsein, Krämpfe, Koma und dann Tod.

Für einen fehlenden Harnabsatz kann es neben der Blasenruptur auch andere Ursachen geben. Während der Geburt kann es zu einer Quetschung der harnableitenden Organe kommen, wodurch eine Blockade entsteht, deren Ausmaß von der Lokalisation des Hämatoms oder dem Grad der Gewebsveränderungen abhängt. Diese Faktoren beeinflussen auch den Ausgang der Erkrankung.

Die Austrocknung, die gewöhnlich im Zusammenhang mit Septikämien zustande kommt, führt zu Verringerung der Harnausschei-

Oben: Angeborene Hyperextension des Fesselgelenkes (4 Tage altes Fohlen)

Unten links: „Knieenge" Stellung

Unten rechts: Angeborener Stelzfuß

dung, wobei meist kein absoluter Mangel besteht, aber das Volumen stark reduziert ist.

Auch die herabgesetzte Flüssigkeitsaufnahme bei verminderter oder fehlender Sauglust, ein gestörter Elektrolythaushalt und ein fehlerhafter Flüssigkeitsaustausch sind alles Faktoren, die die Menge und die Häufigkeit des Harnabsatzes beeinflussen.

Ein Bild des gestörten Harnabsatzes findet man auch bei Fehlen von Teilen der Harn- und Geschlechtswege oder bei Mißbildungen, zum Beispiel in Form einer Blasenmastdarmspalte, die mit einem völligen Fehlen des Afters verbunden sein kann.

Der *persistierende Urachus* (Urachusfistel, Fistel des Nabelblasenganges) ist ein relativ häufig zu beobachtender Zustand bei neugeborenen Fohlen. Der Urachus ist ein schlauchförmiger Verbindungsgang innerhalb des Nabelstranges, der den überschüssigen Harn während des pränatalen Lebens aus der fetalen Blase zur Allantois (Harnsack) leitet.

Nach der Geburt erfolgt normalerweise der Verschluß des Urachus, wenn die Nabelschnur reißt und der Urin dann von der Blase des neugeborenen Fohlens auf natürlichem Wege durch die Harnröhre entleert wird.

Das Ausbleiben des Verschlusses erlaubt ein beständiges Harntröpfeln aus dem Nabelstumpf. Aus diesem Tröpfeln entwickelt sich ein Abfließen in dünnem Strahl, wenn das Fohlen zum Urinieren ansetzt.

Der Zustand ist leicht zu erkennen, kann aber bei Hengstfohlen, aufgrund der Nähe zum Präputium, einige Tage unbemerkt bleiben. Beim Stutfohlen dagegen ist es immer eine schockierende Sache für den Besitzer, so etwas zu beobachten.

Das Ergebnis des abtröpfelnden Urins ist ein ständig nasser, beschmutzter, erweichter Nabelstumpf, der eine ideale Umgebung für das Wachstum pathogener Bakterien und damit eine andauernde Infektionsgefahr darstellt.

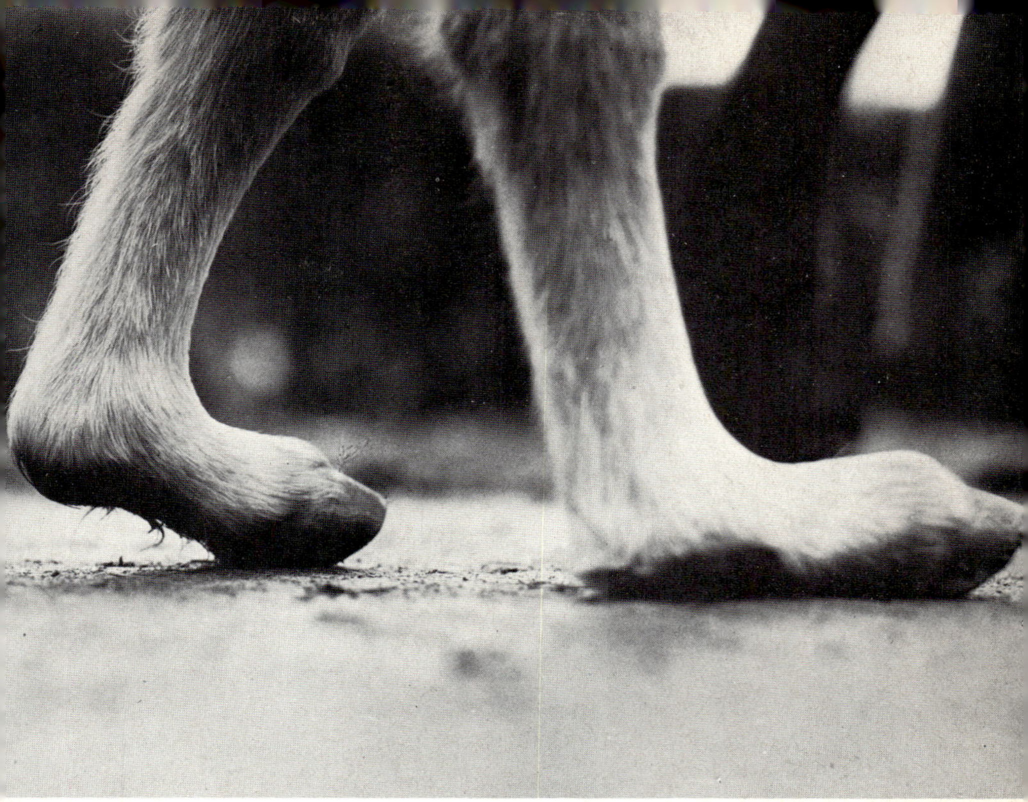

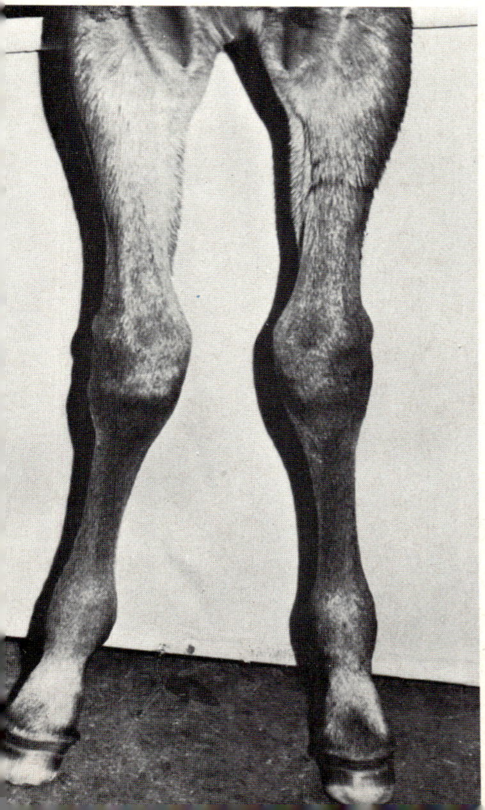

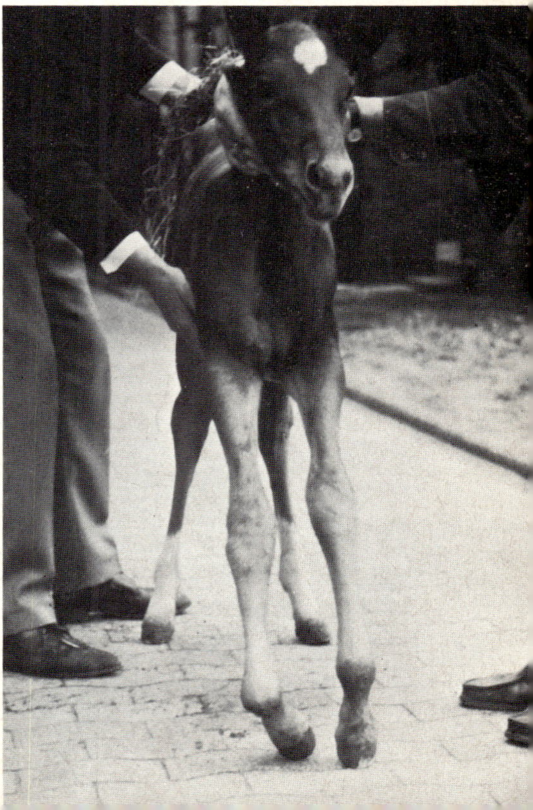

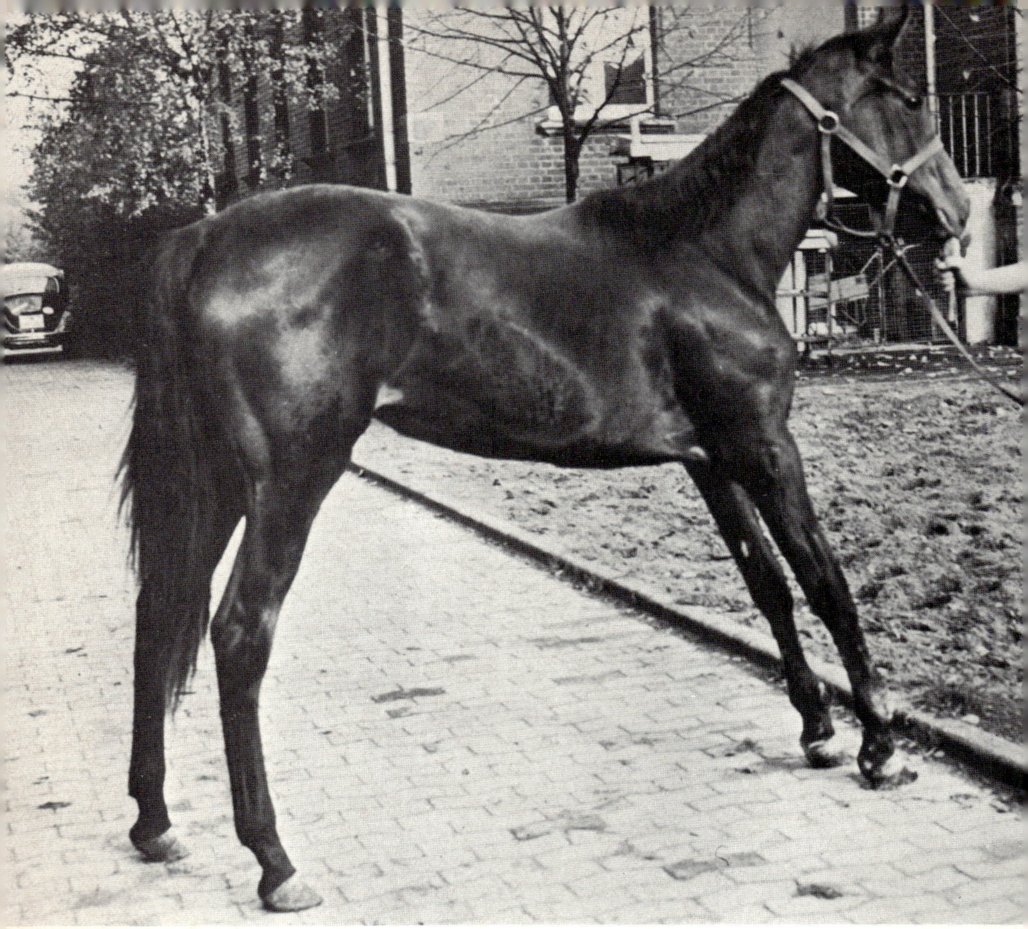

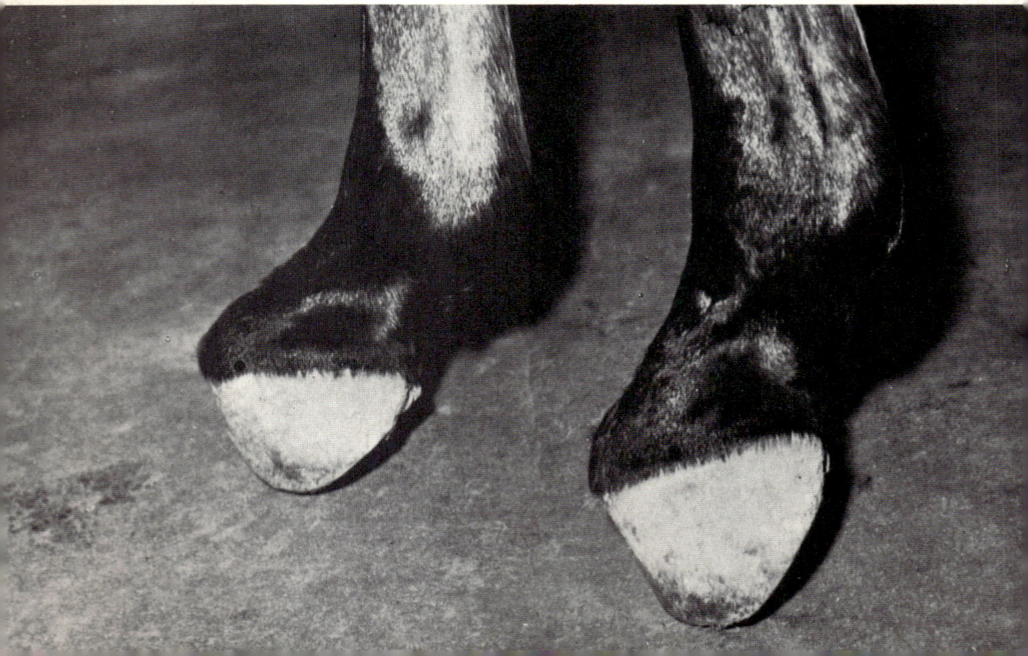

Oben: Erworbener Sehnenstelzfuß beim Jährling

Unten: Bockhufe

Bei unbehandelten Fohlen tritt ein spontaner Verschluß nur selten auf, gewöhnlich ist eine tägliche Ätzung mit Höllensteinstift oder Jodtinktur notwendig. Die Behandlung sollte erst abgebrochen werden, wenn der Nabelstumpf geschrumpft und trocken geworden ist und das Harnträufeln aufgehört hat.

Der Nabel darf nicht abgebunden werden, denn es besteht die Möglichkeit, daß die Harnröhre nicht durchgängig ist. Die Korrektur erfolgt gewöhnlich innerhalb von wenigen Tagen.

Achten Sie aber auch weiterhin auf versteckte Anzeichen einer systemischen Infektion.

Das *Fehlen des Saugreflexes* direkt nach der Geburt ist eine ernste Warnung und ein Anzeichen für ein sehr schwaches oder sehr krankes Fohlen.

Ein normales Fohlen steht und trinkt gewöhnlich innerhalb von dreißig Minuten nach der Geburt. Schon bevor es auf die Beine kommt, suchen die zusammengerollte rosa Zunge und die Lippen in ihrer Umgebung nach einer Nahrungsquelle.

Wenn das Neugeborene nicht in der Lage ist, aus eigenem Antrieb zu saugen, ist eine sofortige Hilfeleistung erforderlich. Es kann unter Umständen notwendig werden, Milch abzumelken und das Fohlen über eine Nasenschlundsonde zu füttern.

Bei einem schwachen Fohlen setzt meist nach ein oder zwei Sondenfütterungen der Saugreflex ein, und es ist dann in der Lage, aufzustehen und selbst zu trinken.

Eine tierärztliche Untersuchung ist nötig, um zwischen einem Fohlen, das durch eine schwierige Geburt oder durch verzögerte Nahrungsaufnahme und einem Fohlen, das durch eine intrauterine Infektion geschwächt ist, zu unterscheiden.

Das geschwächte und schwer kranke Fohlen, das an einer systemischen Infektion leidet, benötigt zusätzlich zur Nasenschlundsondenfütterung eine intensive Behandlung und Infusionen, wobei über die Sonde neben der Nahrung auch Medikamente verabreicht werden können.

Sofern der Saugreflex nicht zustande kommt, besteht keine Hoffnung, daß das Fohlen überlebt.

Vor mehreren Jahren beschäftigte mich ein Fall, der den Lebensmut illustriert, den manche der schwachen Fohlen besitzen.

Es erreichte mich der verzweifelte Hilferuf einer mir unbekannten Besitzerin: ihr Fohlen lag im Sterben. Ich hatte es schwer, den Stall zu finden, der sogar schon von außen ein trostloses Bild völliger Vernachlässigung bot. In ihm fand ich mit den hilflos dabei stehenden Besitzern eine Warmblutstute vor, die unbeaufsichtigt in der schlimmstmöglichen Umgebung abgefohlt hatte. Sie befand sich in einem winzigen, engen Stall, in dem es ihr unmöglich war sich umzudrehen. Es ist fraglich, ob sie überhaupt in der Lage war, aufzustehen oder sich hinzulegen. Die Box war für die Geburt nicht verändert worden und nur mit wenig Einstreu versehen.

Die bemitleidenswerte Kreatur, die unter der Stute lag, war böse zugerichtet und sah völlig zerschlagen aus. Das kleine schwache Fohlen hob sein Köpfchen und bewegte seine Beine schwächlich, als ich es zwischen den Hinterbeinen seiner Mutter hervorzog und auf etwas frisches, trockenes Stroh im Stallgang legte — es war für mich kein Raum in der Box! Die Stute streckte ihren Hals über die behelfsmäßige Tür ihres Verschlages und leckte ihr Baby. Sie schien erleichtert, daß es sich auf einem sicheren, sauberen, trockenen Lager befand.

Während ich begann, dem winzigen Fohlen eine Infusion zu verabreichen, hatten die Besitzer, den Anweisungen folgend, eine Rotlichtlampe angebracht, so daß die angenehme Wärme das Hengstfohlen wie eine Decke abschirmte und es in einen leichten Schlaf fiel.

Das Euter der Stute wurde vorsichtig gereinigt, und der Besitzer molk eine Tasse voll wertvoller Kolostralmilch ab. Als ich die weiche Nasenschlundsonde in den Magen des Fohlens leitete, protestierte es kaum merklich. Mit einer großen Plastikspritze verabreichte ich langsam Kolostrum, und das Fohlen streckte sich zum ersten entspannten Schlaf, den es überhaupt hatte, auf dem komfortabel warmen Lager aus.

Die Sonde blieb liegen und wurde gesichert, damit die Besitzer das Fohlen jede Stunde füttern konnten, und ihr offenes Ende wurde zwischenzeitlich verschlossen, so daß keine Luft eintreten konnte. Als ich wegfuhr, entfernten die Besitzer eine Trennwand, um die Box der Stute zu vergrößern.

Im Laufe des Tages sah ich erneut nach meinem kleinen Patienten und fand, daß sich sein Zustand verbessert hatte. Nach erneuter Behandlung halfen wir ihm auf seine schwachen, wackeligen Beine, damit er einige Schritte laufen konnte. Danach sackte er prompt zusammen, schlief kurze Zeit und strampelte dann, um aufzustehen. Mit etwas Hilfe kam er wieder auf die Beine, und es gelang ihm, eine Runde in seiner vergrößerten Box zu drehen. Bis jetzt hatte er kein Interesse daran gezeigt zu trinken. Ich verließ die Besitzer mit der Anordnung, die stündliche Fütterung die ganze Zeit fortzusetzen.

Am nächsten Morgen erhielt ich einen Anruf von dem erschöpften, aber froh gestimmten Besitzerpaar, das den Fütterungsanweisungen während der Nacht gefolgt war. Sie berichteten, daß das Fohlen in den frühen Morgenstunden, als die Stute abgemolken werden sollte, aufstand, zur Stute wanderte und trank!

Obwohl die Nasenschlundsonde dabei nicht zu stören schien, wollten sie wissen, ob sie noch länger notwendig sei. Ich kehrte zu dem kleinen Stall zurück und entfernte die Sonde. Das Fohlen zeigte eine ständige Besserung, und seine Fortschritte sowie die Wachstumsrate waren bald normal.

Als *unreif* gilt ein Fohlen, das geboren wird, bevor es die notwendige Zeit für die volle Entwicklung, die nötig ist, um in der äußeren Umgebung leben zu können, erhalten hat.

Das Wachstum des im Mutterleib reifenden Fetus wird während der letzten beiden Trächtigkeitsmonate stark intensiviert, und jede Störung dieser Phase senkt die Überlebenschancen des Fohlens. Die intrauterine Periode, die für das Erreichen der Reife so notwendig ist, kommt nicht zur Geltung.

Es ist beruhigend, ein angeblich einige Wochen zu früh geborenes Fohlen zu sehen, das gesund erscheint und in der Lage ist, zu stehen und zu trinken. Aber ich bin skeptisch, weil ich nicht sicher bin, ob der angegebene Decktermin in diesen Fällen auch tatsächlich stimmt.

Unreife Fohlen benötigen gewöhnlich Hilfe, um nach der Geburt mit der Atmung zu beginnen, haben eine subnormale Körpertemperatur und zeigen eine extreme Muskelschwäche. Um überhaupt eine

Überlebenschance zu haben, muß das unreife Fohlen sofort in eine warme Umgebung gebracht (wenn keine Möglichkeit vorhanden ist: dem Fohlen einen warmen Pullover überziehen), mit abgemolkener Muttermilch gefüttert werden und eine unterstützende Behandlung erhalten.

Wenn ein Saugreflex vorhanden ist, kann die Milch mit der Flasche gegeben werden, andernfalls ist die Nasenschlundsonde einzusetzen. Bei einer erniedrigten Körpertemperatur sind alle vitalen Funktionen gedrosselt, und ein weiterer Wärmeverlust würde zum Tod führen.

Eine vollständige Kontrolle der Umgebung hinsichtlich Sauerstoff, Luftfeuchtigkeit und Temperatur kann mit einem Großtierinkubator erreicht werden. Solche Inkubatoren sind heute noch sehr selten zu finden, aber ich nehme an, daß sie eines Tages, trotz all der Kosten, in größeren Gestüten ihren Einsatz finden werden.

Fohlen, die mehrere Wochen zu früh geboren werden, überstehen den Wechsel von Gebärmuttermilieu zur Außenwelt meist nicht und leben auch bei bester Fürsorge nur wenige Stunden.

Hecht- und Karpfengebiß sind angeborene *Kieferanomalien*, die bei Saugfohlen gesehen werden können und erblich sind.

Beim *Karpfengebiß* (Brachygnathia inferior) ist der Unterkiefer, verglichen mit dem Oberkiefer, verkürzt, was für den Fohlenbesitzer, der immer die Perfektion anstrebt, einen unerfreulichen Anblick bietet. Es ist umstritten, ob dabei ein überlanger Oberkiefer oder ein verkürzter Unterkiefer vorliegt.

Ähnlich der klassischen Frage, ob ein Glas halb voll oder halb leer ist, besteht in diesem Fall die Frage, welcher Kiefer im Verhältnis zum anderen verlängert oder verkürzt ist. Hier werden jedoch die Deformationen beschrieben, wie sie klinisch beim Fohlen in Erscheinung treten.

Das *Hechtgebiß* (Brachygnathia superior) ist eine Kieferanomalie, bei der der Oberkiefer verkürzt zu sein scheint. Wenn Sie einmal Gelegenheit haben, in die Mundspalte eines Schweines zu sehen, werden Sie erkennen, wie treffend auch der Ausdruck »Saumaul« ist. Dieser Defekt ist bei weitem nicht so häufig wie das Karpfengebiß.

Die in beiden Fällen entstandene fehlerhafte Gegenüberstellung der Reibeflächen der Schneidezähne führt zu einer abnormen Abnutzung und einem ungleichmäßigen Wachstum, wobei nicht nur die leicht sichtbaren Schneidezähne, sondern auch die großen, außer Sicht gelegenen Backenzähne betroffen werden. Jede Abweichung der Zahnreihen bedingt ein ungleichmäßiges Abreiben mit allen unerwünschten Konsequenzen.

Nun führt jedoch ein extremer Zustand bereits im Fohlenalter zu Schwierigkeiten bei der Nahrungsaufnahme. Bei einer stark ausgeprägten Anomalie kann das Grasen fast unmöglich sein, weil das Abrupfen des Grases mit den Schneidezähnen gestört ist. Diese Fohlen würden nicht überleben, ließe man sie auf einer Weide mit kurzem Gras allein. Aber unter optimalen Bedingungen, mit Kraftfutter und üppiger Weide, leben sie und können zu brauchbaren Pferden werden. Dabei wird aber eine häufige Zahnpflege, um die störenden Vorsprünge zu entfernen, immer nötig sein, um die Tiere in die Lage zu versetzen, ihre Nahrung richtig zu kauen.

Bis etwa zum siebenten Lebensjahr findet bei Pferden ein ständiges Wachstum der Zähne statt, später werden sie der Abnutzung entsprechend nur noch nachgeschoben.

Im wesentlichen wird die Wachstums- und Nachschieberate durch die gegenüberliegenden Zähne kontrolliert. Ein normales Gegenüberstehen ist für die gleichmäßige Abnutzung und die Aufrechterhaltung einer glatten Zahnreihe wichtig. Fehlt der gegenüberliegende Zahn, so wird das Wachstum ungehemmt fortgesetzt, was Kaustörungen mit allen Folgen verursacht und im Extremfall dazu führen kann, daß der Zahn in den gegenüberliegenden Kiefer hineingreift.

Die Zahnpflege bei Pferden wurde früher häufig vernachlässigt oder nicht durchgeführt, was meist nicht auf einen Mangel an Fürsorge, sondern auf einen Mangel an Wissen zurückzuführen war. Die Mundhöhle des Pferdes ist ein Gebiet, das die Durchschnittsperson, wenn überhaupt, nur selten untersucht, was auch ratsam ist, denn ungeübte Finger können dabei verloren gehen.

Die Routinezahnuntersuchung und -pflege sollte das Entfernen von Zahnspitzen, -haken und -unregelmäßigkeiten durch eine geübte Person an Schneide- und Backenzähnen einbeziehen. Dieser Dienst ist sowohl für die jungen als auch die erwachsenen Tiere während des ganzen Lebens unerläßlich. Vom Jährlingsalter an sollte Ihr Pferd einmal jährlich einer Kontrolle unterzogen werden. Die zweimal jährliche Zahnuntersuchung ist für Arbeits- und Leistungspferde zu empfehlen.

Ein angeborener, *defekter weicher Gaumen* wird meist kurz nach der Geburt bemerkt und soll erblich sein. Das charakteristische Symptom ist das Sickern eines Gemisches aus Milch und Nasensekret aus den Nüstern, das während oder kurz nach dem Trinken zu beobachten ist.

Der weiche Gaumen und das Gaumensegel helfen normalerweise dabei, die Milch in die Speiseröhre zu leiten und verhindern dadurch mit, daß die Nahrung in die Atemwege gelangt.

Bei einem Defekt im Gaumensegel, das einen Spalt aufweisen oder zu kurz sein kann, wird diese Funktion nicht voll erfüllt, so daß ein Großteil der nahrhaften Milch die Speiseröhre verfehlt und durch die Nasenhöhle ausfließt.

Aufgrund dieses Milchvolumenverlustes neigen diese Fohlen zum ständigen Saugen, was dazu führt, daß nicht nur eine unzureichende Nahrungsaufnahme entsteht, sondern auch die notwendigen Schlaf- und Ruheperioden verkürzt werden.

Dieser Zustand, der nicht mit der bekannten, deutlich sichtbaren Gaumenspalte bei Menschenkindern verwechselt werden sollte, wird beim Fohlen als unheilbar angesehen. Er ist die Ursache für einen mäßigen Ernährungszustand, Müdigkeit, Schwäche und Kümmern.

Die *angeborene Mißbildung des Grimmdarmes und des Mastdarmes,* bekannt als Atresia coli und Atresia recti, soll erblich sein.

Bei der *Atresia coli* liegt eine anatomische Fehlbildung in einem Segment des Grimmdarmes vor, die dazu führt, daß der Darm blind endet. Durch die Nichtanlage eines Kolonteiles endet auch der gegenüberliegende Teil, der Anschluß an den Mastdarm hat, blind. In manchen Fällen können ganz erhebliche Grimmdarmabschnitte fehlen.

Bei der *Atresia recti* endet der Mastdarm kurz vor dem After. In manchen Fällen kann neben dem Fehlen des Mastdarmendstückes auch der After verschlossen sein, es gibt aber auch Fohlen, bei denen nur der After unpassierbar ist *(Atresia ani)*.

In allen diesen Fällen erscheinen die Fohlen bei der Geburt meist ganz normal. Bald entwickeln sich aber Koliksymptome, die besonders nach der Milchaufnahme zu beobachten sind. Das Darmpech geht nicht ab.

Jedes Mal, wenn bei einem neugeborenen Fohlen die Mekoniumausscheidung ausbleibt und der Einlauf unwirksam ist, bin ich besorgt.

Aufgrund des fehlenden Darmtonus in Rektum oder Kolon fließt nur wenig oder nichts der eingebrachten Einlaufflüssigkeit wieder heraus, und ich muß dann die Diagnose einer Atresia coli stellen.

Bei der Atresia recti wird der Einlauf wieder ausgeschieden, es fehlen aber Darminhalt (Darmpech) und die Braunfärbung der Flüssigkeit, die durch die Farbe des Mekoniums bedingt wird.

Diese beiden Zustände der Unwegsamkeit des Darmes sind nur durch einen chirurgischen Eingriff zu beheben. Die einzige Überlebenschance dieser Fohlen liegt in der frühen Erkennung und prompten Operation. Eine Anastomose oder Vereinigung der blinden Enden hat sich als erfolgreich erwiesen, wenn sie innerhalb weniger Stunden nach der Geburt druchgeführt wird.

Monstrositäten treten beim Pferd, verglichen mit dem Rind, recht selten auf. Mißgebildete Kälber sind nicht ungewöhnlich, und die Häufigkeit ihres Auftretens läßt sich statistisch voraussagen.

Die mißgebildeten Fohlen können bis zum Geburtstermin ausgetragen werden, gewöhnlich kommt es aber während der letzten Trächtigkeitsmonate zum Fruchttod und Abort. Werden die Tiere lebend geboren, so hängt es von der Art der Mißbildung ab, ob sie zu einem Weiterleben und zu einer Anpassung an die Außenwelt in der Lage sind.

Die wenigen Male, die ich mißgebildeten Fohlen auf die Welt half, waren die Tiere nur bedingt lebensfähig, so daß die Entscheidung, sie einzuschläfern, leicht fiel.

Ich habe geringgradige Deformationen von Schädel und Wirbelsäule gesehen, mit denen die Fohlen in der Lage waren, zu bestehen und zu wachsen. Stark mißgebildete Tiere sollten jedoch besser durch Euthanasie erlöst werden.

Die im folgenden beschrieben drei Mißbildungen stellen erhebliche Geburtshindernisse dar und verursachen, daß die Fohlen tot geboren werden oder kurz nach der Geburt sterben.

Fohlen mit einem *Hydrocephalus* (Wasserkopf) weisen eine abnorme Flüssigkeitsansammlung in den Gehirnkammern oder zwischen den Gehirnhäuten auf, wodurch die Schädelknochen dünner werden, auseinanderweichen und eine oft enorme Umfangsvermehrung des Schädels entsteht.

Das *Schizosoma reflexum* ist ein Zustand, bei dem durch den fehlenden Verschluß der Brust- und Bauchhöhle sämtliche Eingeweide frei liegen; in manchen Fällen ist nur die Bauchhöhle betroffen. Zusätzlich besteht dabei eine Wirbelsäulen- und Gliedmaßenverkrümmung und eine Aufbiegung der seitlichen Brust- und Bauchwand.

Die *allgemeine Wassersucht* (Anasarka) ist durch eine beträchtliche Umfangsvermehrung der Frucht durch Wasseransammlung in der Haut und Unterhaut sowie in den Körperhöhlen gekennzeichnet. Dieser Zustand ist meist mit einer Eihautwassersucht vergesellschaftet.

Der Tierarzt, der in solchen Fällen gewöhnlich zur Hilfeleistung bei der Geburt gerufen wird, sieht sich oft durch ein Bad von achtzig bis hundertzwanzig und mehr Litern Fruchtwasser belohnt, das sich über ihn ergießt, seine Kleidung durchnäßt und den Stall überflutet. Dieses unangenehme Bad wäre tragbar, wenn das Fohlen nicht immer tot wäre!

Die mit Flüssigkeit durchtränkten Fohlen haben eine blaugräuliche Färbung und ein aufgedunsenes Aussehen.

Die Ursachen dieses Zustandes sind bis heute noch nicht genau geklärt.

Die Neigung zur *Luftsacktympanie* (Luftsackblähung) ist ein angeborener Zustand, der erblich sein soll.

Der Luftsack ist eine Ausstülpung der Ohrtrompete, liegt zwischen der Schädelbasis, dem Atlas und dem Rachen und mündet in den letzteren ein. Die Mündungsstelle wird durch eine Klappe verschlossen. Bei der Tympanie, die ein- oder beidseitig auftreten kann, sind die Luftsäcke der Fohlen durch Luft ausgedehnt, was durch einen fehlerhaften Klappenverschluß verursacht wird.

Diese Klappe wirkt manchmal nur als Einwegventil, so daß sich die eintretende Luft fangen kann und so die Blähung verursacht. Das tritt besonders dann auf, wenn das Fohlen angestrengt hustet, in Panik nach seiner Mutter wiehert oder eine Rachenentzündung hat.

Bei den wenigen Fällen von Luftsacktympanie, die ich beobachten konnte, waren die Fohlen zunächst unauffällig, bis sich Umstände entwickelten, die den Lufteintritt förderten. Die plötzliche Schwellung in der Speicheldrüsengegend, die vom Ohrgrund bis zum Kieferwinkel und zwischen die Kieferäste reicht, ähnelt dem Bild, das bei der Druse auftritt.

Diese Befürchtungen lassen sich jedoch beseitigen, wenn man die Schwellung abtastet, denn das Gewebe ist weich und kühl und fühlt sich wie ein teilweise aufgeblasener kleiner Ballon an. Zudem zeigen die Fohlen keine Störung des Allgemeinbefindens.

Zur Korrektur dieses Problems kann ein operativer Eingriff notwendig werden.

Angeborene Herzdefekte sind beim Fohlen ungewöhnlich. Diese Zustände erfordern eine sorgfältige tierärztliche Untersuchung, damit die Diagnose gestellt und eine Prognose möglich wird.

Schwäche, Kümmern und Beschwerden nach leichter Bewegung sind ein Hinweis darauf, daß das Fohlen einer gründlichen Herz-Kreislauf-Überprüfung unterzogen werden sollte.

Am häufigsten läßt sich bei den jungen Pferden ein Herzscheidewanddefekt feststellen, bei dem jedoch keine Aussicht auf einen Behandlungserfolg besteht.

Angeborene *Kleinhirnhypoplasien und -degenerationen* (Oldenburger Fohlenataxie, Purzelkrankheit) beim Pferd sind erbliche Krankheiten. Kürzlich wurden aber auch mögliche infektiöse Ursachen für solche Krankheitsbilder diskutiert.

Dieser Zustand tritt heutzutage meist bei Araberpferden auf, wobei die Hengstfohlen häufiger als die Stutfohlen betroffen sind.

Die typischen Krankheitserscheinungen umfassen die Unfähigkeit der Tiere, sich koordiniert zu bewegen, Rückwärtstaumeln, sich Überschlagen und Kopfwackeln. Eine Behandlung ist nicht bekannt.

Überzählige Zehen (Polydaktylie) treten bei Pferden gar nicht so selten auf und lassen sich meist leicht chirurgisch entfernen, so daß die künftige Leistung des Tieres nicht in Frage gestellt wird.

Unter *Kryptorchismus* versteht man das Ausbleiben des Hodenabstiegs von der Bauchhöhle in die Hodensäcke. Dieser Zustand ist ein erblicher Defekt, der bei Pferden recht häufig zu beobachten ist und ein- oder beidseitig auftritt. Der zurückgebliebene Testikel kann in der Bauchhöhle, am inneren oder äußeren Leistenring oder im Leistenkanal zu finden sein.

Beim Hengst verlassen die Hoden die Bauchhöhle normalerweise zur Zeit der Geburt. Der Abstieg ist in den ersten Lebensmonaten vollendet, kann aber unter Umständen erst nach dem ersten Lebensjahr abgeschlossen sein, so daß die Geduld der Besitzer, die hoffen, ihr Hengstfohlen einmal in der Zucht einsetzen zu können, auf eine harte Probe gestellt wird. Viele Hengstfohlen kommen bereits mit beiden Testikeln in den Hodensäcken auf die Welt. Es kann sich dann aber zunächst ein Hodenhochstand zeigen, wobei besonders der kleinere Hoden nahe am äußeren Leistenring liegt und dann schwer zu fühlen ist.

Der Kryptorchismus führt zu einer Unterentwicklung des Hodengewebes mit folgender Herabsetzung der Fruchtbarkeit und Störung des hormonellen Gleichgewichts. Es ist nicht ungewöhnlich, daß die sogenannten »Klopphengste« ein fehlerhaftes oder übermäßig aggressives, zum Teil sogar bösartiges Verhalten zeigen und eine Gefahr darstellen. Die Kastration dieser Tiere ist notwendig, um sie in sichere, zuverlässige, nützliche Pferde zu verwandeln und Menschen vor unnötigen Unfällen zu schützen. Aus zuchthygienischen Aspekten ist es nötig, kryptorche Hengste von der Zucht auszuschließen.

Die Hormonbehandlung, die oft von Züchtern gewünscht wird, um den Hodenabstieg zu fördern, hat sich als weitgehend wertlos erwiesen. In Amerika ist man zum Teil so weit gegangen, den Hengsten aus kosmetischen Gründen eine Hodenprothese einzupflanzen.

Eine Anzahl von Pferden, die als »Wallach« erworben wurden, werden dem Tierarzt von ihren Besitzern aufgrund ihres gestörten oder hengstigen Verhaltens vorgestellt. Bei der Untersuchung zeigt sich, daß diese Tiere einen kryptorchen Hoden besitzen, der bei der Kastration nicht entfernt worden war.

Die neuen Besitzer stehen dann den Kosten einer neuen Operation oder dem Ärgernis eines schlecht zu handhabenden Pferdes gegenüber.

Bei dem *hämolytischen Ikterus* (neonatale Isoerythrolyse, Gelbsucht) der neugeborenen Fohlen handelt es sich um eine Anämie infolge Erythrozytenzerfalls, die sich als Ergebnis der Antikörperproduktion der Stute gegen die roten Blutzellen ihres eigenen Fetus entwickelt.

Die Fohlen weisen bestimmte ererbte Blutgruppeneigenschaften auf, die mit Blutgruppenfaktoren des Vatertieres im Einklang stehen, gegen die die Mutterstute aber Antikörper gebildet hat.

Aufgrund des Plazentationstyps der Stute, der keinen Antikörperübertritt ermöglicht, sind im Verlauf der Trächtigkeit keine Auswirkungen zu erwarten.

Die Stuten sind während der Gravidität gesund und kräftig, und es gibt keinen Hinweis auf die bestehende Unverträglichkeit. Die Krankheit tritt bei Fohlen jedoch gewöhnlich nur auf, wenn die Stute bereits einmal gefohlt hat. Besteht durch den Vorbericht kein Hinweis, ist das erste gelbsüchtige Fohlen meist verloren.

Wenn Sie selbst oder Ihr Tierarzt mit der Vorgeschichte der bisherigen Trächtigkeiten der Stute vertraut sind, gibt es keine Entschuldigung, ein Fohlen mangels an Vorbereitung zu verlieren. Wird das Fohlen geboren, so erscheint es normal und gesund, bis es das Kolostrum mit den schädigenden Antikörpern aufnimmt. Das Kolostrum enthält einen sechs bis acht Mal höheren Antikörperspiegel als das Blutserum der Stute, so daß offensichtlich wird, daß tatsächlich schon einige Schlucke dieser ersten Milch letal sein können.

Wenige Stunden nach dem ersten Saugen wird das Fohlen depressiv, schwächer und ist schließlich entkräftet. Die Mund- und Nasenschleimhäute sind zunächst blaß und bekommen dann innerhalb von zwölf bis vierundzwanzig Stunden eine gelbliche bis intensiv gelbe Färbung. Bei besonders schnellem Verlauf kann die Gelbfärbung aber auch ausbleiben. Die Tiere setzen rotbraunen Harn ab und können Untertemperatur aufweisen. Die meisten unbehandelten Fohlen sterben innerhalb von zwölf bis vierundzwanzig Stunden, wenn die Überlebenschancen nicht dadurch gesteigert werden, daß eine rechtzeitige Diagnose gestellt wird, die zur sofortigen Einleitung geeigneter Gegenmaßnahmen führt.

Wird die Krankheit erkannt, müssen die Fohlen entweder sofort von der Mutter entfernt oder so von ihr getrennt werden, daß es ihnen unmöglich ist, das Euter der Stute zu erreichen.

Im letzteren Fall hilft eine Trennwand in geeigneter Höhe, die im Stall errichtet wird und der Stute erlaubt, ihr Fohlen zu sehen, zu hören und zu berühren, aber verhindert, daß das Fohlen saugen kann.

Als Alternative könnte dem Fohlen auch ein Maulkorb angelegt werden, aber ich glaube, daß bei dieser Methode die Nachteile die Vorteile überwiegen.

Während dieser schwierigen Periode ist eine ständige Überwachung der Tiere notwendig. Unter Umständen können Blutübertragungen notwendig werden. Die Stute sollte jede Stunde, nachdem das Fohlen gefüttert wurde (Milchaustauscher oder Kolostrum einer anderen Stute), gemolken werden, um das Kolostrum zu entfernen und die Milchproduktion anzuregen.

Diese Maßnahme muß solange fortgesetzt werden, bis das Muttertier kein Kolostrum mehr produziert, was etwa zweiundsiebzig Stunden nach der Geburt zu erwarten ist. Zu diesem Zeitpunkt ist auch die Darmwand der Fohlen für die Antikörper weitgehend undurchlässig geworden, so daß es wieder zur Mutter gelassen werden darf.

Will man besonders vorsichtig sein, so sollte man eine Blutprobe des Fohlens und eine Milchprobe der Stute zur Feststellung der Verträglichkeit einschicken. Dieser Test stellt die Rückversicherung dar, daß die beiden Tiere, wie die Natur es vorschreibt, wieder zusammengebracht werden können.

In Verdachtsfällen ist es möglich, während der Trächtigkeit die Blutverträglichkeit zwischen der Stute und dem Hengst, mit dem sie gepaart wurde, festzustellen. Das Blut, das möglichst nahe dem Geburtstermin entnommen wird, ermöglicht es, im Labor die An- oder Abwesenheit agglutinierender Antikörper festzustellen. Wenn der Test positiv ausfällt, können sofort nach der Geburt entsprechende Maßnahmen eingeleitet werden.

Da diese Krankheit zum Verlust des Fohlens führen kann, wurde ein schneller, einfacher Test entwickelt, der sofort nach der Geburt möglich ist. Gewinnt man einen Tropfen Blut, wenn die Nabelschnur reißt, und mischt ihn mit einem Tropfen Kolostrum auf einer sauberen Glasoberfläche, so kommt es im positiven Falle nach einigen Sekunden zu einer Verklumpung der roten Blutkörperchen. Im negativen Fall dagegen bleibt eine rötliche Lösung auf der Glasoberfläche bestehen.

Ich habe Fohlen beobachtet, die die akute Krankheit durch schnelle Hilfe und geeignete medizinische Maßnahmen überlebten und zu vollständig normalen Erwachsenen heranwuchsen.

Zwei Individuen sind besonders in meiner Erinnerung geblieben. Eine trächtige Stute, die nicht nur selbst außerordentlich wertvoll war, sondern auch ein Fohlen des berühmten Hengstes »Native Dancer« trug, wurde zum Gestüt eines meiner Klienten gebracht. Ich wurde gleich, als sie ankam, gerufen, und ich muß zugeben, ich freute mich darauf, solch einen angesehenen Patienten, den ich noch niemals zuvor gesehen hatte, zu untersuchen. Noch bevor ich meine Routineuntersuchung beendet hatte, verwandelte sich die freudige Erwartung, die ich gefühlt hatte, in Sorge.

Es war früher Herbst, und statt des glatten, glänzenden Fells, das man erwartet hätte, war das Haarkleid dieses hervorragend gezogenen Vollblutpferdes glanzlos und stumpf. Die Stute erschien träge in ihren Bewegungen, und ihre Haltung zeugte von Teilnahmslosigkeit. Nasen-, Mund- und Lidschleimhäute waren blaß und wiesen einen leichten gelblichen Schein auf.

Ich entnahm der Stute Blut und arrangierte telefonisch, daß aus dem Gestüt in Maryland auch eine Blutprobe von »Native Dancer« ins Labor übersendet wurde. Das Testergebnis war so überwältigend, daß die Laborantin, die mir den Bericht durchgab, ihre Sorge über die Stärke der Agglutination ausdrückte.

Von diesem Moment an wurde alles Erdenkliche getan, der Stute, die sich im achten Trächtigkeitsmonat befand, zu helfen, einen exzellenten Ernährungszustand aufrechtzuerhalten und die nötige Bewegung zu liefern. Bis kurz vor dem Geburtstermin wurde der Test monatlich durchgeführt, der uns offenbarte, daß ein Anstieg im Bluttiter stattfand.

Erst jetzt hörten wir, daß die Stute auf mysteriöse Weise bereits zwei ihrer Fohlen kurz nach der Geburt verloren hatte.

Da wir vorgewarnt waren, wurde die Stute aus Angst, sie könnte ihr Fohlen unbeobachtet gebären, nicht alleine gelassen. Wie sich herausstellte, fohlte die Stute mit mehr Hilfspersonen in Bereitschaft, als jemals nötig gewesen wären: der Gestütsleiter, drei Pferdepfleger und der besorgte Besitzer standen bereit und hatten mich sofort benachrichtigt. Der Abfohlstall war mit Nuten in der Wand für die Holzplanken, die die temporäre Abtrennung bilden sollten, gut vorbereitet worden. Die Bretter lagen bereit, sauber außerhalb des Stalles aufgestapelt.

Kurz nachdem ich ankam, hatte sich die Stute hingelegt und, geübt wie sie war, schnell ein robustes, hübsches, dunkelbraunes Hengstfohlen geboren. Wir erlaubten ihr, ihren Sohn zu begrüßen und zu untersuchen. Dann begannen die Männer die Barrikade aufzubauen, während ich einen Tropfen Blut von der gerissenen Nabelschnur des Hengstfohlens und einen Tropfen Kolostrum von der Zitze der Stute entnahm und beides vorsichtig vermischte.

Fast zu schnell wurde das Ergebnis meines grobsinnlichen Testes deutlich. Die beiden Flüssigkeiten trennten sich und bildeten rötliche, halbfeste Klümpchen, um zu bestätigen, was wir bereits angenommen hatten.

Das große, kräftige Hengstfohlen mußte vor dem normalerweise lebenswichtigen Kolostrum im Euter seiner Mutter geschützt werden, das jetzt Antikörper enthielt, die es töten konnten.

Das Fohlen wurde trocken gerieben, und bevor ich die Routine-Neugeborenenversorgung beendet hatte, war es aufgestanden und suchte beharrlich nach Nahrung. Eine Flasche mit Milchaustauscher wurde zubereitet, und es war nur wenig Ermutigung notwendig, damit es seine erste Mahlzeit von dieser unnatürlichen Quelle annahm. Schließlich schlief es im Stroh nahe an der Trennwand und unter den wachsamen Augen seiner Mutter ein.

Währenddessen entnahm ich Blut aus seiner Drosselvene und eine Probe aus dem Euter der Stute, um beides ins Labor einzuschicken. Weitere Proben wurden alle zwölf Stunden entnommen und untersucht, aber erst Mitte des vierten Tages erreichte uns ein negatives Ergebnis.

In der Zwischenzeit gedieh das Fohlen durch die Flaschenfütterung und akzeptierte die täglichen schützenden Injektionen mit wenig mehr als einer neugierigen Aufmerksamkeit. Die Stute gewöhnte sich sowohl an das regelmäßige Abmelken als auch an die ungewöhnliche Aufstallungsform.

Als die Nachricht, daß die Milch der Stute nicht länger eine Gefahr bedeutete, aus dem Labor eintraf, wurde die Trennwand entfernt. Nach einem Erkunden der ausgedehnteren Grenzen seiner neuen Welt, fand das Fohlen seine natürliche Nahrungsquelle und trank so geübt, als ob es niemals auf eine andere Weise Nahrung aufgenommen hätte. Nachdem die Stute einige Male nervös mit dem Schweif geschlagen hatte, als das Fohlen zu saugen begann, stellte sie ihre Hintergliedmaßen schließlich so hin, daß es das Euter leichter finden konnte.

Dieses Hengstfohlen entwickelte sich zu einem hervorragenden Tier. Es lief erfolgreich als Zweijähriger und gewann zahlreiche Rennen als Dreijähriger. Nachdem es am Anfang des vierten Lebensjahres eine Verletzung erlitt, wurde es aus dem Rennen zurückgezogen und steht jetzt als Zuchthengst auf einem Gestüt nicht weit von Standort seines berühmten Vaters.

Die *Wobbler-Krankheit* (spinale Ataxie) wird gewöhnlich bei jungen Pferden im Alter von sechzehn bis achtundzwanzig Monaten beobachtet, kann sich aber auch schon bei Fohlen und nur selten bei über vier Jahre alten Tieren entwickeln. Die Erkrankung beginnt plötzlich oder schleichend und ist durch eine gestörte Bewegungskoordination (schleudernder, ausfahrender Gang) gekennzeichnet, die sich in unterschiedlichem Ausmaß bei den verschiedenen Tieren zeigen kann und hauptsächlich bei den Hintergliedmaßen auffällt. Die Vordergliedmaßen sind aber meist auch betroffen.

Wenn man einmal einen klassischen Fall gesehen hat, ist es nicht schwierig, den losen, freischwingenden, schwankenden Gang zu erkennen. Solche Pferde erscheinen im Verhalten entspannt, sogar unbeschwert, und ihre Bewegungen können mit denen eines betrunkenen Menschen verglichen werden.

Zu Beginn dieses Zustandes oder bei Individuen, die weniger stark erkrankt sind, ist die Diagnose schwieriger. Es handelt sich jedoch um ein fortschreitendes Geschehen, und gewöhnlich werden die Symptome nach kurzer Zeit offensichtlicher. Eine häufige Beobachtung ist die Unfähigkeit des Fohlens, seine Hinterbeine während der Hangbeinphase zu kontrollieren, woraus eine ungewöhnliche, ausfahrende Bewegung resultiert. Oft gibt eine ungleichmäßige Hufabnutzung des unkontrollierten Beines auch einen Anhaltspunkt.

Oben: Hydrops des Kniegelenkes bei habitueller Verrenkung (Dislokation) der Kniescheibe

Unten: Sondenfütterung eines erkrankten Neugeborenen

Bei frühen Fällen werden die Symptome deutlicher, wenn das Fohlen plötzlich gewendet oder rückwärts gerichtet wird.

Die unbeholfenen und schmerzfreien Bewegungen sind gut erkennbar, so daß die Diagnose leicht ist. Hengstfohlen erkranken häufiger als Stutfohlen.

Verschiedene Gewebeveränderungen werden im Bereiche der Halswirbel, insbesondere auf Höhe des dritten und vierten Wirbels, und dem Rückenmark gefunden. Obwohl verschiedene Veränderungen auftreten können, bleiben Lokalisation und klinische Symptome relativ konstant.

Drei ursächlich in Frage kommende Gewebe- und Zellveränderungen sind Ausgangspunkt für die Schädigung des Rückenmarkes und können bei der Autopsie gefunden werden.

1. Osteoarthritische Veränderungen an den Halswirbeln, insbesondere den Gelenkfortsätzen, werden häufig gefunden. Solche Veränderungen einer Knochen- und Gelenksentzündung werden durch Belastung oder Trauma der Wirbel verursacht. Sie sollen die Beweglichkeit der Wirbel verändern und so das Rückenmark verletzen.
2. Stenosen oder Verengungen des knöchernen Wirbelkanals verursachen einen Druck auf das Rückenmark, woraus sekundäre degenerative Veränderungen entstehen. Beidseitige oder symmetrische Abweichungen können einen ererbten Ursprung andeuten; dieser Befund wurde häufig im Zusammenhang mit den klassischen Wobblersymptomen festgestellt.
3. Die Subluxation (unvollständige Verrenkung) der Halswirbel kann durch ein Trauma entstehen, soll zum Teil aber auch ererbten Ursprungs sein. Der aus der Anomalie hervorgehende, unnatürliche Druck auf das Rückenmark verursacht eine Degeneration mit allen Folgezuständen.

Zahlreiche Ursachen sind im Zusammenhang mit der spinalen Ataxie diskutiert worden, wobei berücksichtigt werden muß, daß beson-

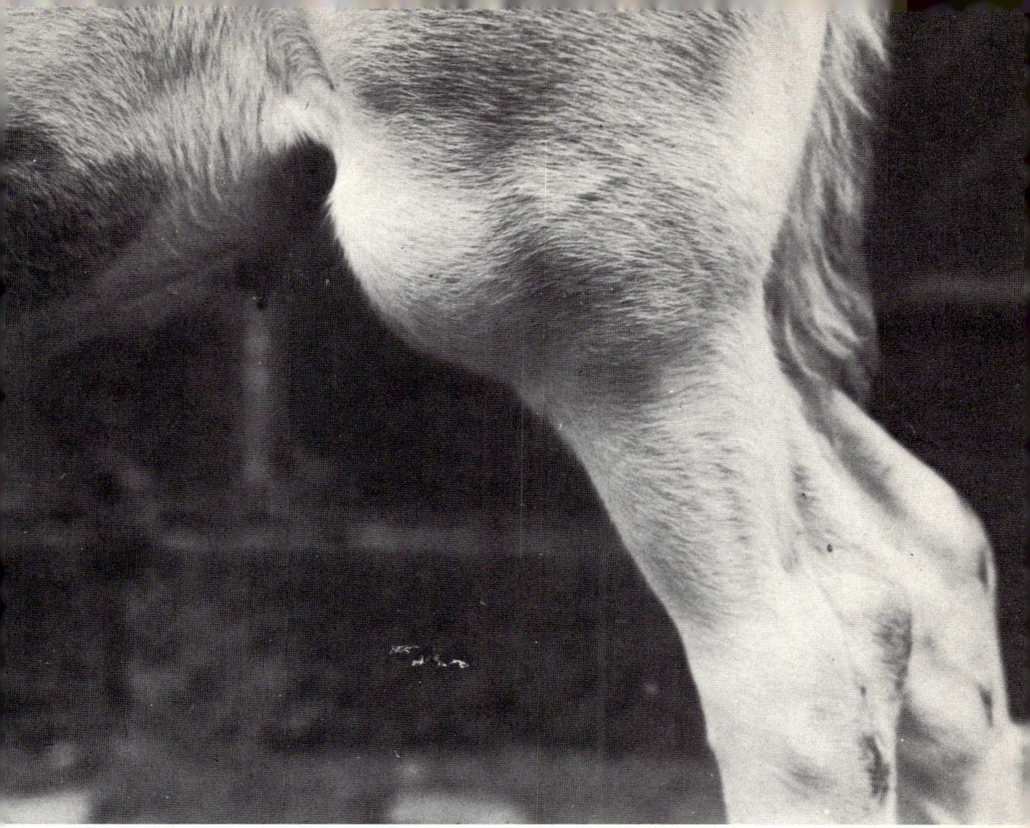

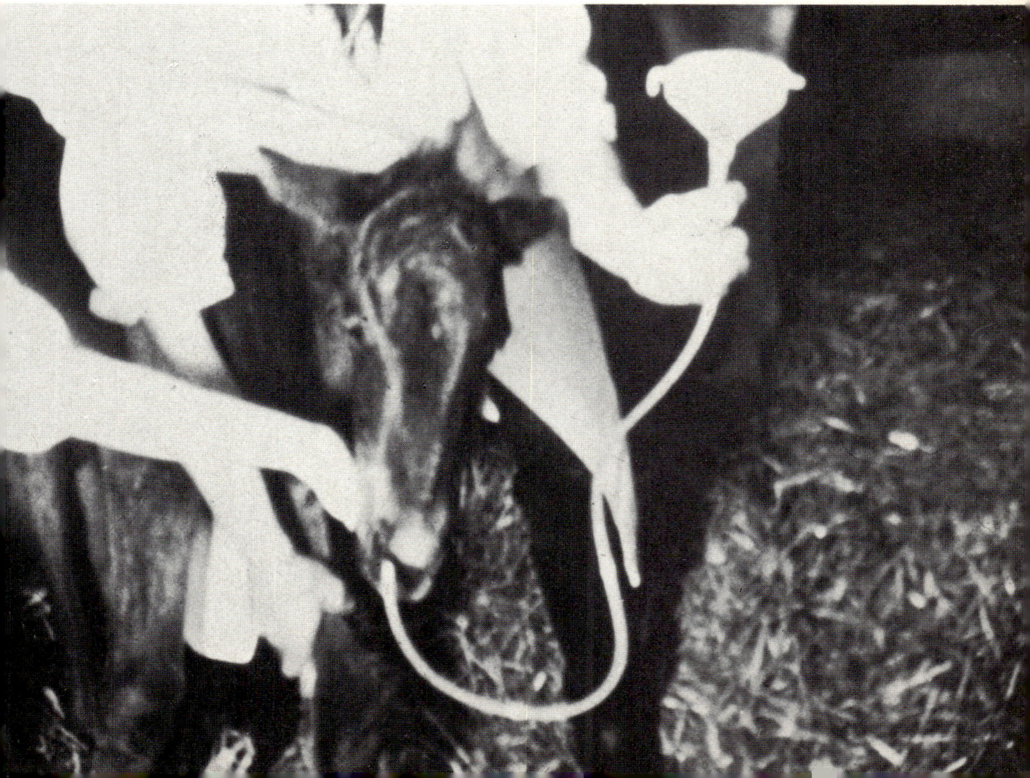

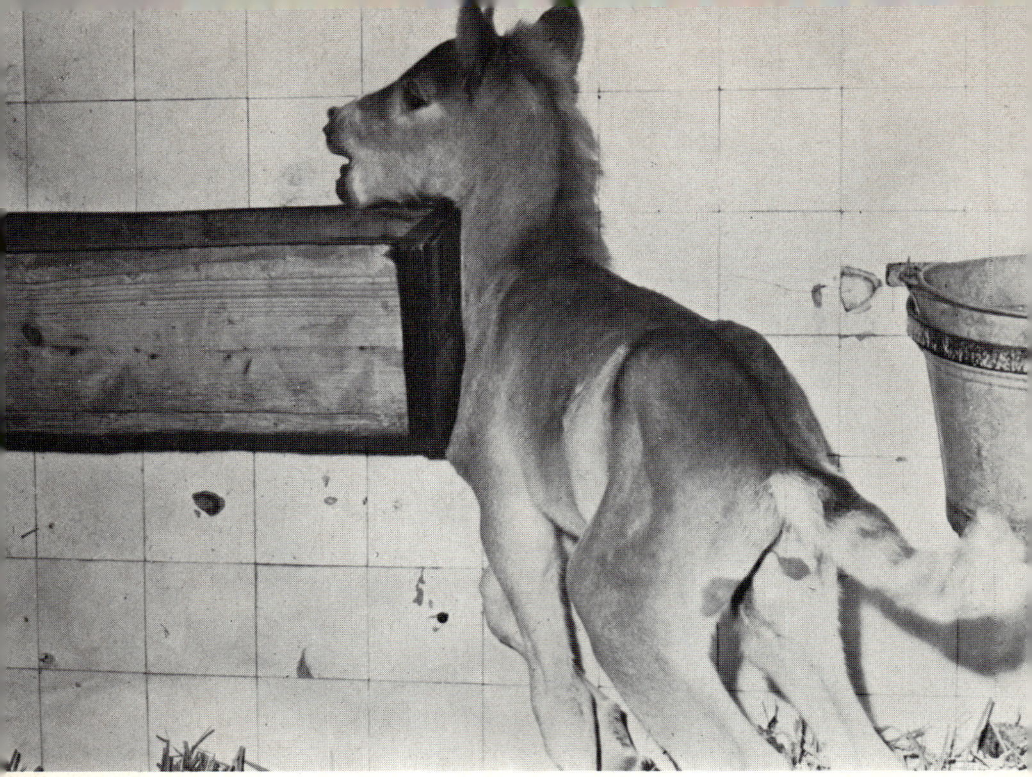

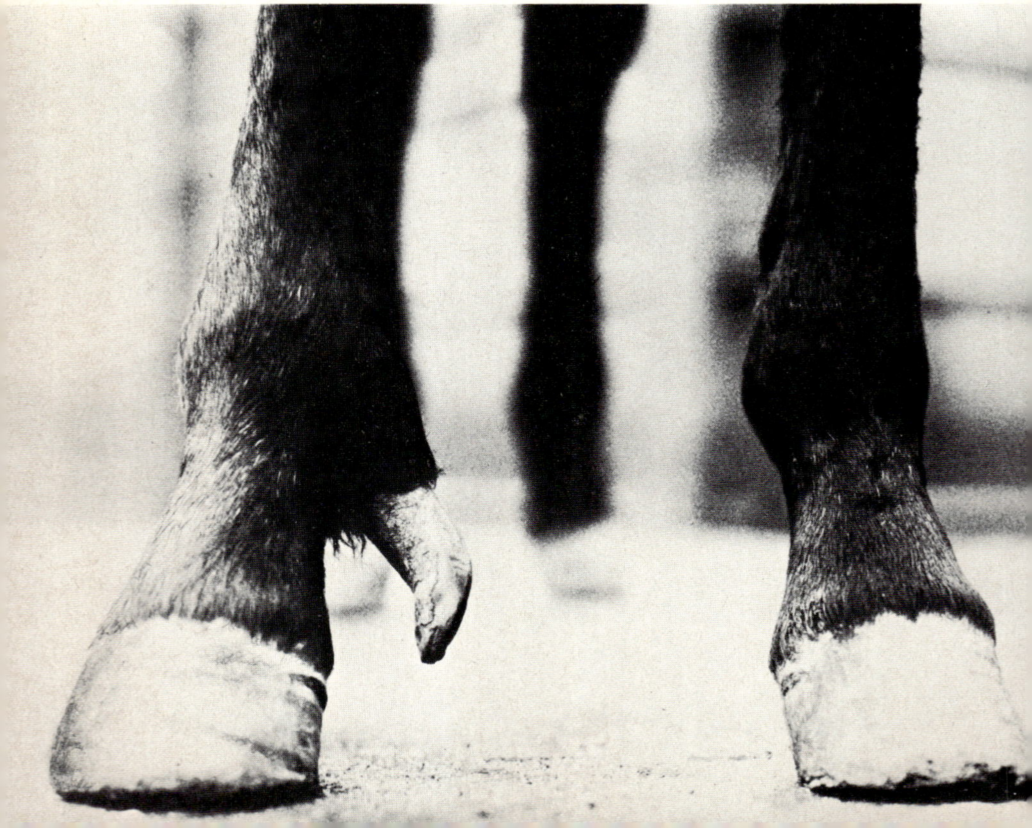

Oben: Zentralnervös gestörtes „wanderndes" an der Krippe festgelaufenes Fohlen (Hirnschaden infolge Hypoxie, Fehlanpassungssyndrom).

Unten: Polydaktylie

ders Pferde mit langer Halsung für Traumen prädisponiert sind. Aus den chronischen, irreversiblen Veränderungen und ihren Auswirkungen gehen die klinischen Symptome hervor.

Ich war Zeuge einer Anhäufung von Wobblern, was auf eine Erkrankung hinweist, bei deren Entstehung die Vererbungseinflüsse als Faktor angenommen werden können.

Es gibt keine Therapiemöglichkeit.

Die Ataxie der älteren Pferde, bei der auch Gangabweichungen mit sichtbarem Schwanken bestehen, ist nicht zur klassischen Wobblerkrankheit zu zählen. Manche dieser Tiere sind in begrenztem Umfang einsetzbar, während andere nicht mehr verwendet werden können. In diesen Fällen haben sich degenerative Veränderungen des Rückenmarks entwickelt, wobei hauptsächlich das Gebiet des Lendenmarks betroffen ist. Diese chronischen, irreversiblen Prozesse und ihre Folgen werden klinisch wahrnehmbar.

Manchmal, wenn ich zur Untersuchung eines neuen Pferdes gerufen werde und Herz und Lunge abhöre, spüre ich dabei eine auch noch so leichte schwankende Körperbewegung. Diese Bewegung ist im Zusammenhang mit dem anscheinend ruhelosen, abwechselnden Belasten der vier Gliedmaßen ein Warnsignal, das nicht übersehen werden sollte.

Wenn diese Pferde für eine weitere Gesundheitsuntersuchung herausgeführt werden, zeigen sie meist ausnahmslos einen gewissen Grad von Ataxie. Unglücklicherweise handelt es sich hier um einen krankhaften Befund.

Verkrümmungen der Wirbelsäule oder der Gliedmaßen bei Fohlen stellen nicht selten ein erhebliches Geburtshindernis dar. Sie können auch bei abortierten Feten gefunden werden.

Bei diesen Tieren sind einzelne oder mehrere Gelenke krumm, ankylosiert und ausgesprochen steif in einer Position fixiert. Diese irreversiblen Veränderungen haben sich während des intrauterinen Lebens entwickelt. Häufig ist die Halswirbelsäule seitenverbogen, was von einer Verkrümmung des Schädels begleitet wird; die Brustwirbelsäule kann mit betroffen sein.

Auch Ankylosen der Gliedmaßen, insbesondere der Vordergliedmaßen, stellen Geburtshindernisse dar. Aufgrund der Verbiegung wird der Schulter- und Brustumfang stark vergrößert, so daß ein Mißverhältnis zwischen dem Umfang des Fohlens und der Geräumigkeit des knöchernen Beckens der Stute zustande kommt und die Passage des Fohlens durch die Geburtswege nicht erfolgen kann.

Diese Fälle erfordern eine Zerstückelung der Frucht (Fetotomie) oder einen Kaiserschnitt, um den starren Fruchtkörper zu entwikkeln und die Stute zu retten. Es ist eine erschütternde Tatsache, daß es bei solchen Fällen für den Tierarzt unmöglich ist, das starre Fohlen in die richtige Position für die Geburt zu bringen und zu strekken. Diese Situation führt zu einer Dystokie (Geburtsstockung): große Aufmerksamkeit, Wissen und gezieltes Handeln sind jetzt nötig, um die Stute schnell und rücksichtsvoll zu entbinden.

Fünfundsiebzig Prozent der Dystokien in meiner Praxis werden durch verkrümmte Fohlen hervorgerufen. Wenn der Fetus den Geburtskanal noch nicht erreicht hat und noch nicht zu groß ist, so bedeutet das einen Vorteil für Stute und Tierarzt. Unter Umständen gelingt hier der einfache Auszug der Frucht.

Wenn diese steifen, mit abnorm verbogenen Gliedmaßen versehenen Fohlen schließlich auf der Welt sind, werden meist auch andere deformierte Bereiche sichtbar, wie Brustwirbelverkrümmungen und Torticollis (verbogene Halswirbelsäule).

Werden die Fohlen lebend geboren, sind sie nicht in der Lage, aufzustehen um zu trinken und versuchen oft, auf ihren mißgebildeten Gliedmaßen zu laufen — ein schrecklicher Anblick. Sie weisen zudem meist noch andere Fehlentwicklungen auf und sind deshalb hoffnungslos verkrüppelt. Aus diesen Gründen ist eine Euthanasie angezeigt.

Auf die angeborenen Muskel- und Sehnenkontrakturen im Bereiche der Gliedmaßen wurde bereits im Abschnitt der Gliedmaßenstellungsanomalien hingewiesen.

Die *Rhinopneumonitis* ist eine bekannte Virusinfektion bei Fohlen, die durch das equine Herpesvirus Typ I verursacht wird. Dieses Virus veranlaßt bei jungen Pferden enzootische Ausbrüche von Infektionen der oberen Luftwege, die durch Sekundärerreger verschlimmert werden können, und es ist auch für den Virusabort bei Stuten verantwortlich.

Der Schweregrad der Infektionen der oberen Luftwege variiert stark, verläuft jedoch ohne Konsequenzen für das Tier, wenn es ruhiggestellt und behandelt wird.

Die heute verfügbare Vakzine kann die Zahl der Ausbrüche regulieren und ein Glied in der Kette des sich wiederholenden Infektionszyklus brechen. Unglücklicherweise ist der Impfstoff nicht in jedem Stadium der Trächtigkeit bei der Stute anzuwenden, dagegen werden andere Tiere der Population meist wirkungsvoll geschützt. Konsequenterweise sollte das Impfprogramm alle Pferde eines Bestandes einschließen, so daß auch trächtige Stuten davon profitieren können.

Infiziert sich eine Stute nach dem sechsten Trächtigkeitsmonat, so invadiert das Virus mit seiner Affinität für Embryonalgewebe die Plazentarmembranen und verursacht eine Virämie des Fetus, was zum Abort führen kann.

Andernfalls wird ein lebensschwaches Fohlen geboren, das im allgemeinen kurz nach der Geburt stirbt. Überlebt es zwei oder drei Tage, so erliegt es meist einer Pneumonie sekundären bakteriellen Ursprungs.

Das Impfprogramm und seuchenhygienische Maßnahmen werden im Kapitel 10 eingehend besprochen.

Die *Pferdeinfluenza* (seuchenhafter Husten, Hoppegartener Husten) ist eine andere, häufige Erkrankung der Atemwege, die Pferde aller Altersgruppen befällt. Insbesondere zwei Pferdeinfluenzavirussubtypen kommen als Erreger in Frage: der Subtyp A/equi/1 und der Subtyp A/equi/2. Es ist jedoch auch wahrscheinlich, daß menschliche Influenzastämme beim Pferd eine Rolle spielen.

Die Krankheit ist hochkontagiös und wird gewöhnlich epizootisch. Die Tiere zeigen zunächst entzündliche Erscheinungen der Lid- und Nasenschleimhaut, verbunden mit starker Rötung und klarem, wäßrigem Ausfluß, eine Schwellung der Kehlgangslymphknoten, Fieber, trockenen Husten und Niedergeschlagenheit. Rachenentzündungen treten dabei häufig auf. Die Kraftfutteraufnahme ist vermindert, dagegen wird das Rauhfutter meist wie gewöhnlich verzehrt.

Durch den Husten wird das Virus schnell verbreitet, so daß innerhalb kürzester Zeit der ganze Bestand befallen ist (das Sekret soll beim Husten über dreißig Meter weit verstreut werden); Todesfälle sind beim normalen Verlauf sehr selten.

Erfolgt keine Infektion mit bakteriellen Sekundärerregern, so genesen die Tiere nach etwa zwei Wochen; bei Infektionen mit dem Subtyp A/equi/2 kann der Krankheitsverlauf jedoch schwerer sein und länger andauern.

Die Infektion mit bakteriellen Sekundärerregern kann bei jeder Viruskrankheit auftreten, wenn die Tiere geschwächt sind und keine optimale Infektionsabwehr entfalten können.

Heutzutage ist ein wirksamer Influenzaimpfstoff für Pferde verfügbar, der bei den Tieren die Bildung schützender Antikörper hervorruft.

Der Name »Influenza« wird fälschlicherweise auch für andere Viruskrankheiten des Pferdes angewendet. Die gerade besprochene Rhinopneumonitis und die equine Virusarteritis, die bei der Stute einen Abort hervorrufen können, sind heute als abgegrenzte Krankheiten, die durch unterschiedliche Viren hervorgerufen werden, anerkannt.

Die *Lungenentzündung* bei Fohlen kann durch eine Vielfalt von Bakterien- und Virusinfektionen, beziehungsweise einer Kombination von beiden erzeugt werden, jedoch sind auch mechanische Ursachen möglich.

Eine *Aspirationspneumonie* kann durch zahlreiche Fremdstoffe und -partikel ausgelöst werden. In Frage kommen: die Aspiration von Fruchtwasser während einer schwierigen oder verzögerten Geburt, das Fehlschlucken von Milch bei einem geschwächten Fohlen und die Aspiration von Medikamenten, die von ungeübten Personen eingegeben werden. Aber auch jedes Trauma, das während oder direkt nach der Geburt erlitten wird und den Brustkorb betrifft, kann zu einer Lungenstauung mit Entzündung führen.

Die Symptome sind bei allen Pneumonien die gleichen, ungeachtet des auslösenden Agens. Zu den üblichen Anzeichen gehören Niedergeschlagenheit, Fieber, Husten, Schmerzen bei der Atmung, oberflächliche Atembewegungen, verminderte Nahrungsaufnahme.

In allen Fällen von Lungenentzündung ist eine schnelle tierärztliche Hilfe entscheidend.

Eitrige Gelenkentzündungen können bei älteren Fohlen und im jungen Erwachsenenalter beobachtet werden. Sie können als Folge einer Streptokokkeninfekion, einer penetrierenden Wunde oder, zur Schande eines jeden Tierarztes, auch nach Gelenkpunktionen oder -injektionen mit verschmutzten Instrumenten entstehen. Die sofortige Behandlung ist notwendig, um irreversible Gelenkknorpelveränderungen zu vermeiden.

Besteht eine eitrige Gelenkentzündung länger als sechs ober sieben Tage, so führt das zu irreparablen Schäden an den betreffenden Gelenkoberflächen. Die rasche, geeignete, spezifische Behandlung kann für den Ausgang der Krankheit entscheidend sein. Sie muß systematisch und lokal ausgeführt werden und stellt die einzige Möglichkeit dar, permanente, verkrüppelnde Folgen zu vermeiden. Sinnvoll ist die Untersuchung der Gelenkflüssigkeit, da so wirksame Medikamente festgestellt werden können.

Das *Fehlanpassungssyndrom* bei Fohlen (Bellerfohlen) umfaßt einen Symptomenkomplex, der vorwiegend von zentralnervösen Erscheinungen in Form von Krämpfen und Atmungsstörungen geprägt ist.

Die Fohlen kommen gut entwickelt auf die Welt, und das Syndrom zeigt sich innerhalb der ersten Lebensstunden. Die Tiere sind dabei benommen, schwach und oft nicht in der Lage aufzustehen. Sie führen im Liegen Ruderbewegungen mit den Gliedmaßen aus; zudem können Krämpfe der Kau-, Nacken- und Gliedmaßenmuskulatur auftreten, die von Zuständen der Bewegungslosigkeit unterbrochen werden. Der Saugreflex geht verloren, kann aber beim Versuch der Flaschenfütterung wieder auftreten, Puls- und Atemfrequenz sind stark erhöht.

Wenn die Fohlen auf die Beine gelangen, wandern sie ziellos und scheinbar blind gewöhnlich nur in einer Richtung im Stall herum, können unter Umständen versuchen, an den Stallwänden, der Futterkrippe oder sonstigen, in Reichweite befindlichen Dingen zu saugen, bloß nicht an der Mutter, knirschen mit den Zähnen und geben eigenartige, bellende Laute von sich.

Während der Behandlung, die gegen die Krämpfe, die Blutübersäuerung und die Austrocknung gerichtet ist, muß das Fohlen künstlich über die Nasenschlundsonde ernährt werden. Eine Flaschenfütterung ist aufgrund der Krämpfe nicht ungefährlich, da Milch in die Lunge gelangen könnte.

In meiner Praxis habe ich leider keine Heilungen beobachtet, jedoch sollen nach neueren Berichten bei geeigneter Behandlung und Pflege bei einem gewissen Prozentsatz von Tieren gute Heilungschancen bestehen.

Die Ursache des Fehlanpassungssyndroms ist nicht genau bekannt. Die Störung der Sauerstoffzufuhr und der Abgabe von Kohlendioxid wird als wichtiger Faktor angesehen; sie verursacht unter anderem die Übersäuerung des Blutes. Durch die Sauerstoffunterversorgung des Gehirns werden auch die zentralnervösen Erscheinungen ausgelöst.

Verschiedene Ereignisse können ein Sauerstoffdefizit verursachen. Darunter fällt auch jede verzögerte Geburt. Kommt es zum Einklemmen der Nabelschnur oder zur vorzeitigen Ablösung der Eihäute von der Gebärmutterwand, so erfolgt ein Abbruch der Versorgung des Fohlens mit Sauerstoff.

Auch der vorzeitige Riß der Nabelschnur, bevor das Fohlen den für seine Körperfunktionen wichtigen Rest von fünfhundert bis siebenhundert Millilitern Plazentarblut erhalten hat, kann die Menge des verfügbaren Sauerstoffs reduzieren. Diese vorzeitige Nabelschnurruptur kann auftreten, wenn die Stute während der Wehen plötzlich aufsteht, gerade in dem Augenblick, wenn das Neugeborene im Stroh landet. Ich habe Stuten gekannt, die es offensichtlich nicht abwarten konnten, ihr Fohlen zu begrüßen, auf die Füße sprangen und herumwirbelten, um es mit der Nase zu berühren und zu beschnuppern.

Ein anderer Grund für solch einen Nabelschnurriß ist das unwissende, schädliche Vorgehen eines wohlmeinenden Pflegers, der bei dem unnötigen Versuch, das Fohlen zu schützen und es der Stute zu zeigen, das Neugeborene der Stute entreißt und schnell um sie herum zum Kopf zieht.

Saugfohlen, die im Alter von drei bis acht Wochen von einem neuromuskulären Krankheitszustand, der durch das plötzliche Einsetzen von schwerer Muskelschwäche gekennzeichnet ist, befallen werden, nennt man »*Zitterfohlen*«.

Diese Krankheit ist bisher nur in Kentucky und England beobachtet worden, soll aber im Zunehmen begriffen sein. Ihre Ursache ist unbekannt.

Die Fohlen sind meist nicht in der Lage aufzustehen. Unter Hilfeleistung können sie auf die Beine gelangen und auch trinken, sind jedoch nicht fähig lange zu stehen, sondern zeigen ein allgemeines Muskelzittern und fallen in die Streu zurück. Dieses Muskelzittern kann sogar zu einer ausgeprägten Schüttelbewegung werden. Die Tiere sterben nach drei Tagen, eine spezifische Behandlung ist nicht bekannt.

Zu den *Immunmangelkrankheiten* gehören CID (combined immune deficieny) und der *IgM-Mangel.*

Bei CID handelt es sich um eine bisher nur bei Araberfohlen beschriebene, hereditäre Krankheit, die durch einen Mangel an T- und B-Lymphozyten, die eine entscheidende Rolle bei der Abwehr von Infektionskrankheiten spielen, gekennzeichnet ist. Histologische Veränderungen in Thymus, Milz und Lymphknoten sind charakteristisch. Die Tiere, die zunächst durch maternale Antikörper aus dem Kolostrum geschützt sind, sterben etwa im Alter von fünf Monaten, wobei vorausgehend meist therapieresistente infektiöse Pneumonien beobachtet wurden. Versuche, diese Krankheit durch Thymus- und Knochenmarktransplantationen zu heilen, sind bisher fehlgeschlagen.

Das IgM-Defizit bei Fohlen, das erblich sein soll, wirkt ebenfalls lebensverkürzend. Auch hier stehen der Behandlung trotzende Infektionen des Atmungstraktes im Vordergrund des klinischen Geschehens.

Als ich in die tierärztliche Praxis ging, konnte ich feststellen, daß zahlreiche Fohlen aufgrund ungenauer Diagnosen und falscher Behandlung verloren waren. Während der letzten beiden Jahrzehnte konnten jedoch durch die erheblichen Fortschritte in Forschung und Praxis die Fohlenverluste auffallend reduziert werden, und ich bin sicher, daß noch weitere Verbesserungen zu erwarten sind.

9 Ein genauerer Blick auf die Stute

Der Evolutionsprozeß ist zur Stute nicht besonders freundlich gewesen, was sich im anatomischen Bau ihrer Gebärmutter, dem fragilen Zervikalverschluß, der Tendenz zur hormonellen Imbalance und der langen Periode von der Befruchtung bis zur endgültigen Anheftung des Keimlings an den Uterus verdeutlicht.

Der Züchter sollte sich über einige, im folgenden dokumentierte Tatsachen bewußt werden, um Verständnis für die verschiedensten Probleme der Fortpflanzung beim Pferd zu gewinnen.

Die endgültige Verankerung des Embryos ist erst nach einer ungewöhnlich langen Zeitperiode, die im Durchschnitt vierzehn Wochen dauert, abgeschlossen, was, verglichen mit den anderen Haussäugetieren, einzigartig ist. Während der ersten drei Trächtigkeitsmonate, in denen die Eihäute wachsen und sich graduell an das mütterliche Endometrium (Gebärmutterschleimhaut) anlagern, sind die embryonalen Verluste hoch. Danach wird die Ernährung und die Beseitigung der Abfallprodukte leichter bewältigt, und die Stabilität nimmt täglich zu.

Zu Beginn meiner Praxiszeit strebte ich danach, Graviditäten so früh wie möglich zu diagnostizieren, und ich war überschwenglich froh, als ich nach vielen Jahren und Tausenden von Untersuchungen endlich lernte, Trächtigkeiten am zwanzigsten Tag festzustellen.

Aufgrund des für die Stute typischen, hohen embryonalen Fruchttodes hat diese Untersuchung mehr informativen Charakter. Mit anderen Worten, dies ist ein wertvolles Instrument, das erlaubt zu beurteilen, was in der Stute vorgeht, doch nicht, ob sie wirklich tragend bleibt.

Als die frühe Trächtigkeitsdiagnostik möglich wurde, waren manche Zuchtstutenbesitzer sehr skeptisch. Bei einem dieser Ungläubigen handelte es sich um einen kritischen und nicht übermäßig intelligenten Besitzer einer Stute, die ich untersuchte und bei der eine zwanzigtägige Gravidität feststellbar war. Am vierzigsten Tag nach der Paarung rief der zornige Besitzer an, um mitzuteilen, daß die Stute deutliche Rossesymptome zeigte. Er war absolut sicher, daß die Trächtigkeitsfrühdiagnostik Hokus-Pokus war und die Stute nicht aufgenommen hatte.

Während der daraufhin erfolgenden Untersuchung der Stute fand ich einen winzigen Embryo auf dem Scheidenboden. Die zeitliche Abstimmung mußte perfekt gewesen sein, da dies in allen meinen Praxisjahren das einzige Mal war, daß ich eine so frühe Fehlgeburt wiederfinden konnte. In wenigen Minuten wäre das weiche, wäßrige Bläschen in der Einstreu oder auf der Weide verloren gegangen. Es war sicher ein glücklicher Umstand, diesen Besitzer überzeugen zu können, daß tatsächlich eine Trächtigkeit bestanden hatte.

Um zu wiederholen: die Evolution ist zur Stute nicht freundlich gewesen, was sich auch durch die anatomische Struktur und Lage der Gebärmutter verdeutlichen läßt.

Der normale Uterus ist ein Hohlmuskel, der im nicht trächtigen Zustand etwa ein Kilogramm wiegt, einen Rauminhalt von sechshundert Millilitern aufweist und von der Beckenhöhle in die Bauchhöhle hineinragt. Er ist mit den Seitenwänden der Bauchhöhle durch einen Halteapparat, die breiten Gebärmutterbänder, verbunden und ruht auf den Darmschlingen. Der große Uteruskörper bildet mit den beiden auseinanderstehenden Cornua (Uterushörnern) eine in der Schwebe hängende Y-Form, die eine nur geringe physiologische Drainage erlaubt. Mit jeder zusätzlichen Trächtigkeit wird die Wirksamkeit weiter reduziert, was die Zahl der Gesamtgraviditäten verringern kann. Ohne eine natürliche Drainage sammelt sich im Uterus Sekret an, die Zirkulation stagniert und eine Infektion wird möglich. Die breiten Gebärmutterbänder, die an jedem der langen Hörner ansetzen, sind für die Lage des Uterus in der Bauchhöhle verantwortlich. Die normale Position der Stutengebärmutter liegt in der Schwebe über dem Beckenrand, wodurch eine wirksame Drainage und Zirkulation ermöglicht wird, was einen Zustand guter Gesundheit bedingt.

Durch aufeinanderfolgende Trächtigkeiten kommt jedoch eine tiefere, weniger effiziente Position in der hinteren Bauchhöhle zustande. Der Tonus des Halteapparates nimmt progressiv mit jeder neuen Gravidität ab, so daß die Hörner durchhängen, wiederum einen Zug auf den Uteruskörper ausüben und auch dessen Position verändern.

So leidet die Gebärmutter bei jeder Trächtigkeit; jede Gravidität nimmt ihren Tribut, bis schließlich der Uterus auf dem Bauchhöhlenboden aufliegt.

Der Zervikalkanal stellt den Eingang zum Uterus dar. Die Cervix uteri ist eine Verschlußvorrichtung, die sich unter hormoneller Kontrolle öffnet, um während der Rosse das Sperma des Hengstes eintreten zu lassen, und sich dann wieder unter hormoneller Kontrolle schließt. Der Zustand des Gebärmutterhalses reflektiert akkurat das Stadium der Hormonaktivität.

Der Zervixverschluß ist mitverantwortlich für die Aufrechterhaltung der Trächtigkeit, und zur Steigerung der Wirksamkeit bildet sich dabei eine zähe Schleimmasse aus; jede Durchgängigkeit signalisiert sofort entweder ein Nichtträchtigsein oder den bevorstehenden Abort.

Damit die Gravidität normal fortschreitet, ist ein konstanter Verschluß der Zervix notwendig, und jegliche Abweichung muß als Gefahr interpretiert werden. Die Lage und Farbe des äußeren Muttermundes kann während der Trächtigkeit etwas variieren und ist kein Anlaß zur Sorge, aber der Verschluß muß unverändert bleiben.

Aufgrund seines anatomischen Baus kann der Gebärmutterhals in jedem Stadium des Rossezyklus und sogar während der Gravidität leicht dilatiert werden, was für zahlreiche Aborte während der frühen Trächtigkeit verantwortlich ist. Im Gegensatz zum Pferd ist das bei den anderen Haussäugetieren, besonders den Wiederkäuern und dem Schwein nur unter großen Schwierigkeiten möglich, der Verschlußmechanismus ist hier wesentlich wirksamer.

Plazenten (Mutterkuchen) werden aufgrund der Verteilung und Anordnung der Chorionzotten und der Zahl der Scheidewände zwischen mütterlichem und fetalem Blut in verschiedene Typen eingeteilt. Die Plazenta der Stute ist durch die gleichmäßige Verteilung von Zottenbüscheln auf der gesamten Chorionoberfläche gekennzeichnet, und das Chorionepithel steht direkt mit dem Uterusepithel in Verbindung. Sie wird deshalb Placenta epitheliochorialis diffusa completa genannt, hat die Funktion, die Ernährung und Atmung der Frucht und den Abtransport der Stoffwechselschlacken aufrechtzuerhalten und dient somit der Erhaltung des embryonalen beziehungsweise fetalen Lebens.

Die leichteste Provokation kann zum Ablösen des fetalen Anteils von der Gebärmutter und damit zum Absterben der Frucht und nachfolgendem Abort führen.

Für etwa zwei Monate bleiben die Eihäute unverankert, und der Kontakt zum Uterus wird durch den Innendruck der Keimblase aufrechterhalten. In der zehnten Graviditätswoche dringen die Chorionzotten in die Endometriumfalten ein, und die endgültige Anheftung ist mit der vierzehnten Woche abgeschlossen.

An diesem Punkt erscheint es sinnvoll, das endokrine System oder Hormonsystem der Stute zu berühren, denn dieser Komplex kontrolliert vollständig, sowohl stimulierend als auch inhibierend, alle Phasen und Aktionen des Fortpflanzungstraktes.

Die endokrinen oder innersekretorischen Drüsen sind Organe, die sich durch das Fehlen von Ausführungsgängen auszeichnen und ihre Produkte, die Hormone, direkt in die Blut- oder Lymphbahnen abgeben.

Die Hormone sind Reizstoffe, die in den auf sie reagierenden Organen, Geweben oder Zellen bereits in winzigen Mengen bestimmte Wirkungen auslösen, die für den Gesamtorganismus von Bedeutung sein können.

Die endokrinen Drüsen beeinflussen sich gegenseitig, das heißt ihre Tätigkeit wird wiederum hormonell gesteuert und richtet sich nach der jeweiligen Menge der kreisenden Hormone.

Es ist klar, daß eine sehr feine Balance existieren muß, um die systemische Stabilität aufrechtzuerhalten. Jede leichte Gleichgewichtsabweichung kann zum Fehlen eines Gliedes in der Kette der Ereignisse führen und klinisch geringe Symptome bis zu tiefgreifenden Veränderungen verursachen. So sind Zyklusveränderungen oder ungewöhnliches Verhalten häufig Anzeichen eines unausgeglichenen Endokriniums.

Die synchronisierte Hormonbildung und -ausschüttung beherrscht ein weites Spektrum kritischer Körperfunktionen: die Regulation des Brunstzyklus oder der Rosse, die Verantwortung für die Follikelanbildung im Ovar (mit der Eizelle im Follikel) mit folgender Ovulation (Follikelsprung), die Förderung der Befruchtung der Eizelle, die Vorbereitung der Gebärmutter auf die Trächtigkeit und die Bildung des Corpus luteum (Gelbkörper) als Ersatz der leeren Follikelhöhle, um die Trächtigkeit während der frühen Gravidität aufrechtzuerhalten.

Das Corpus luteum ist eine Drüse im Eierstock, die Progesteron produziert (das Haupthormon zur Aufrechterhaltung der Trächtigkeit).

Die Hormone leiten auch die Geburt ein, bereiten die Milchdrüse auf die Laktation vor, fördern die Milchbildung und -abgabe und helfen bei der Rückbildung der Gebärmutter nach der Geburt. Insgesamt eine massive Aufgabe für diese Gruppe von kleinen Drüsen!

Das tiefgreifende Hormonsystem hat die Kontrolle über die Funktionen des gesamten Fortpflanzungstraktes. Jedes kleine »Rädchen« in der endokrinen Maschinerie kann, wenn es nicht richtig funktioniert, Unheil anrichten, indem die Fruchtbarkeit herabgesetzt wird oder Unfruchtbarkeit entsteht.

Die Stute ist dafür bekannt, zu Imbalancen ihres hormonellen Systems zu neigen, was sich häufig in einer Unausgewogenheit zwischen der follikelstimulierenden Phase und der Lutealphase des Fortpflanzungsprozesses zeigt.

Es besteht eine hochentwickelte Fähigkeit, gonadotrope Hormone zu bilden, die Follikel und Eizellen sowie die Östrogenproduktion stimulieren. Die Östrogene sind bei allen Haussäugetieren für die Manifestation der Brunst und Rezeptivität verantwortlich.

Während der Lutealphase des Zyklus produziert der Gelbkörper Progesteron, das direkt in die Aufrechterhaltung einer möglichen Trächtigkeit einbezogen ist — der schlechteste Ort für das Bestehen irgendeiner Schwäche.

Die ausreichende Ausschüttung des Luteinisierungshormons führt die Ovulation herbei und bildet und erhält das Corpus luteum im Ovar. Zwischen Östrogen- und Progesteronfunktion besteht normalerweise eine komplementäre Wirkung, die zu einer erfolgreichen Trächtigkeit führen sollte.

Eine große Anzahl von Stuten leidet aber unter einer unausgeglichenen Lutealphase. Diese Individuen sind früher nur durch das Auftreten von Frühaborten bemerkt worden. Heute verfügen wir dagegen über Labormethoden, um die Hormonmengen im Blut der Stute festzustellen. Durch die Chance, eine hormonell unausgeglichene Stute rechtzeitig zu bemerken und so einen weiteren Verlust zu vermeiden, wird die Anwendung eines solchen Tests mehr als gerechtfertigt.

Nicht ausreichende Lutealhormonspiegel können für das Ausbleiben der Bildung eines Corpus luteum im Ovar verantwortlich sein, was in einer niedrigen Progesteronproduktion und der Unfähigkeit, eine Trächtigkeit aufrechtzuerhalten, resultiert. Ein Mangel an Progesteron kann zu einem frühen unbemerkten Abort führen, und der winzige Embryo passiert in seiner Fruchtblase die instabile Zervix.

Während der Trächtigkeit obliegt die Progesteronproduktion zunächst dem primären Corpus luteum, das sich nach der Ovulation in der Follikelhöhle gebildet hatte und das ab dem vierzigsten Tag von Hilfsgelbkörpern (sekundäre Corpora lutea) unterstützt wird. Die Aktivität der Gelbkörper nimmt im fünften Trächtigkeitsmonat ab und hört dann ganz auf.

Im ersten Trächtigkeitsdrittel beginnt auch die Plazenta Progesteron zu bilden und übernimmt nach der Regression (Rückbildung) der Corpora lutea die Produktion vollständig.

Für die Pferdezucht, insbesondere die Vollblutzucht, werden dadurch, daß der Geburtstag der Fohlen, gleich wann sie geboren werden, auf den ersten Januar gelegt wird, künstlich Probleme geschaffen. Die Züchter kommen so in Versuchung, ihre Stute möglichst früh zum Hengst zu bringen, damit die Fohlen möglichst nahe dem festgelegten Geburtstermin auf die Welt kommen, was dem natürlichen Fortpflanzungsgeschehen entgegenwirkt.

Somit unterliegen die Pferdezüchter einem Konflikt, der durch das starre Registrationsdatum auf der einen und die natürliche Zuchtsaison auf der anderen Seite verursacht wird. Berücksichtigt man die Ausmaße der heutigen Pferdezucht, scheint es wünschenswert, daß diese unvernünftigen Anforderungen durch die Zuchtbestimmungen verbessert werden.

In der Vollblutzucht wirkt sich die Regelung besonders unangenehm aus, da die Tiere sehr frühzeitig zu Leistungen herangezogen werden. Beispielsweise kann eine Stute nicht vor dem zehnten Februar gepaart werden, ohne zu riskieren, daß das Fohlen im Dezember ankommt und die unglückliche Möglichkeit besteht, einen »Jährling« zu besitzen, der nur wenige Tage alt ist!

In der Warmblutzucht sind diese Probleme nicht so ausgeprägt, denn gemäß der Leistungsprüfungsordnung gilt für die Altersangabe von im November und Dezember geborenen Pferden der erste Januar des folgenden und bei allen anderen Pferden der erste Januar des Geburtsjahres als Geburtsdatum, sofern die jeweilige Zuchtbuchordnung nichts anderes bestimmt.

Es wäre sinnvoll, den gemeinsamen Geburtstag weiter ins Frühjahr zu verschieben, so daß die Bedeckungen in einem physiologischen Zeitraum stattfinden könnten. Im April und Mai kommen die Stuten regelmäßig in die Rosse, was unter anderem durch die ansteigende Tageslichtdauer begünstigt wird. Vorher verläuft der Zyklus häufig noch unregelmäßig, und die Fruchtbarkeitsaussichten sind geringer.

Wenig Tageslichtstunden und Sonnenschein sowie eine niedrige Vitamin A-Versorgung tragen alle zum schlechten Zuchtergebnis in der ganz frühen Saison bei. Nur die Hengste werden durch die Jahreszeit nicht so deutlich beeinflußt.

Die biologische Untersuchung zeigte, daß die Stute ein Beispiel für den Übergang von einem polyöstrischen zu einem saisonell polyöstrischen Tier ist (ein polyöstrisches Tier weist mehr als zwei, in regelmäßigen Abständen erfolgende Fortpflanzungszyklen im Jahr auf). Pferde unterscheiden sich stark in ihrem Zuchtverhalten, so daß einige Zuchtstuten das ganze Jahr über und andere nur im Frühjahr und Sommer rossig werden. Das Verhalten, das sich während des Abprobierens oder der Anwesenheit irgend eines anderen Pferdes zeigt, kann jedoch zu Fehldeutungen führen.

Die Zyklen können regelmäßig mit oder ohne Ovulation und mit oder ohne äußere Brunstanzeichen auftreten. Eine Untersuchung zur Bestimmung der Zuchtkondition der Stute ist notwendig, um die Zuchteffizienz zu steigern, besonders, wenn für eine größere Pferdegruppe gesorgt werden muß.

Gewöhnlich sind die Rosseperioden früh im Jahr lang, verkürzen sich aber progressiv und werden, wenn sich der Sommer nähert, intensiver und fruchtbarer. Es ist nicht ungewöhnlich, daß Stuten beim Saisonbeginn für eine Periode von über einer Woche bis zu einem Monat Rosse zeigen und sie schließlich beenden, ohne einen ovulationsfähigen Follikel gebildet zu haben.

Die normale Rosse dauert zunächst sechs bis acht Tage und kann im Sommer auf die überraschend kurze Periode von drei Tagen abnehmen. Bei einer fertilen Rosse muß die Stute einen Follikel im Ovar heranbilden, aus dem während der Ovulation die Eizelle freigesetzt wird, so daß eine Befruchtung stattfinden kann. Die Ovulation findet gewöhnlich am Ende der Rosse statt, unabhängig von der Dauer, und geht mit dem Aufhören der Rezeptivität einher. Das plötzliche Umschalten vom rezeptiven Verhalten der Stute, nach einer zeitlich gut abgestimmten Bedeckung, auf das gänzliche Abweisen während des Abprobierens, wird von erfahrenen Züchtern als glückliches Zeichen angesehen.

Über die Jahre habe ich Maiden und güste Stuten beobachtet, die sehr früh in der Saison zum Gestüt geschickt wurden, nur um Wochen und Monate auf die natürliche Reaktion der Stute warten zu müssen.

Ohne die Anwendung von künstlichen Methoden, die von fraglichem Wert sein können, wird die Durchschnittsstute nicht regelmäßig rossig, bevor die Tage länger werden, abhängig von der geographischen Lage. Die Ovulationen nehmen gewöhnlich an Häufigkeit zu, wenn die Tageslichtdauer steigt, so daß vom Tierarzt in den frühen Saisonmonaten mehr anovulatorische Zyklen festgestellt werden. Es ist berichtet worden, daß die Konzeptionsrate pro Bedekkung progressiv mit jedem Monat zunimmt und die Spitze im Mai und Juni erreicht wird.

Stuten, bei deren Besitzern die ökonomischen Gesichtspunkte nicht im Vordergrund stehen, haben einen deutlichen Vorteil, und die Fruchtbarkeitsaussichten sind meist gut, wenn sie in den Zuchtstall kommen. Es ist traurig-amüsant zu sehen, welch erstaunlich hohe Trächtigkeitsquote von den Amateur-Freizeitpferdezüchtern erreicht wird, verglichen mit den professionellen, die damit kämpfen müssen, selbstverursachte Hindernisse zu überwinden.

Auf den Gestüten wird es etwa am fünfzehnten Februar lebendig, und die systematische Paarung beginnt. Die meisten Stuten befinden sich jedoch zu dieser Zeit noch im Anöstrus. Es existiert zwar eine kleine Gruppe von außergewöhnlichen Stuten, die aktiv im Zyklus sind, geeignete Follikel produzieren und früh aufnehmen, aber ohne diese wenigen Ausnahmen wäre es für professionelle Züchter eine sehr entmutigende Zeit.

Etwa Mitte März beginnen fertile Zyklen mit einiger Häufigkeit bei den anderen Stuten aufzutreten. Bei zunehmender Tageslichtdauer steigt auch die hormonelle Aktivität der Durchschnittsstute, obwohl Unterschiede bei den einzelnen Individuen bestehen. Bestimmte Stuten scheinen jedes Jahr in einem regelmäßigen Verlaufsmuster in die Rosse zu kommen, es sei denn, daß irgendeine äußere Veränderung ihr Schema beeinflußt. Die fortpflanzungsmäßig leicht zu handhabenden Stuten gehören gewöhnlich sehr fertilen Pferdefamilien an.

Die Tageslichtdauer hat über die Retina (Netzhaut) des Auges eine direkte Wirkung auf die Hypophyse (Hirnanhangsdrüse), welche auf diesen Stimulus reagiert und wiederum andere endokrine Drüsen aktiviert, die den Fortpflanzungsprozeß direkt beeinflussen, so daß es zu Rosseaktivitäten und Follikelentwicklung kommt.

Weder die Lichtintensität noch die Temperatur, noch irgend ein anderer Stimulus als die Dauer der Lichteinwirkung auf die Retina soll einen wesentlichen Einfluß auf die Zyklusaktivität haben.

Die Wintersonnenwende findet am zweiundzwanzigsten Dezember, dem Tag mit der kürzesten Lichtdauer, statt. Fünfundsechzig bis fünfundsiebzig Prozent unserer Stuten befinden sich zu dieser Jahreszeit, während der die Sonne die größte Entfernung zum Äquator hat, im tiefen Anöstrus, und die Zahl nimmt Mitte Januar auf fünfundachtzig Prozent zu. Im Februar entwickeln einige dieser Stuten eine zyklische Aktivität. Der bleibende kleine Prozentsatz repräsentiert die Minorität, die im leichten Anöstrus bleibt oder sogar rossig wird.

Wie wir wissen, sind Mai und Juni, mit der höchsten Anzahl von Tageslichtstunden, die Monate mit der höchsten Fruchtbarkeit. Kann man solch ein Zusammentreffen ignorieren?

Im Kontrast zum weitgehend fixierten Beginn der Zuchtsaison ist das Ende flexibler. Hier stellen die Wünsche und Ziele des einzelnen Züchters einen begrenzenden Faktor dar. Die Unzweckmäßigkeit eines späten Fohlens hat seine Wirkung auf das Abschlußdatum der Saison, denn man muß daran denken, daß ein solches Jungtier während der ersten drei Lebensjahre beständig Nachteilen unterworfen wird, was sich jedoch während des dritten Lebensjahres auszugleichen beginnt.

10 Fruchtbarkeit und Vorbereitung auf das nächste Fohlen

Vorausgesetzt, daß die Geburt bei Ihrer Stute normal und unkompliziert war, keine postpartalen Störungen auftraten, Stute und Fohlen gesund sind und es bei der gynäkologischen Untersuchung keine Beanstandungen gab, sollten die Vorkehrungen für eine erneute Paarung getroffen werden. Hat die Stute jedoch während der Geburt ein Trauma erlitten oder ist die genitale Gesundheit nicht gewährleistet, muß der Decktermin verschoben werden.

Sie müssen als Stutenbesitzer bereit sein, die Fürsorge während der elf Trächtigkeitsmonate erneut zu übernehmen und die Kosten für den Transport zum Hengst und einen möglichen Aufenthalt auf einem Gestüt zu tragen; zudem wird noch die Deckgebühr erhoben.

Nach der Geburt sind Stuten besonders empfindlich und empfänglich gegenüber Infektionen, so daß durch eine zeitlich schlecht abgestimmte Bedeckung die Fortpflanzungsfähigkeit der Stute beeinträchtigt werden kann. Wegen des willkürlich festgesetzten, sehr ungünstig liegenden Geburtstags aller Fohlen und aus wirtschaftlichen Erwägungen, werden die Stuten möglichst frühzeitig wieder dem Hengst zugeführt, das heißt in der Fohlenrosse. Jedoch zeigen Statistiken, daß die Nachteile die Vorteile weit übertreffen.

Physiologisch stellt die Fohlenrosse, die zwischen dem fünften und dreizehnten Tag post partum auftritt, den Beginn der Rossezyklen nach der Geburt dar. Der dabei wirksam werdende Östrogeneinfluß hilft bei der Mobilisation der Abwehr gegen Uterusinfektionen und soll den Reinigungsmechanismus der Gebärmutter unterstützen. Bei Paarungen zu diesem Zeitpunkt liegt die Konzeptionsrate bei nur etwa vierzig Prozent, und die Resorptionsrate in der frühen Trächtigkeit ist erheblich gesteigert.

Neuerdings wird aus diesen Gründen von erfahrenen Züchtern die Fohlenrosse übergangen und die Stute erst in der nächsten Rosse, die mit einem Prostaglandinpräparat induziert wurde, dem Hengst zugeführt, wodurch sich die Fruchtbarkeitsrate wesentlich steigern läßt. Die Hormonbehandlung ist notwendig, da bei der Stute die Möglichkeit einer Laktationsanöstrie besteht und sich dann über einen längeren Zeitraum keine Rosse mehr manifestiert.

Nebenwirkungen, die bei älteren Prostaglandinpräparaten auftraten (Schweißausbrüche, kolikartige Erscheinungen), sind heutzutage nicht mehr zu befürchten, da neue Hormonanaloga eingesetzt werden, die man auch bei Stuten mit Fohlen bei Fuß ohne Bedenken verwenden kann.

Die Konzeptionsfähigkeit der Zuchtstute wird durch die Umstände der Geburt und den Verlauf der postpartalen Periode beeinflußt. Vor einer geplanten Paarung sollte vom Tierarzt eine gynäkologische Untersuchung durchgeführt werden, bei der der Funktionszustand von Eierstöcken und Gebärmutter fesgestellt werden kann.

Die Untersuchung beinhaltet, wenn nicht bereits eine geburtshilfliche Nachuntersuchung erfolgt war, die Feststellung äußerer Schäden in Form von Quetschungen, Blutergüssen und Rissen an den Schamlippen und dem benachbarten perinealen Gewebe. Einrisse werden meist bei Maidenstuten beobachtet, deren Geburtsweg nicht genügend relaxiert war, seltener dagegen bei multiparen Stuten.

Diese Verletzungen können sofort nach der Geburt chirurgisch versorgt werden. Wird der Tierarzt erst hinzugezogen, wenn bereits Schwellungen vorhanden sind, so läßt man die Wunde verheilen und führt dann eine plastische Operation durch.

Bei der Entnahme der zwingend vorgeschriebenen Tupferprobe sollte das Scheidengewölbe gleichzeitig auf die Anwesenheit von Quetschungen, Hämatomen und Abschürfungen und der äußere Muttermund auf jegliches Anzeichen einer Blutung oder einer entzündlichen Veränderung untersucht werden. Die Beschaffenheit des Scheidenschleims läßt Rückschlüsse auf das Stadium des Rossezyklus zu.

Nur ein erfahrener Untersucher kann den Zustand der Stute akkurat bestimmen. Die vaginale Untersuchung, bei der peinlichste

Sauberkeit anzuwenden ist, muß jedoch stets in Verbindung mit der rektalen durchgeführt werden, da beide alleine nicht aussagekräftig sind.

Während der rektalen Palpation (dem Abtasten der Geschlechtsorgane durch den Enddarm) werden beide Ovarien auf ihren Funktionszustand hin untersucht. Dabei lassen sich, wenn vorhanden, Follikel feststellen, in denen eine Eizelle heranreifen und zur Ovulation kommen kann. Zudem liefert der Tastbefund an der Gebärmutter Aufschlüsse über das Stadium des Brunstzyklus und die Involution.

Wenn die Uterusinvolution nicht vollständig ist, besteht die Möglichkeit einer Infektion, die sich bei Ausbleiben einer geeigneten Drainage und Reinigung manifestieren konnte.

Das Ziel dieser Untersuchungen ist es, die Stute dem Hengst zum richtigen Zeitpunkt zu präsentieren und nutzlose Bedeckungen zu vermeiden, um sie vor unnötiger Infektions- und Verletzungsgefahr zu schützen. Auf diese Weise kann auch der Hengst sinnvoller eingesetzt werden.

Weitere Aufschlüsse kann die Reaktion der Stute auf das tägliche Abprobieren durch einen Hengst oder ein anderes Pferd liefern; sie stellt in Verbindung mit den gynäkologischen Befunden einen wesentlichen Teil eines erfolgreichen Zuchtprogramms dar. Jedoch haben die Reaktionsmuster zuweilen keine Beziehung zum tatsächlichen hormonellen Status. Es ist nicht ungewöhnlich, daß eine Stute zu jedem Zeitpunkt ihres Rossezyklus die Anwesenheit und die Annäherungsversuche eines Probierpferdes duldet; im Gegensatz dazu kann sie auf der Höhe der Rosse sein und den Hengst trotzdem abweisen.

Die Stute mit Fohlen bei Fuß wird von den Züchtern als Herausforderung angesehen, da die Verhältnisse bei laktierenden Pferden, verglichen mit Maidenstuten oder nicht laktierenden Tieren, unterschiedlich sind. Der hohe Östrogenspiegel während der Fohlenrosse verursacht einen intensiven Geschlechtstrieb, der zu Konflikten führt, da der mütterliche Instinkt der Stute gebietet, bei ihrem Fohlen zu bleiben und es zu schützen, so daß sie in Anwesenheit des Fohlens feindselig reagieren kann. Getrennt von ihrem Nachwuchs zeigt sie jedoch Rezeptivität.

Um eine Konzeption und eine nachfolgende Trächtigkeit zu gewährleisten, muß eine Eierstocksaktivität bestehen, die Uterusinvolution abgeschlossen und der Fortpflanzungstrakt gesund und infektionsfrei sein.

Die sich unter Hormoneinflüssen in den Ovarien heranbildenden Follikel können während der Rosse Eizellen freisetzen, die vom Eileiter aufgenommen werden. An diesem gut geschützten Ort findet die Befruchtung statt, und die Zygote erreicht dann nach der Eileiterwanderung die Gebärmutter, die durch die Hormoneinwirkung darauf vorbereitet ist, das neue Leben aufzunehmen und zu ernähren.

Bei Störungen im Mikromilieu kann jedoch die winzige befruchtete Eizelle unbemerkt aus der Gebärmutter herausgewaschen werden.

Nach der gynäkologischen Untersuchung können festgestellte Mängel behoben werden. Häufig strafft sich das Gewebe des Fortpflanzungstrakts nach der Geburt nur unvollständig, so daß ein mangelhafter Verschluß der Schamlippen, der zum Eintritt und Ansaugen von mit Kontaminanten beladener Luft und zu einer Verunreinigung mit Kotpartikeln führt, auftreten kann. Dieser Zustand wird Pneumovagina genannt und kann durch einen einfachen chirurgischen Eingriff, die Caslick-Operation oder Vorhofplastik, behoben werden. Sie bewirkt einen wirksamen, schützenden Verschluß des oberen Abschnittes der Schamlippen und ist ohne Frage die dankbarste Maßnahme, die Fruchtbarkeit der Stuten bei gegebenem Anlaß wiederherzustellen.

Viele Faktoren können zur Unwirksamkeit des Schamverschlusses beitragen: wiederholte Trächtigkeiten, reduzierter Gewebetonus, schlechter Nährzustand und individuelle anatomische Gegebenheiten.

Die angesaugte, kontaminierte Luft kann eine Irritation, Entzündung und Infektion der Schleimhaut verursachen, und an die Vaginitis können sich Gebärmutterhals- und Uterusinfektionen anschließen. Geringgradige entzündliche Veränderungen können die Wirksamkeit des Zervixverschlusses ungünstig beeinflussen, wodurch eine direkte Bedrohung der Gravidität entsteht. Solange die äußere Luft eintreten, sich ausdehnen und den Reproduktionstrakt aufblähen kann, besteht keine Hoffnung auf eine erfolgreiche Trächtigkeit, wenn dieser Zustand nicht korrigiert wird. Nach der

Operation verschwinden Infektionen häufig ohne eine weitere Behandlung.

Besteht die Gebärmutterinfektion jedoch aus anderen Gründen, so wird häufig eine langwierige Behandlung notwendig. Unter Umständen wird Ihr Tierarzt ein Jahr Ruhe für die Zuchtstute empfehlen, was eine bittere Enttäuschung darstellt. Aber diese Maßnahme kann sich durch zukünftige Trächtigkeiten auszahlen, die sonst unmöglich wären.

Die zweite fertile Rosse nach der Geburt kann, vorausgesetzt, daß keine Laktationsanöstrie auftritt und auf eine Prostaglandinbehandlung verzichtet wurde, um den 27. bis 32. Tag post partum beobachtet werden.

Gelegentlich kann es hier zu dem Phänomen einer split-Rosse kommen, was besonders dann zu Problemen führt, wenn die Rosse zusätzlich still verläuft. Als indirektes Anzeichen für das Auftreten einer stillen Brunst ist der Fohlendurchfall anzusehen, der die Aufmerksamkeit auf die Stute lenken sollte. Durch gut geführte Abprobierdaten, gemeinsam mit tierärztlichen Untersuchungen, läßt sich jedoch die Anzahl der Stuten, die zum richtigen Zeitpunkt erfolgreich gepaart werden, erheblich steigern.

Bei der Laktationsanöstrie sind die Ovarien klein, die Zervix ist fest verschlossen, und die Stute zeigt ständig ein abweisendes, häufig feindseliges Abprobierverhalten.

Verantwortlich hierfür ist das Hypophysenhormon Prolaktin, das die Laktation fördert und das follikelstimulierende Hormon hemmt. Die Follikelreifung setzt jedoch wieder ein, kurz nachdem das Fohlen abgesetzt wird und die Milchproduktion sistiert. Will man das Fohlen noch nicht absetzen, besteht die Möglichkeit einer Behandlung mit einem Prostaglandinpräparat. Vor dem Einsetzen des Hormons sollte man sich jedoch versichern, daß die Stute nicht bereits tragend ist, da sonst unweigerlich ein Abort ausgelöst würde.

Als Kind hörte ich oft von Stuten, die nur jedes zweite Jahr trächtig wurden, erhielt aber nie eine befriedigende Erklärung. Heute weiß ich, daß das oben aufgeführte Symptomenbild verantwortlich war und unnötigerweise ein ganzes Jahr im reproduktiven Leben dieser Zuchtstuten verlorenging.

Lassen Sie uns annehmen, daß Ihre Stute erfolgreich gepaart wurde, zum richtigen Zeitpunkt ovulierte und dann den Hengst abwies. Damit ist schon ein großer Schritt gemacht, aber es ist noch verfrüht anzunehmen, daß eine Konzeption stattgefunden hat und eine Trächtigkeit bestehen bleibt, denn während der frühen Gravidität gibt es mehrere instabile Perioden.

Wurde die empfängnisfähige Eizelle im Eileiter, wohin sie nach der Ovulation gelangte, von einer Samenzelle befruchtet, so setzt die Entwicklung des Keimlings ein. Der Embryo gelangt nach einem Tubenaufenthalt von sechs Tagen in die Gebärmutter, die von diesem Zeitpunkt an die Funktion als Brutorgan für die gesamte Trächtigkeitsdauer übernimmt.

Kommt die Befruchtung, sei es infolge der mangelhaften Befruchtungskapazität der Samenzelle oder der Minderwertigkeit der Eizelle nicht zustande, so wird die unbefruchtete Eizelle in der Tube zurückgehalten; nur befruchtete Eier werden zeitgerecht in die Gebärmutter weiterbefördert. Der Eintritt des Keimlings in den Uterus signalisiert der Stute den Beginn der Trächtigkeit, wobei die Funktion des Gelbkörpers, der nach der Ovulation in der Follikelhöhle entstand, zunächst bis zur Errichtung von Hilfsgelbkörpern verlängert werden muß.

Verantwortlich für die Funktionsausdehnung des trächtigkeitserhaltenden Gelbkörpers mit seinem Hormon Progesteron sind vom Keimling produzierte Wirkstoffe, die den ovariellen Zyklus verändern und die Funktion des ovulatorischen (primären) Gelbkörpers verlängern.

Diese frühe Gelbkörperphase ist instabil. Ist die Wechselbeziehung nicht abgesichert, geht der Keimling zugrunde und die Stute roßt, nachdem die Follikelreifung einsetzt, um.

Natürlich kann auch eine symptomarme Paarungsinfektion die Entwicklung des Keimlings nach Erreichen der Gebärmutter schädigen und die Trächtigkeit verhindern. In jedem Fall ist jedoch eine genaue Untersuchung der Stute erforderlich, um die Ursache des Umrossens zu klären.

Ist der primäre Gelbkörper vorzeitig funktionslos geworden, so bleibt die Histiotrophesekretion der Gebärmutterschleimhaut aus, dem jungen Keimling, der auf die Aufnahme dieser Stoffe angewiesen ist, wird die Ernährungsgrundlage entzogen und er stirbt ab. Das Vorkommen trächtigkeitsspezifischer Proteine ist bei der Stute nachgewiesen. Diese Stoffe wirken bei der Frühentwicklung des Keimlings mit.

Um den achtzehnten Trächtigkeitstag können an den Eierstöcken sich progressiv entwickelnde Follikel festgestellt werden, deren Östrogenproduktion rosseauslösend wirken kann, wenn der Keimling geschädigt war und gelbkörpererhaltende Wirkstoffe nicht zur Verfügung standen. Auch bei einem intakten Embryo kann in Ausnahmefällen der Östrogenspiegel in dieser Trächtigkeitsphase soweit ansteigen, daß die Stuten eventuell mit Rosseanzeichen reagieren und manchmal sogar die Paarung dulden. Eine Bedeckung unter diesen Bedingungen führt in den meisten Fällen zum Abbruch der frühen Trächtigkeit. In Zweifelsfällen ist deshalb bei vermuteter Rosse eine tierärztliche Untersuchung erforderlich, die über eine mögliche Scheinrosse Aufschluß geben wird.

Treten bis zum einundzwanzigsten Tag nach der Bedeckung keine Rosseerscheinungen auf, so ist eine Trächtigkeitsfrühdiagnose angezeigt, wobei sich bei vorhandener Trächtigkeit charakteristische Veränderungen an der Gebärmutter (Sensibilisierung des Uterusmuskels und Eiausbuchtung), in der Scheide (Trockenheit der Scheide und Kontraktion des Gebärmutterhalszapfens) sowie im Verhalten der Stute (Abweisen des Hengstes) ermitteln lassen.

Durch solch einen unbezahlbaren tierärztlichen Dienst kann unter anderem auch die Möglichkeit einer Scheinträchtigkeit (Pseudocyesis, Pseudogravidität) ausgeschlossen werden. Eine Stute kann für Monate »glauben« trächtig zu sein, bevor die zyklischen Rosseerscheinungen wieder auftreten, wenn der Zustand nicht vom Tierarzt aufgedeckt wird. Es ist eine unangenehme Situation, wenn man gegen Ende der Zuchtsaison eine Stute für tragend hält und die erhoffte Trächtigkeit sich als Pseudogravidität erweist.

Obwohl viele zu diesem Zeitpunkt diagnostizierte Trächtigkeiten nicht bestehen bleiben und der Verlust vor der Untersuchung am fünfundvierzigsten Tag unbemerkt eintritt, ist diese Untersuchung dennoch gerechtfertigt und wird in immer mehr Gestüten durchgeführt, um die Effizienz zu steigern und wirtschaftliche Verluste zu vermindern.

Eine weitere instabile Periode beobachtet man um den sechsunddreißigsten bis vierzigsten Tag, bei der Umschaltung auf die akzessorischen (sekundären) Gelbkörper. Sie entstehen durch Einwirkung von PMSG (Serumgonadotropin), einem Hormon embryonalen Ursprungs mit vorwiegend FSH-Wirkung. Die PMSG-Bildung erfolgt in Schleimhautkratern der trächtigen Gebärmutter und veranlaßt die Bildung sekundärer Trächtigkeitsgelbkörper zur Aufrechterhaltung der Progesteronsynthese, da der primäre Gelbkörper seine Wirksamkeit weitgehend verliert. Wenn die Graviditätsdauer fünfundvierzig Tage überschritten hat, sind die meisten Bedrohungen des embryonalen Lebens überwunden.

Trächtige Stute

Es ist sicherlich für viele ein aufregender Tag, wenn die Trächtigkeitsuntersuchung am fünfundvierzigsten Tag positiv ausfiel. Jetzt ist Gelegenheit, mit dem Tierarzt die Details zu besprechen, Probleme zu erörtern, die bei Ihrer individuellen Stute auftreten könnten und weitere Aufmerksamkeit erfordern und soviel Information wie möglich zu sammeln. Fragen Sie nach den besonderen Anforderungen, die Ihre Stute während der Trächtigkeit stellen könnte, um die Aufrechterhaltung der Gravidität zu unterstützen.

Die häufig empfohlene regelmäßige monatliche oder zweimonatliche Injektion von Depotprogesteron, dem Hormon, das für die Aufrechterhaltung der Trächtigkeit verantwortlich ist, wird von vielen bis einen Monat vor dem errechneten Geburtstermin fortgesetzt.

Die Progesterongaben richten in der Regel keinen Schaden an. Ihre Anwendung ist theoretisch gerechtfertigt, jedoch ist ihr Nutzeffekt nicht so abgesichert, daß man generell zu einer großzügigen Verwendung raten kann. Ein Überangebot von Progesteron ist zu vermeiden.

In der normalen Trächtigkeit beginnt der Progesteronspiegel nämlich bereits um den 150. Tag stark zu sinken, und schon nach dem 190. Tag ist ein ständiger Anstieg von plazentaren Östrogenen zu verzeichnen, deren Maximum etwa im neunten Monat erreicht ist.

Entwurmen

Das Entwurmen der Stute ist nicht nur für ihre eigene Gesundheit wichtig, sondern auch für das wertvolle Saugfohlen an ihrer Seite und die neue Trächtigkeit, so daß Sie drei Leben vor der fortwährenden Plage von Endoparasiten und ihren Auswirkungen schützen.

Wenn man gezielt gegen die vielen möglichen Parasitenarten vorgehen will, ist es sinnvoll, eine Kotprobe untersuchen zu lassen. Eine Analyse und Bestimmung der Anzahl der vorgefundenen Eier und Larven hilft bei der Wahl des richtigen Anthelminthikums.

Gewöhnlich werden in Gestüten die Bestände regelmäßig behandelt, was auch von einem Einzelpferdehalter befolgt werden sollte. Da es zur Zeit noch keine Möglichkeit gibt, die Parasiten vollständig auszurotten, sind ständig sich wiederholende Medikationen notwendig, um den Befall der Tiere zumindest gering zu halten und damit größere Schäden zu vermeiden. Die Bestandsbehandlung sollte dabei je nach Parasitenbefall möglichst alle zwei bis vier Monate stattfinden. Mutterstuten und Fohlen sollten nach jeder Behandlung auf möglichst wenig kontaminierte Weiden gebracht werden.

Zahlreiche im Handel befindliche Präparate haben keine Nebenwirkungen und sind auch bei graviden und laktierenden Stuten einsetzbar. Jedoch sollten Sie, um sicher zu gehen, die Wahl des Mittels einem Tierarzt überlassen.

Ein weiteres wichtiges Problem stellen die Magendasseln oder Magenbremsen dar. Sechs verschiedene Arten der Gattung Gasterophilus spielen beim Pferd eine Rolle, aber bei uns ist Gasterophilus intestinalis am häufigsten. Die weiblichen Dasselfliegen legen mit einem besonderen Haftapparat versehene weißliche Eier an die Haare bestimmter Körperteile von Pferden ab (Vorderfußwurzelgelenke, Widerrist, Tasthaare am Maul). Die daraus schlüpfenden Larven dringen bei Belecken oder Beknabbern dieser Stellen in die Haut beziehungsweise die Schleimhaut der Mundhöhle ein, entwikkeln sich dort weiter und suchen dann den für die betreffende Art speziellen Sitz im Magen, Dünndarm oder Mastdarm auf, wo sie etwa acht bis zehn Monate parasitieren und dann mit dem Kot ausgeschieden werden, um sich dort oder im Erdboden zu erwachsenen Fliegen weiterzuentwickeln. Die Hauptflugzeit liegt im Juli und August.

Die Erscheinungen, die die betroffenen Pferde zeigen, hängen vom Sitz der Larvenstadien ab. Es kann zu Entzündungen der Mundschleimhaut, Kau- und Schluckbeschwerden, Magengeschwüren und -erweiterungen und Dünndarm- und Mastdarmentzündungen kommen. Die Folgen daraus sind Blutarmut, Verdauungsstörungen und Abmagerung.

Bei befallenen Tieren kann man beispielsweise beobachten, daß sie nach dem Abschlucken von winzigen Futtermengen plötzlich von der Krippe zurücktreten und sich unter offensichtlichen Schmerzen fallen lassen. Die meisten Tiere bleiben nicht lange liegen und beenden nach Abklingen des Unwohlseins gelassen ihre Mahlzeit.

Werden Dasselfliegeneier im Sommer am Haarkleid beobachtet, so ist es die Pflicht jedes Pferdebesitzers, eine Behandlung vornehmen zu lassen, die am besten im Zeitraum von Dezember bis März stattfindet, da die Larven dann ihre Siedlungsorte im Magen oder Darm erreicht haben und leicht und gefahrlos für das Pferd bekämpft werden können.

Vorbeugend sollten die Eier mit einer Rasierklinge abgeschabt und dann verbrannt werden. Dieses Abschaben nimmt man am besten an Plätzen vor, die sonst nicht von Pferden begangen werden.

Impfungen

Ihre erwachsene Stute wurde während ihres Lebens zahlreichen Viren und krankheitsverursachenden Mikroorganismen ausgesetzt und besitzt deshalb häufig eine respektable Anzahl von schützenden Antikörpern, so daß ihre Impfansprüche relativ gering sind.

Sie sollte jedoch unbedingt regelmäßig gegen Pferdeinfluenza (Seuchenhafter Husten, Hoppegartener Husten, Pferdegrippe), Rhinopneumonitis (Virusabort der Stuten) und Tetanus (Starrkrampf) geimpft werden. Eine Impfung gegen Tollwut ist bei Weideaufenthalt ratsam.

Die Rhinopneumonitis wird durch Herpesviren verursacht, die die oberen Luftwege von Pferden aller Altersstufen befallen und bei Stuten zwischen dem siebenten und zehnten Trächtigkeitsmonat zu Aborten oder zur Geburt von lebensschwachen Fohlen führen.

Junge Pferde zeigen meist nur milde Krankheitserscheinungen und erholen sich gewöhnlich ohne ernste Nebenwirkungen; werden Reitpferde in dieser Zeit gearbeitet, kann es jedoch zu Lungenentzündungen kommen. Bei der Zuchtstute äußert sich der Verlauf anders. Stuten können eine zunächst nicht feststellbare, symptomarm verlaufende Infektion erleiden und abortieren dann ohne Warnung. Es besteht keine Muskelrelaxation oder entsprechende Anbildung des Euters, wie es bei der normalen Geburt zu beobachten ist.

Nach Befall der Nasenschleimhaut gelangt das Virus über das Lymphsystem ins Blut und breitet sich über den gesamten Organismus aus. Dabei kommt es auch zur Infektion der Gebärmutter und der Frucht. Das Virus vermehrt sich stark im fetalen Gewebe und verursacht dort Veränderungen, die die Frucht absterben lassen, was den Abort zur Folge hat.

In typischen Fällen sehen Fetus und Eihäute äußerlich frisch und unbeschädigt aus. Fruchtwasser, Nachgeburt und Fetus enthalten aber große Virusmengen, wodurch es auch zur Verseuchung von Ställen, Streu, Trinkwasser, Geräten und anderem kommt, über die dann die Infektion weiter verbreitet werden kann.

Infiziert sich die Stute erst gegen Ende der Trächtigkeit, werden meist lebensschwache Fohlen geboren, die dann innerhalb von sechsunddreißig Stunden nach der Geburt sterben.

Wenn sich nicht zusätzliche Probleme aufstocken, verläuft die Rückbildung der Geschlechtsorgane normal, die Tupferprobe ist ohne Beanstandung, und die Stute nimmt mit beachtlicher Leichtigkeit wieder auf, wenn sie gepaart wird. Die Immunität, die die Stute entwickelt, soll im Höchstfall ein Jahr dauern.

Die Rhinopneumonitis ist weltweit verbreitet und sehr ansteckend. Wenn dieses Virus auftritt, wird gewöhnlich der ganze Stall, das ganze Gestüt, die ganze Gruppe von Zuchtstuten befallen. Die Übertragung erfolgt durch direkten Kontakt der Pferde, durch Tröpfcheninfektion oder indirekt; da neben dem Atmungstrakt auch der Geschlechtstrakt als Eintrittspforte für das Virus gilt, sind auch Übertragungen beim Geschlechtsakt durch infizierte Hengste möglich.

Die richtige Diagnose der Erkrankung kann an Hand des Vorberichtes, der Art der Geburt, des Erscheinungsbildes der Plazenta und des Fohlens und der Autopsie gestellt werden. Jede Verfohlung oder Geburt eines lebensschwachen Fohlens muß zunächst so behandelt werden, als ob ein Virusabort vorliegt. Zur Feststellung der Ursache müssen der ungeöffnete Fetus, Teile der Nachgeburt und Blutproben der Stute an ein Untersuchungsinstitut gesendet werden.

Da es bei einer Infektion mit diesen Herpesviren keine Möglichkeit gibt, den Verlauf aufzuhalten und den Abort zu verhindern, müssen seuchenhygienische Maßnahmen und vorbeugende Impfungen im Vordergrund der Bekämpfung stehen.

In den noch nicht von Virusabort betroffenen Pferdebeständen sollten neueingestellte Tiere zunächst unter Quarantäne gehalten werden, und der Herkunftsbestand sollte bekannt sein. Sinnvoll ist auch die Gliederung des Gestüts in Stallabteilungen, damit die Kontaktmöglichkeiten geringer und stallhygienische Maßnahmen leichter durchführbar sind. Eine regelmäßige tierärztliche Überwachung ist ratsam.

Ist in einem Bestand Virusabort aufgetreten, müssen Box, Stallgasse, Futter, Streu, Dung desinfiziert, gründlich gereinigt und nochmals desinfiziert werden, und die Box soll danach noch etwa einen Monat leer stehen. Infizierte und verdächtige Tiere sind abzusondern, und der Bestand sollte für drei Monate nach dem letzten Abort gesperrt bleiben. Werden Fetus und Nachgeburt nicht eingeschickt, so sind sie unschädlich zu beseitigen.

Die Impfung mit einer Lebendvakzine führt zur Ausbildung einer guten Immunität. Dabei wird in Deutschland folgendes Impfprogramm befolgt: tragende Stuten werden einmal im dritten und ein zweites Mal im sechsten bis siebten Trächtigkeitsmonat geimpft. In diese Impfungen müssen alle nicht trächtigen Stuten, Hengste, Wallache und über drei Monate alte Fohlen mit einbezogen werden. Ist ein Bestand auf diese Weise erstimmunisiert, genügen einmal jährliche Auffrischungsimpfungen. Über drei Monate alte Fohlen sollen im Juli bis Anfang August das erste und Oktober bis November das zweite Mal geimpft werden, anschließend einmal jährlich im Herbst.

Durch die Impfung gebildete Antikörper gegen Rhinopneumonitis werden mit dem Kolostrum auf das Neugeborene übertragen und sind etwa achtzig Tage im Blut der Fohlen nachweisbar.

Notimpfungen sind in nicht geimpften Beständen, in denen Virusabort auftritt oder in die ein infiziertes Tier aus einem anderen Bestand übernommen wurde, anzuraten. Man sollte aber daran denken, daß die Tiere auch nach der Impfung noch abortieren, wenn sie zuvor schon infiziert waren.

Bei der Notimpfung werden alle Stuten bis zum siebten Trächtigkeitsmonat geimpft. Liegt diese Impfung vor dem vierten Monat, muß sie drei Monate später noch einmal wiederholt werden.

Es ist sinnvoll, auch alle Reitpferde außerhalb von Zuchtbeständen zu impfen, um sie damit vor der Infektion der oberen Luftwege zu schützen; von diesem Kontrollprogramm haben auch Zuchtstuten indirekte Vorteile.

Neuerdings ist auch die Impfung mit einer Kombinationsvakzine möglich, die neben abgetöteten Rhinopneumonitisviren auch inaktivierte Influenza- und Reoviren enthält; das heißt, der Impfstoff wirkt sowohl gegen Virusabort als auch gegen seuchenhaften Husten.

Maidenstute

Eine Maidenstute ist eine junge Stute, die noch niemals ein Fohlen hatte. Fälschlicherweise werden oft auch junge Pferde dazu gerechnet, die ein- oder zweimal bedeckt wurden, ohne aufzunehmen. Ein intakter Hymen (Jungfernhäutchen, das beim Pferd meist nur als Querfalte ausgebildet ist) ist ein Anzeichen dafür, daß die Stute niemals gepaart wurde und nicht die Gefahr verschiedener Traumen, Kontaminationen oder Infektionen erlitten hat, wie sie bei güsten Stuten oder bei Stuten mit Fohlen bei Fuß gefunden werden. Wenn das reproduktive System normal ist, wird solch ein Pferd meist prompt aufnehmen.

Ich erinnere mich daran, in meinen frühen Praxisjahren gehört zu haben, daß Maidenstuten immer eine Herausforderung an die Züchter darstellten und deshalb mit einem argwöhnischen Auge betrachtet wurden. Die Erfahrung hat aber gezeigt, daß diese Meinung nicht länger gelten kann, da junge, noch nie gepaarte Maiden nicht all den unerwünschten Umständen ausgesetzt wurden, die die Fruchtbarkeit ungünstig beeinflussen können. Sie haben die Probleme, die durch Bedeckung, Konzeption und Geburt entstehen, nicht durchgemacht. Nur durch menschliche Nachlässigkeit können sie eventuell Genitaltraktschäden, Genitalinfektionen durch infizierte Hengste oder dem Eintritt von pathogenen Keimen als Ergebnis der schlechten Hygienepraxis des Zuchtstallpersonals unterliegen.

Für mich ist eine Maidenstute sauber, unberührt und voll von Möglichkeiten, und ich fühle eine Verpflichtung, ihre angeborene Fruchtbarkeit zu schützen und aufrechtzuerhalten, um ihre zukünftigen reproduktiven Jahre zu fördern.

Meine Meinung ist, daß 85 % der Fälle scheinbarer Unfruchtbarkeit durch menschliche Fehler, schlechtes Management und mißbräuchliche Praktiken verursacht werden.

Die Maidenstuten können im wesentlichen in drei Gruppen eingeteilt werden:

Die erste Gruppe besteht aus Stuten unterschiedlichen Alters, die nicht belastet werden und weder physisch noch psychisch unter Streß stehen. Diese Gruppe könnte leicht genutzte Freizeitpferde oder -ponies und andere Tiere, an die keine hohen Anforderungen gestellt werden, einbeziehen. Aufgrund des daraus resultierenden Wohlbefindens kann man erwarten, daß diese Gruppe eine höhere Fruchtbarkeitsrate aufweist. Wenn die Pferde dieser Kategorie lange genug inaktiv waren, ausreichend entspannt und etwas verwöhnt sind, dann befinden sie sich auf dem Weg, die Persönlichkeit von Zuchtstuten zu erlangen.

Die zweite Gruppe ist im allgemeinen jung und auf der Rennbahn, dem Turnierplatz oder im Jagdfeld trainiert worden. Eine physisch und psychisch angespannte junge Stute repräsentiert ein Zuchtrisiko, wenn sie nicht genügend Zeit und die geeignete Umgebung erhält, in der diese Probleme vermieden werden. Nach der Analyse von Gestütsaufzeichnungen ist diese Tatsache ganz deutlich geworden. Zahlreiche Maidenstuten nehmen nicht auf, wenn sie keine Zeit bekommen, sich auszuruhen, an das gemächliche Leben auf dem Gestüt anzupassen und mit anderen Stuten zusammen auf die Weide zu gehen.

Die dritte Gruppe wird im wesentlichen durch die gleichen eben beschriebenen Pferde dargestellt, die aber die junge Sportlerkarriere plötzlich beenden mußten. Ein Unfall ist die häufigste Ursache, der sie in die Zuchtstutengruppe versetzt. Durch Zufall finden diese Tragödien häufig Mitte oder Ende der Zuchtsaison statt, was dann keine Zeit zur Entspannung und Anpassung läßt. (Manchmal ist nicht einmal genug Zeit, den Schweiß und Sand oder die Anzeichen des Sattelabdrucks aus dem Haarkleid zu entfernen). Es ist nur Zeit, ihre Renn- oder Turniereisen abzunehmen und mit ihr zum Hengst zu eilen. Dabei besteht keine Gelegenheit für notwendige physische Veränderungen.

Ich will damit nicht andeuten, daß so niemals ein Erfolg erzielt wird, sondern daß solche Umstände sicher nicht förderlich für das Erreichen einer Trächtigkeit sind.

Eine Maidenstute kann rossig werden, einen Follikel bilden, den Hengst annehmen, ovulieren und prompt die Rosse beenden, was von gut informierten Leuten als günstigste Sequenz der Ereignisse angesehen wird und zur Konzeption führen sollte.

Für Sie und Ihre Maidenstute, die versteckte Anomalien aufweisen kann, die die Konzeption ungünstig beeinflussen oder verhindern, wenn sie nicht rechtzeitig erkannt und behoben werden, ist die Untersuchung durch einen qualifizierten Tierarzt von Vorteil.

Fünf solche Abweichungen werden im folgenden beschrieben:

1. Unvollständiger Reproduktionstrakt
   Bei der gynäkologischen Untersuchung ist es nicht ungewöhnlich, eine Stute mit einem unvollständigen Reproduktionstrakt zu finden. In manchen Fällen hat die Natur versäumt, alle Komponenten, die zur Fortpflanzung nötig sind, zu liefern.
   Auch Menschen tragen zu diesem Problem bei, indem sie ein Renn- oder Turnierpferd ovariektomieren lassen, um den Unannehmlichkeiten ungleichmäßiger Leistungen aus dem Weg zu gehen. In jedem dieser traurigen Fälle ist eine innere Untersuchung notwendig, um die Mängel aufzudecken, die durch die Natur oder sich einmischende Menschen entstanden sind, bevor teure Arrangements getroffen werden, hoffnungslos sterile Stuten zum Hengst zu schicken.

2. Infantiler Genitaltrakt
   Ein infantiler Genitaltrakt wird auch bei manchen älteren Stuten gefunden, zeigt sich aber am häufigsten bei Stuten unter drei Jahren. Er wird durch eine ständig offene Zervix, einen kleinen Uterus und zu kleine, inaktive Ovarien charakterisiert — alles zeigt beispielhaft die Unreife. Für eine Stute mit unterentwickeltem Genitaltrakt gibt es keine bekannte Therapie. Der Zustand kann sich aber normalisieren, wenn der Zyklus regelmäßig anläuft und sich der Reifungsprozeß vervollständigt. Es ist ratsam, die Stute monatlich hinsichtlich feststellbarer Veränderungen während der Zuchtsaison untersuchen zu lassen.

3. Nicht perforierter Hymen
   Der Hymen ist eine Falte oder ein Schleimhautring, der die Grenze zwischen Vestibulum und Vagina darstellt. Er kann bei

manchen Stuten jedoch als Membran ausgebildet sein, die normalerweise bei der Paarung durch den Hengst zerrissen wird. Manche Stuten sind aber mit einem festen, fast nicht zu durchdringenden Hymen ausgerüstet, der durch menschliche Hilfe vorsichtig manuell geöffnet werden muß. Ein Tierarzt sollte ihn schmerzlos entfernen und auf diese Weise die Anwesenheit von bleibenden Teilen verhindern. Wenn diese einfache Prozedur nicht korrekt durchgeführt wird, kann die Stute verständlicherweise ängstlich und empfindlich werden und sich in Zukunft im Zuchtstall sehr schwierig zeigen. Zudem besteht immer die Möglichkeit von Trauma, Entzündung und resultierender Infektion. Ein nicht perforierter Hymen kann verursachen, daß der Hengst die Bedekkung verweigert.

4. Vaginalseptum
Das Vaginalseptum ist eine kräftige, membranöse, vertikale Scheidewand, die die Vagina in zwei gleiche Kompartimente unterteilt. Gelegentlich wird diese angeborene Anomalie bei Maidenstuten gefunden. Diese Septen in der Vagina sind zwar selten, werden aber häufig genug gefunden, um hier eine Besprechung zu rechtfertigen. Solche Stuten können aufnehmen und ein Fohlen austragen, aber bei der Geburt stellt die Scheidewand ein großes Problem dar. Es ist ratsam, daß Ihr Tierarzt die Membran rechtzeitig, bevor die Stute zum Hengst geschickt wird, entfernt und genügend Zeit vergeht, damit eine Heilung stattfinden kann. Denken Sie daran, daß, wenn diese Scheidewand während der Bedeckung zerrissen wird, sie den Hengst verletzen, die Qualität der Bedeckung beeinflussen und möglicherweise zu Entzündung und Infektion führen könnte.

5. Anöstrus
Maidenstuten sind für ihren Anöstrus, der in zwei Formen auftreten kann, berüchtigt. Ein wirklicher Anöstrus ist zu beobachten, wenn sich die Stute in der inaktiven Phase ihres Reproduktionszyklus befindet und einen niedrigen Östrogenblutspiegel aufweist. Wenn sie abprobiert wird, ist sie abweisend und zeigt keine Rossemerkmale — eine Widerspiegelung des Zustandes ihres endokrinen Systems. Solche Stuten benötigen häufig tierärztliche

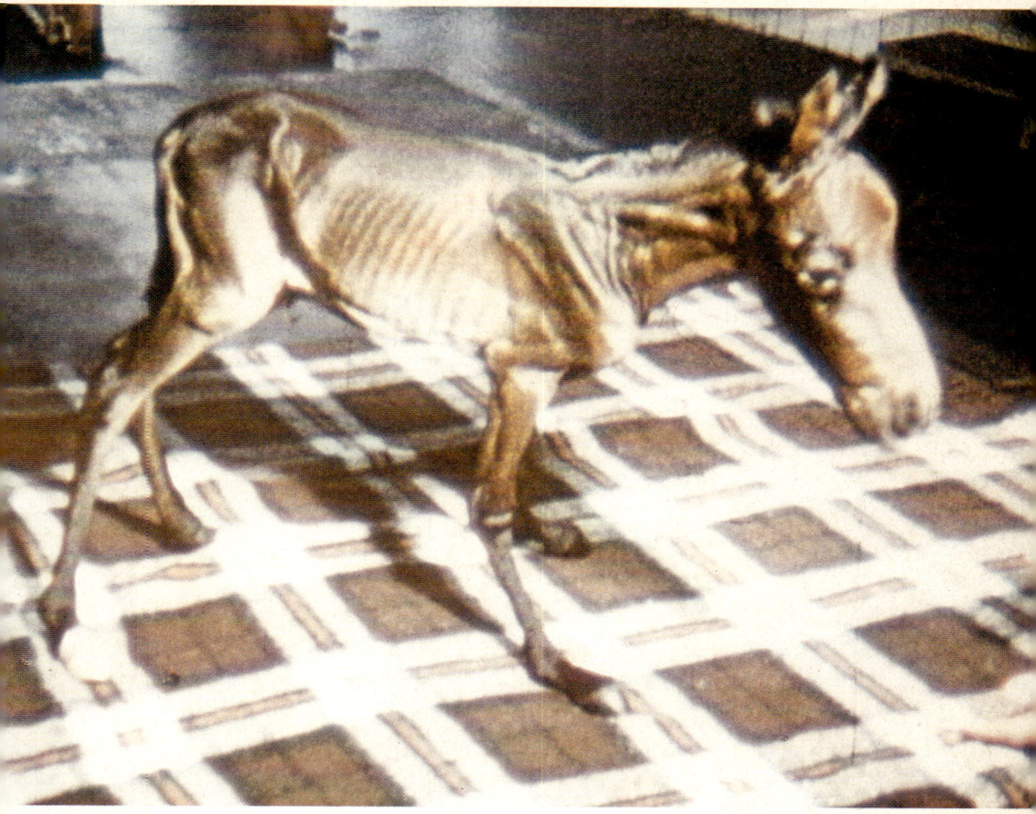

Unreife Frühgeburt

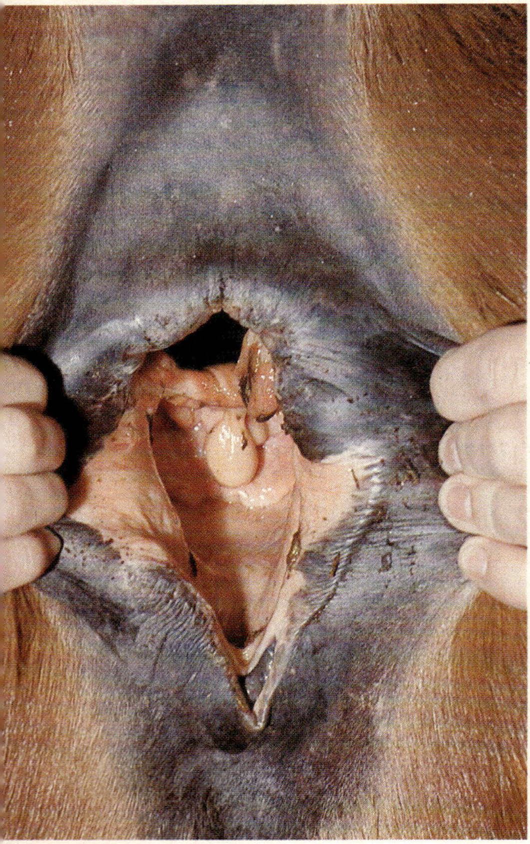

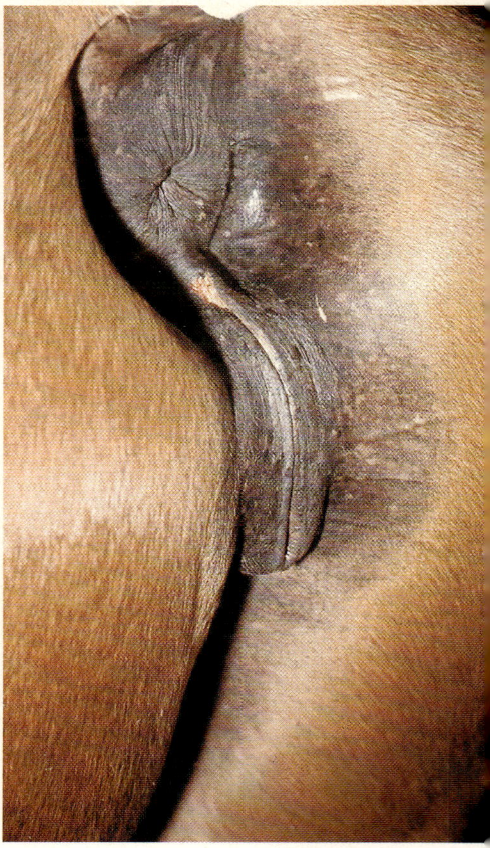

Kompletter, bei der Geburt entstandener Dammriß. Zur Wiederherstellung der Zuchtfähigkeit ist ein chirurgischer Eingriff erforderlich.

Erschlaffte Beckenausgangswand. Abgewinkelte Scham mit unvollständigem Verschluß (Pneumovagina)

Hilfe, um ihr Hormonsystem zu aktivieren, damit die für die Konzeption entscheidenden Faktoren gefördert werden. Nur eine unerfahrene Person wird warten, daß die Maidenstute natürlich in die Rosse kommt, denn die Zeit während der Zuchtsaison ist zu wertvoll.

Häufig ist das Verhalten aber genau entgegengesetzt, und die Maiden scheinen in Rosse zu sein, obwohl die Eierstöcke inaktiv sind. Solch ein Anschein von Rezeptivität kann auf den frischgebackenen Pferdezüchter verwirrend wirken. Diese hormonell unausgeglichenen Stuten können den Hengst akzeptieren und auf Gestüten eine erhebliche Störung bedeuten, wenn sie ihr Spiel fortführen dürfen. Glücklicherweise können diese widerspenstigen Damen heute mit unseren modernen Veterinärtechniken überlistet werden.

Besonders zu Beginn der Saison zeigt ein großer Anteil von Maidenstuten keine Rosseanzeichen während des Abprobierens. Manche Stuten mit stillen Rossesymptomen werden durch den Hengst verängstigt und weigern sich, die leichtesten Andeutungen von Rezeptivität zu zeigen. Hierbei handelt es sich um einen falschen Anöstrus, durch den manchmal sogar die erfahrensten Züchter getäuscht werden.

Bei diesen Stuten müssen zwei Kunstgriffe angewendet werden, um den tatsächlichen Status aufzudecken. Erstens müssen diese Individuen sorgfältig beobachtet und methodisch mit einem ruhigen Pferd abprobiert werden. Zweitens sind zeitlich gut abgepaßte Untersuchungen der inneren Geschlechtsorgane essentiell, um das Zyklusstadium festzustellen. Nur in Kombination können diese beiden Maßnahmen den Zustand der ruhigen, indifferenten und kühlen Stute offenbaren. Wenn bei der tierärztlichen Untersuchung festgestellt wird, daß die Stute physisch und hormonell zur Bedeckung vorbereitet ist, so wird erstaunlicherweise ihr Verhalten meist damit übereinstimmen, wenn sie in den Zuchtstall kommt. Argwohn und Ungläubigkeit der Pferdeleute verschwinden, wenn sie die Verwandlung der scheuen, manchmal feindseligen Stute in ein ruhiges, normal rezeptives Pferd sehen.

Trotz des schwer erfaßbaren Verhaltens der Maidenstute, mit dem man zu kämpfen hat, stellt sie dennoch ein geringeres Risiko dar und hat die bessere Möglichkeit tragend zu werden, verglichen mit der güsten Stute oder der Stute mit Fohlen mit ihren vielen unbekannten Problemen, die auch ein unvollständiger Vorbericht verbergen kann.

Ich muß zugeben, daß Maidenstuten für einige besondere Vorfälle in meiner Praxis verantwortlich waren. Die güsten Stuten und die Stuten mit Fohlen bei Fuß liefern endlose gynäkologische Probleme, haben aber immerhin meist Fohlen produziert und sind dem Tierarzt in der Regel gut bekannt. Die nicht untersuchte Maidenstute ist fremd, und unerwartete Beobachtungen in dieser Gruppe können beunruhigend sein.

Als junge Tierärztin hatte ich ein großes Interesse an Zuchtstuten und den Wunsch, eine gute und geschickte Pferdegynäkologin zu werden. Es ließ nicht lange auf sich warten, daß ich eine Gelegenheit bekam, meine Befähigung zu testen.

Ein Nachbar, ein großartiger alter Herr, rief an, um mich zu bitten, nach seiner Stute zu sehen. Sie hatte nach zahlreichen Paarungen mit seinem schönen, alten Hengst nicht aufgenommen. Hier gab es eine Chance, meine Befähigung unter Beweis zu stellen. Ich war ungeduldig, die Stute im Notstand zu untersuchen, und ganz zuversichtlich, ihr Fruchtbarkeitsproblem aufzudecken und zu lösen.

Die gynäkologische Untersuchung verwirrte mich. Es war das erste Mal, seit ich Pferde untersuchte, daß ich nicht in der Lage war, die Eierstöcke aufzufinden! Nach einigen Momenten zwang ich mich aufzuhören und über meine Erhebungen nachzudenken — oder genauer gesagt, den Mangel an Erhebungen — und war schließlich genötigt, die angeborene Abwesenheit beider Ovarien festzustellen. Die junge Stute war auf der Farm geboren worden und niemals in anderen Händen gewesen, als in denen ihres jetzigen Besitzers. Dies schloß die Möglichkeit aus, daß eine Ovariektomie vorgenommen worden war.

Jung wie ich war, konnte ich meine momentane Aufregung, diese ungewöhnliche Diagnose gestellt zu haben, nicht zurückhalten, merkte aber plötzlich, was sie für den Besitzer und die Stute bedeutete und wurde durch diesen Gedanken traurig. Die Stute war natürlich hoffnungslos steril, was ihre zukünftige Nutzungsmöglichkeit limitierte. Für den Besitzer beinhaltete die Enthüllung, daß Jahre vergeblicher Anstrengung verloren waren und er eine andere Stute erwerben mußte, um ein Fohlen von seinem hochgeschätzten Hengst zu bekommen. Ich fühlte Mitleid mit der Stute und ihrem bestürzten Besitzer, aber gleichzeitig hatte ich das Gefühl von Dankbarkeit, daß ich einen seltenen, angeborenen gynäkologischen Befund erheben konnte.

Ich hatte manche überraschende Begegnung mit Maidenstuten. Ein bestimmtes Rennpferd verursachte in seinem Heimatstall fast eine Sensation und ist unauslöschlich in meinem Gedächtnis geblieben.

Es handelte sich um eine schöne, gut gebaute Stute, die während eines Rennens verletzt und deshalb auf eines der Gestüte gebracht wurde, die ich in der frühen Zuchtsaison betreue. Die Entscheidung, mit ihr zu züchten, wurde nicht so sehr wegen ihrer Zwangspause gefällt, sondern weil sie mehrere Monate keine Spitzenform mehr erreicht hatte.

Die attraktive braune Stute war vor längerer Zeit zu einem Gestüt geschickt worden, das auch Einrichtungen zur Erholung von Rennpferden besaß. Zunächst hatten die wohlverdiente Veränderung der Umgebung und die Ruhe die erwünschte Wirkung, so daß sie nach dem Training ihre Spitzenform erreichte und das erste Rennen gewann.

Ihre Leistungen hatten seitdem ständig abgenommen. Sie war gut gezogen, und obwohl sie nicht dem Traum ihres Besitzers als Rennpferd entsprach, besaß sie das Potential, eine Zuchtstute zu werden. Zu diesem Zeitpunkt traf ich die dreijährige Vollblutstute das erste Mal.

Physisch stellte sie genau das dar, was man von einem Pferd erwartet, das gerade von der Rennbahn kommt. Sie war fit und von guter Figur. Im Vergleich mit den Zuchtstuten des Gestüts erschien sie dünn, zart und stromlinienförmig. Die Routineuntersuchung zeigte, daß sie sich in einem exzellenten Zustand befand. Alles was blieb war die gynäkologische Untersuchung, um sicher zu gehen, daß der Fortpflanzungstrakt der jungen Stute normal und vollständig war.

Als ich die Untersuchung begann, traf meine Hand direkt auf einen gut entwickelten Fetus! Ich hatte die ungläubigen Gestütsbesitzer zu überzeugen, daß ich keinen dummen Scherz machte, sondern daß das Stutchen tatsächlich tragend war.

In der Erwartung, kleine Ovarien angelagert an den typischen Maidenstutenuterus zu palpieren, war ich erst nicht in der Lage zu glauben, daß ich einen etwa fünf Monate alten Embryo in seinem Fruchtwasser spürte. Es war tatsächlich ein Schock, ein junges Rennpferd zu untersuchen und eine trächtige Stute zu entdecken.

Die junge Stute würde Juli oder August abfohlen, ein Termin, der für ein Vollblutfohlen, das Rennen gehen soll, sehr spät ist. Das Schlimmste war jedoch, daß der Vater des ungeborenen Fohlens unbekannt war.

Wir versuchten das Geheimnis aufzudecken. Der Fetus befand sich etwa im fünften Entwicklungsmonat, und die Nachprüfung zeigte, daß sich die Stute genau vor fünf Monaten auf dem anderen Gestüt erholt hatte. Trotz aller abschlägigen Antworten mußte dort die Konzeption stattgefunden haben. Kann es verwundern, daß die Rennleistung der Stute zu wünschen ließ?

Unter meinen vielen Erfahrungen mit Maidenstuten gibt es noch eine, die ich niemals vergessen werde.

Da ich nicht der betreuende Tierarzt des kleinen, privaten Zuchtstalls war, mußte sich das Fertilitätsproblem, das meine Konsultation verursacht hatte, als kompliziert erweisen.

Der Gestütsleiter begrüßte mich, als ich zu dem attraktiven, gut gepflegten Stall fuhr. Während ein Pfleger die Stute in den Notstand brachte, erzählte mir der beunruhigte Gestütsleiter, wie sie ihn verwirrt hatte.

Nach Siegen in sechzehn Rennen, stellte sie eine zukünftige Zuchtstute mit beträchtlichem wirtschaftlichen Wert dar. Der Besitzer hatte sie von der Rennbahn geholt, um mit ihr Fohlen zu züchten, die neben ihrer hervorragenden Blutlinie ihre Rennfähigkeit erben konnten.

Der Gestütsleiter erklärte, daß sie im Gestüt nicht in der Lage gewesen waren, die Stute trächtig zu bekommen, und er wollte sich jetzt, am Ende der Zuchtsaison, über den Status des Pferdes versichern. Sie war nach zahlreichen Paarungen vor zwanzig Tagen das letzte Mal bedeckt worden und hatte dann keine rosseähnlichen Erscheinungen mehr gezeigt.

Ein klassisches Vollblutpferd stand mit bandagiertem Schweif und dem Pfleger, der es am Kopf hielt, im Notstand. Ich begann die Untersuchung.

Nach zwanzig Jahren Praxis in der Pferdezucht erschrecke ich nicht leicht, aber ich war von dem bizarren Zustand der Stute verblüfft, denn statt eines Vaginalgewölbes wies sie nur eine blinde Tasche auf. Es gab keine Zervix oder irgendeine Öffnung in die Gebärmutter, nur eine Sackgasse. Die Schleimhaut der Tasche war noch von den letzten Bedeckungen entzündet. Die weitere Untersuchung ergab die vollständige Abwesenheit von Uterus und Ovarien.

Dieser erstaunliche Zustand ist eine seltene, angeborene Anomalie. Die schöne Stute mit geprüfter Leistung und sehr wünschenswerten Blutlinien war nicht in der Lage, ihre herausragenden Qualitäten weiterzugeben.

Ihr gutes Temperament hatte ihr geholfen, obwohl sie Beinprobleme hatte, Rennen zu gewinnen. Ich habe danach gehört, daß sie wieder Rennen ging. Sie war von der Art, die alles geben würde, solange sie dazu fähig war. Noch heute bin ich von ihrem Schicksal beeindruckt.

Güste Stute

Als güst werden Stuten bezeichnet, die irgendwann ein Fohlen produziert haben und dann entweder nicht mehr gepaart oder ohne Erfolg bedeckt wurden. Sie werden von Hengstbesitzern immer als Risiko angesehen.

Die Maidenstute ist mit einem neuen Auto vergleichbar, bei dem man unbekannte Schwächen oder Schwierigkeiten erwartet, die im ungünstigsten Moment auftreten. Güste Stuten (ähnlich einem gebrauchten Wagen) repräsentieren dagegen eine Gruppe mit vielfältigen Gründen für ihre Probleme und besitzen ein gemeinsames Merkmal — ihre belastende Unfruchtbarkeit.

Da eine Zuchtstute meist nur einen einzigen Lebenszweck hat, symbolisiert die güste Stute, in Bezug auf die Rückgabe des investierten Geldes, ein sehr teures Tier.

Pferde können aus vielen Gründen nicht wieder aufnehmen, aber am häufigsten ist eine Infektion des Genitaltraktes, die zahlreiche Ursachen haben kann. Eine schwierige Geburt verursacht physische Schädigungen des Fortpflanzungsapparates und liefert damit eine Prädisposition für Infektionen.

Einflüsse aus der Umgebung oder der Mißbrauch durch unwissende oder unvorsichtige Personen können ebenfalls zur Entwicklung von Unfruchtbarkeit beitragen. Zudem besteht der nicht ungewöhnliche Fall von niedriger Hengstfertilität. Hengstbesitzer wollen diese Möglichkeit häufig nicht anerkennen oder diskutieren — deshalb kann eine Stute für etwas beschuldigt werden, für das sie gar nicht verantwortlich ist.

Ein Grund für die Unfruchtbarkeit besteht immer und muß kein unlösbares Geheimnis bleiben.

Fruchtbarkeitsuntersuchungen sind in den letzten Jahren beim Pferd zu einem Punkt fortgeschritten, bei dem zu fünfundneunzig Prozent der Fälle eine befriedigende Lösung gefunden werden kann. Der betroffene Besitzer ist verpflichtet, nach dem Grund zu suchen, weshalb seine Stute im letzten Jahr nicht tragend geworden ist, es sei denn, es war eine überlegte Wahl, denn zwei oder mehr Jahre von ihrem relativ kurzen reproduktiven Leben zu verlieren, wäre wirklich schändlich.

Wenn man sich entscheidet, der Stute ein Jahr Ruhe zu gönnen, weil es aus irgendwelchen individuellen Besonderheiten nötig erscheint, so ist das eine Sache. Aber wenn eine gute Stute, die in der Lage wäre, ihren Beitrag zu liefern, aufgrund von Nachlässigkeiten, Versäumnissen und Unfähigkeit abseits stehen muß, so ist das unverzeihlich.

Bei der Untersuchung einer güsten Stute sollten Sie jede verfügbare Information an Ihren Tierarzt geben, um bei einer genauen Bewertung zu helfen. Mit Glück und guter Planung wird eine schnelle Diagnose, gekoppelt mit der speziellen Behandlung, dem Pferd die Zuchtgesundheit wiedergeben.

Meiner Meinung nach sind die Hauptgründe für die Unfruchtbarkeit Fehler in der Versorgung post partum und Mängel in der Wahl des richtigen Paarungszeitpunktes.

Ein direkter und sicherer Weg zur Infertilität besteht unzweifelhaft darin, daß eine Stute blind wiederholten Bedeckungen, ohne Feststellung ihrer genitalen Gesundheit und des Stadiums des Reproduktionszyklus, ausgesetzt wird.

Zuchtstallpraktiken sind auch ein Hauptfaktor, der die Fruchtbarkeit beeinflußt. Wenn eine Stute richtig für die Bedekkung vorbereitet und sorgfältig gereinigt wird, bevor man sie mit bandagiertem Schweif dem Hengst präsentiert, so ist das ein guter Anfang.

Der Zuchtstall sollte hygienisch und staubfrei sein. Genügend Licht, freier Raum und richtige Belüftung runden die Liste der Anforderungen ab.

In der natürlichen Umgebung war das unbehinderte Tier ständig in Bewegung und dadurch niemals mit unhygienischen Bedingungen konfrontiert. Die Situation, der heutige Pferde ausgesetzt sind, steigert das Vorhandensein pathogener Stoffe und Keime, was Veranlassung sein sollte, jede Anstrengung zu unternehmen, um dieses Risiko möglichst gering zu halten.

Über die Zuchtstallhygiene und die vielen Mängel bei der Aufrechterhaltung der Sauberkeit bei der Verwendung von Hengsten, denen zahlreiche Stuten zugeführt werden, könnte eine Abhandlung geschrieben werden.

Feste Hygieneregeln müssen täglich befolgt werden, um einen Schritt vor den immer vorhandenen Bakterien zu bleiben, die ihre volle destruktive Kraft auf die Zuchtleistung von Hengst und Stute ausüben.

Häufig ist es die Stute mit den besten Gaben ihrer Rasse — Blutlinien, Gestalt, Wesen und Fähigkeiten — die egoistisch ausgebeutet und vorzeitig in die Gruppe der güsten Stuten eingeordnet wird. Finanzielle Motive dürfen nicht die wichtigsten Entscheidungen kontrollieren, die die Zukunft der Zuchtstute beeinflussen.

So hoffe ich, zum Segen von allen, mit diesem Buch den Respekt vor Stute, Fohlen und Hengst zu steigern und den Pferdebesitzer bei der Aufrechterhaltung der Fortpflanzungskapazität der schönsten und wertvollsten Mitglieder der Pferdewelt anzuleiten und zu ermutigen.

11 Zum Abschluß

Die Erfahrung ist als Lehrer durch nichts zu übertreffen. Auch mit dem Vorteil von medizinischer und geburtshilflicher Ausbildung steht man im letzten Trächtigkeitsabschnitt bei der Stute unerwarteten und endlosen Variationen gegenüber.

Ich kann Ihnen versichern, daß ich nach zwei Praxisdekaden immer bemüht bin, nicht voreingenommen zu sein, um einer einzigartigen Situation, die durch die Umstände, den Stutenbesitzer oder am häufigsten durch die Zuchtstute selbst präsentiert wird, begegnen zu können. Diese Erfahrungen sind häufig überraschend, manchmal amüsant und, ich bedauere es sagen zu müssen, häufig tragisch; aber insgesamt beweisen sie alle die Fähigkeit der Stute, diejenigen, die mit ihr Kontakt haben, zu verblüffen und aus der Fassung zu bringen.

Die vielleicht häufigste Situation ist, daß die Zuchtstute alleine abfohlt und den erfahrenen Pferdehalter ebenso täuscht wie den Anfänger. Es ist eine wunderbare Überraschung, wenn man den Stall betritt und ein lebendes, gesundes, neugeborenes Fohlen auffindet, das kräftig saugt oder zufrieden zu Füßen der stolzen Mutter schläft. Diese Szene wird glücklicherweise häufig vorgefunden, wenn die Symptome der herannahenden Geburt nicht genau erkannt wurden und nach einer spätabendlichen Kontrolle angenommen wurde, daß die Stute eine weitere Nacht unbeobachtet bleiben könne.

Eines der Gestüte, die ich betreue, hat sehr verläßliches Pflegepersonal und ein erprobtes System, die Stuten während der Abfohlsaison zu überwachen. Die Pferde werden jeden Nachmittag, bei der Rückkehr von der Weide, sorgfältig untersucht und in verschiedenen Boxen, die dem Pflegerraum benachbart oder etwas weiter entfernt sind, untergebracht. Ihr Standort wird entsprechend dem errechneten Abfohltermin gewählt.

Wird bei der nächtlichen Überprüfung irgendeine Veränderung festgestellt, so wird ein zusätzlicher Pfleger bestimmt, der die Nacht über die entsprechende Stute beobachtet. Befindet sich keines der

Pferde nahe dem Abfohltermin, wird dem Gestütspersonal der Luxus ununterbrochenen Schlafs in den eigenen Betten gewährt.

In diesem Gestüt gab es ein schwerkrankes Fohlen, das seine Box ganz am Ende des Stallganges hatte, wo sich auch die Abfohlbox befand. Ich war sehr spät in der Nacht noch einmal zurückgekommen, um die Behandlung fortzusetzen und zusätzliche Infusionen zu machen.

Um nicht den ganzen Stall, der voll mit trächtigen Stuten war, zu stören, arbeitete ich allein, nur bei Taschenlampenlicht. Als ich die Behandlung des Fohlens beendet hatte und gerade meine Ausrüstung in den Wagen zurücktrug, zog etwas an der Haltung der Stute in der Abfohlbox meine Aufmerksamkeit auf sich. Ich kehrte, nachdem ich im Pumpenhaus meine Hände und Stiefel gereinigt hatte, in den Stall zurück und fand die Stute, bei der die Wehen im Gange waren, liegend auf.

Nach kurzer Zeit brachte sie ein kräftiges Stutfohlen zur Welt. Ich behandelte den Nabel des Fohlens, trocknete es, freute mich, die Mutterstute schon nach wenigen Minuten wieder auf den Beinen zu sehen und machte dann automatisch einen Knoten in die Eihäute, damit sie sicher über den Sprunggelenken der Stute hingen. Das Fohlen fand das Euter, das ich sorgfältig gesäubert hatte, und saugte erfolgreich, so daß ich müde in meinen Wagen klettern konnte, als es gerade zu dämmern begann.

Auf dem Heimweg erinnerte ich mich daran, daß die Stute, die gerade gefohlt hatte, eine der wertvollsten des Gestüts war, und ich war froh über meine Anwesenheit, obwohl die alte Dame keine Hilfe nötig hatte.

Als ich am nächsten Morgen zum Abfohlstall fuhr, standen der Besitzer und weitere Mitarbeiter mit einem schüchternen Lächeln auf ihren Gesichtern in einer Reihe nebeneinander. Ich war mir über den Grund dieses ungewöhnlichen Empfanges nicht im klaren.

»Was wir für eine kluge Stute haben«, sagte der Besitzer. »Sie fohlte nicht nur alleine, sondern sie behandelte auch den Nabel des Fohlens und machte einen Knoten in ihre eigene Nachgeburt!« Erst jetzt bemerkte ich, daß ich versäumt hatte, eine Nachricht für sie zu hinterlassen. Die Tatsache, daß diese professionellen Züchter ihre preisgekrönte Stute unüberwacht hatten abfohlen lassen, erklärte ihren Verdruß.

Es wäre schwierig, sich sämtliche Fälle ins Gedächtnis zu rufen (in meiner Praxis und all den verschiedenen Ställen, mit denen ich vertraut bin), bei denen die Besitzer morgens den Stall betraten und auf dem Stallgang ein neugeborenes Fohlen auffanden.

Unbeobachtete Stuten können sich zum Abfohlen in eine Position legen, die den Geburtskräften erlaubt, sogar eine Stalltür zu sprengen, wodurch das Fohlen aus der Box hinausgetrieben werden kann!

Erstaunlicherweise entsteht dabei nur geringer Schaden. Die Zeit bis zur ersten Nahrungsaufnahme des Neugeborenen kann besonders lang sein, oder es kann sich erkälten. Abgeschürfte Sprunggelenke und Ellenbogen können entstehen, wenn das Fohlen strampelt um aufzustehen, ohne den Vorteil einer schützenden Einstreu zu haben. Die Stute kann überängstlich werden, und der Besitzer wird sich über seine schlechte Beobachtungsgabe ärgern; aber dies ist ein Abfohlunfall, der fast immer glücklich endet.

Aufgrund der Unberechenbarkeit der Stuten gehen manchmal sogar die besten Pläne daneben. Ein Ereignis, das ich niemals vergessen werde, ist in meinem Gedächtnis noch sehr lebendig, obwohl es vor vielen Jahren stattfand.

Ein charmantes junges Ehepaar hatte seine einzige Stute decken lassen und war froh, als offensichtlich wurde, daß sie tragend war. Sie waren sich ihres Mangels an Erfahrung bewußt und riefen ratsuchend in meiner Praxis an, um sich auf den sich nähernden Geburtstermin vorzubereiten.

Es waren neue Klienten, deren Stall ich noch niemals besucht hatte, jedoch fand ich aufgrund ihrer präzisen Angaben das kürzlich erworbene, gut erhaltene Gehöft ohne große Schwierigkeiten.

Als ich den geräumigen Steinstall betrat, war ihre liebevolle Hand offensichtlich. Der Stall war tadellos sauber, und der Geruch von frischem Stroh und süßem Heu erfüllte die Luft.

Das etwa einen Monat vor dem Geburtstermin befindliche Pferd war in gutem Zustand und glänzte vor Gesundheit und Zufriedenheit, wie es viele trächtige Stuten tun.

Nachdem ich meine Untersuchung beendet hatte, ertränkte mich das Paar in einem Meer von Fragen. Wir diskutierten viele Aspekte der Stutenversorgung, und sie waren erfreut festzustellen, daß sie alles fast perfekt gemacht hatten.

Um ihre Vorbereitungen zu vervollständigen, war nur noch ein sauberer Abfohlstall notwendig. Die Box der Stute war von Brettern mit weiten Zwischenräumen umgeben und hatte eine erhöhte halbe Tür. Sie lag, der Bequemlichkeit halber, direkt neben der großen Schiebetür, durch die kalte Winterzugluft einströmen konnte. Als ich vorschlug, die Box hinten im Stall, die größer und geschützter war, zur Abfohlbox umzubauen, akzeptierte das junge Paar begeistert. Nach einer detaillierten Beschreibung eines idealen Abfohlstalles verließ ich sie, nachdem ich versprochen hatte, rufbereit zu sein, wenn die Stute fohlte, und konnte gerade noch sehen, wie der junge Mann maßnahm, um das Holz für eine sichere Box beschaffen zu können.

Etwa eine Woche später erhielt ich einen beunruhigten Anruf von den ängstlichen Besitzern. Die Stute hatte ihr Morgenfutter nicht beendet, war ruhelos, legte sich und stand wieder auf.

Als ich nach knapp einer Stunde den kleinen Hof erreichte, ging es der Stute bereits besser, und sie begann sich zu entspannen. Eine Gasansammlung in ihrem Darm war für ihr Unwohlsein verantwortlich gewesen und nicht die sich nähernde Geburt.

Ich behandelte das Pferd und erstickte die Ängste des junges Mannes. Die Box, die er baute, war fast fertig und so perfekt, wie es ihm möglich war. Kräftige, glatte Planken bildeten die soliden Wände. Er hatte die Stallecken abgerundet und verstärkt, indem er die Enden der kurzen Seiten des Holzes im Winkel abgeschnitten und sie über die Ecken hin an den Wänden jeder Seite fixiert hatte. Es war nur noch die Tür einzuhängen und zu streichen. Er plante, seinen Urlaub so festzulegen, daß er bei der Stute sein konnte, wenn sie abfohlte.

Nur wenige Tage waren vergangen, als die Tragödie stattfand. An einem Freitag gab mein Büro die Nachricht durch, daß die Stute des schockierten und enttäuschten Paars gefohlt hatte und das Fohlen tot aufgefunden worden war.

Nach meiner Ankunft betrat ich den kleinen Stall und traf das Paar, das sich die Hände hielt und Seite an Seite hilflos auf das leblose Fohlen hinabsah. Als ich sie ansprach, sahen sie mich mit einem noch ungläubigen Ausdruck an.

Sie waren früher als gewöhnlich in den Stall gegangen und hatten alle ihre Hoffnungen zerstört gefunden.

Die Stute war um Mitternacht mehr aus Neugier als aus Sorge

sorgfältig untersucht worden. Sie hatte überhaupt keine Symptome gezeigt, daß sie sich zum Abfohlen anschickte. Die jungen Leute überprüften noch, nachdem sie die fertige Abfohlbox mit dem noch nicht trockenen Anstrich bewundert hatten, ob die Stute mit genügend Wasser und Heu für die Nacht versorgt war. Jetzt, am Morgen danach, konnten sie kaum begreifen, daß die Stute gefohlt hatte. Das tote Fohlen war buchstäblich in den weiten Zwischenräumen zwischen den schwachen Brettern der Box eingekeilt. Offensichtlich waren durch die Geburtskräfte die Bretter gerade lange genug auseinandergedrückt worden, daß der kleine Körper des Fohlens halb hindurchpaßte, bevor sie zuschnappten, um sich zur Todesfalle zu schließen.

Diese Maidenstute, die noch um Mitternacht keine äußeren Geburtsanzeichen aufwies, hatte alle die notwendigen Veränderungen etwa fünf Uhr morgens durchgemacht und dann abgefohlt.

Erst in acht Tagen wäre ihr Termin gewesen.

Der junge Mann erklärte traurig die ursprünglichen Pläne, in Erwartung des sich nähernden Geburtstermins am nächsten Tag seinen Urlaub zu beginnen, die Stute in ihrer neuen Box unterzubringen und mit den Nachtwachen anzufangen.

Ich blickte erneut auf das tote Fohlen, das jetzt befreit worden war und zu unseren Füßen lag. Als ich meinen Kopf hob, kam die weiße, leuchtende, perfekte Abfohlbox am Ende des Stallganges in meinen Blickwinkel. Das Fohlen zu unseren Füßen war ein tragischer Anblick, aber die leere Abfohlbox war irgendwie die wirkliche Tragödie.

Die Zuchtstutenpraxis ist sowohl ermüdend als auch lohnend. Stuten, die ich gut kenne und über Jahre versorgt habe oder neu erworbene Stuten von regelmäßigen Klienten, die ich im elften Trächtigkeitsmonat behandle, können trotz meines Gefühls von Vertrautheit mit ihnen immer neue Schwierigkeiten präsentieren. Der Klient, der eine hochträchtige Stute besitzt und nur anruft, wenn eine Beunruhigung oder höchste Notwendigkeit besteht, ist Anlaß zur Frustration auf seiten des Tierarztes. Unter solchen Umständen ist der Vorbericht über die fragliche Stute entweder falsch oder unvollständig, und der Tierarzt muß sich auf die unmittelbaren klinischen Beobachtungen verlassen, um das Problem zu lösen.

Dies war der Fall bei einer Stute, zu der ich gerufen wurde. Sie hatte den errechneten Geburtstermin um einige Tage überschritten, ohne jedoch ungewöhnliches Verhalten zu zeigen. Es handelte sich um eine beeindruckende, dunkelbraune, sehr große Stute mit ungewöhnlich breiter Brust, was ich gewöhnlich mit dem Hengst Native Dancer in Zusammenhang bringe, und einer kräftigen Hinterhand. Sie war ein Stutentyp, der ein Fohlen fast unbemerkt austragen konnte, obwohl ihr Abdomen jetzt das größte war, das ich je gesehen hatte! Nachdem bei der Untersuchung kein offensichtliches Problem zu erkennen war, versuchte ich, den Besitzer zu beruhigen und sagte zu, sofort zur Verfügung zu stehen, wenn die Stute fohlte.

Fünf Tage vergingen und ich wurde wieder zu dem Pferd gerufen. Das allgemeine Bild war in etwa unverändert, jedoch schien der Bauch noch gewachsen zu sein, und ich war über die Ausmaße und die ansteigende Trächtigkeitsdauer beunruhigt.

Zwischen Besitzer und Pferdepfleger kam es zu einer großen Diskussion über die Paarungsdaten. Die beiden Männer waren nicht in der Lage, zu einer Übereinstimmung zu kommen, und es blieb hinsichtlich des Abfohltermins eine zweiwöchige Diskrepanz bestehen. Die Stute mußte entweder jetzt fohlen oder war zehn Tage bis zwei Wochen überfällig.

Ihr allgemeiner Gesundheitszustand blieb ausgezeichnet, obwohl ihr der große Bauch Unbehagen bereitete. Trug die Stute ein krankes oder mißgebildetes Fohlen, konnte eine hormonelle Imbalance die Verzögerung verursachen oder bestand eine Zwillingsträchtigkeit? Die Möglichkeit einer Eihautwassersucht ließ sich durch die rektale Untersuchung weitgehend ausschließen.

Zu diesem späten Zeitpunkt konnte nichts mehr getan werden, als sich geistig und physisch auf alle Möglichkeiten vorzubereiten. Mein Praxiswagen war zwar immer vollständig ausgerüstet, aber ich überprüfte ihn noch einmal, um sicher zu sein, daß alles in Ordnung war und sämtliche Instrumente für eine Fetotomie oder einen Kaiserschnitt sterilisiert und gut erreichbar waren.

Die Tage vergingen. Der Besitzer der Stute rief regelmäßig an, konnte aber über keine nennenswerten Veränderungen berichten. Schließlich war die Stute zumindest dreißig Tage überfällig, der Pferdepfleger der Erschöpfung nahe und der Besitzer so beunruhigt, daß er am Telefon völlig widerspruchsvolle Angaben machte.

Eines frühen Abends, achtunddreißig Tage, nachdem ich die Stute das erste Mal gesehen hatte, erhielt ich den lange erwarteten Anruf. Der Besitzer berichtete in Panikstimmung, daß die Stute fohlte und bat mich, schnellstens zu kommen.

Genau in dem Moment, als mich die Nachricht über Funk erreichte, war ich weiter als gewöhnlich von dem Gestüt entfernt. Sowohl die Sorge als auch der Verstand veranlaßten mich schneller zu fahren, als es die Vorsicht erlaubte, und ich hatte das Gefühl, das Gaspedal durch den Boden des Wagens treten zu müssen, um mehr Geschwindigkeit zu erreichen. Die Ampel an der großen Kreuzung schien langsamer als gewöhnlich zu wechseln. Ich fuhr gerade um die Ecke, als ich sie rot werden sah.

Mein ganzes Leben habe ich Recht und Gesetz respektiert, aber ich war mir bewußt, daß sich mein Patient in einer gefährlichen Lage befand und Sekunden zählten. Diesmal fühlte ich mich im Recht, als ich nach beiden Seiten nach dem Verkehr Ausschau hielt und dann trotz des roten Lichts über die Kreuzung brauste.

Als ich den Stall endlich erreichte, befanden sich unglaublicherweise beide Pferdepfleger zigarettenpaffend und offensichtlich vor Angst zitternd außerhalb des Stalles, dessen Türen und Fenster fest verschlossen waren. Die ängstlichen Männer schienen sich vor allem verstecken zu wollen, was im Stall meines Patienten stattfand.

Als ich aus dem Wagen sprang, erklärte ein Pferdepfleger mit zitternder Stimme, daß er entschieden hatte, die Stute allein zu lassen, um sie nicht zu stören. Ich knipste das Stallicht an und eilte zu der liegenden Stute, hinter der die große, bläuliche Fruchtblase zu sehen war. Sekunden zählten: das rechtzeitige Öffnen des Amnions konnte Leben oder Tod für das Fohlen bedeuten.

Nach einem aussichtslosen Versuch, die Fruchthülle mit den Händen aufzureißen, faßte ich nach einer Schere in meiner Tasche und machte ein Loch in die feste Membran. Dem Himmel sei Dank, daß das große, schwarze Hengstfohlen, das herausglitt, lebendig war!

Die beiden Gestütsangestellten, die jetzt ruhiger waren, hatten Mut gefaßt, in den Stall zu kommen und rieben gemäß meinen Anweisungen das Fohlen trocken. Ich stand auf und sah mir die Mutter an.

Irgendetwas war ungewöhnlich an der müde vor mir liegenden Stute, denn ihre Haltung unterschied sich von der anderer Pferde, die ich versorgt hatte. Eine geburtshilfliche Nachuntersuchung wurde notwendig. Ich ließ einen Eimer mit Desinfektionsmittel und eine Schweifbandage holen, und die beiden Männer, die ihr seelisches Gleichgewicht zu einem gewissen Grad wiedergewonnen hatten, erschienen schnell damit im Stall. Ich bereitete die Stute sorgfältig vor, reinigte mich selbst gründlich und untersuchte sie, als sie noch im Stroh lag, während ein Mann ihren Kopf hielt.

Meine Hand berührte im linken Uterushorn zwei kleine Hinterhufe mit nach unten gerichteten Sohlenflächen. Obwohl ich lange Arme habe, konnte ich kaum die Gelenke erreichen. Der kleine Körper mußte vor der Geburt erst stellungsberichtigt werden.

Mit den beiden gekreuzten Hinterbeinen wurde das Fohlen schließlich in die für die Geburt geeignete obere Stellung gedreht. Jeder Schritt mußte präzise sein, denn es war von Wichtigkeit, daß das Fohlen rechtzeitig, bevor ein Sauerstoffmangel auftrat, auf die Welt gebracht wurde, wenn es nicht bereits tot war.

Schließlich lag ein lebendes, dunkelbraunes, winziges Stutfohlen neben mir, das der wachsenden Zuschauergalerie gedämpfte Ausrufe der Ungläubigkeit und Überraschung entlockte. Der Pferdepfleger half mir beim Abtrocknen des Neuankömmlings, und bald wurde offensichtlich, daß, obwohl das Fohlen eine zusätzliche medizinische Versorgung benötigte, Kraft, Zähigkeit und der Wille zu leben seiner Körpergröße nicht proportional waren.

Die Stute, die ihre wohlverdiente Ruhe beendet hatte, schubste das große Hengstfohlen sanft und senkte dann den Kopf, um das Bündel zu ihren Füßen zu untersuchen. Dann begann sie mit ihrer großen, weichen Zunge den Abtrockenvorgang, dem ihr Fohlen von uns unterzogen worden war, zu beenden. Sie akzeptierte die Anwesenheit ihrer Zwillinge viel schneller als die Zuschauerschaft.

Es dauerte nicht lange, bis das Hengstfohlen das Euter fand und zu trinken begann. Seine Zwillingsschwester, nur Minuten jünger und viel kleiner, machte noch die ersten Aufstehversuche, wobei die Mutter das winzige Fohlen mit leisem Wiehern ermutigte und dann den Kopf drehte, um das Hengstchen zu inspizieren, das seine erste Mahlzeit genoß.

Schließlich meisterte das Stutfohlen die Herkulesaufgabe, alle vier Beine gleichzeitig fest auf den Boden zu stellen, und suchte bald hungrig nach Nahrung, wobei sich jedoch ein Problem ergab: selbst mit erhobenem Kopf und ausgestrecktem Hals reichte es nicht an die milchgefüllten Zitzen. Das untermaßige Fohlen dieser besonders großen Stute war nicht in der Lage, das Euter zu erreichen und zu trinken.

Jetzt reagierte der Pferdepfleger richtig: Kolostrum wurde abgemolken und in saubere Trinkflaschen gefüllt, durch die das Fohlen die wichtigen Nährstoffe und Antikörper aus der Milchdrüse der Stute aufnehmen konnte.

Um sicher zu sein, daß beide ihren Kolostrumanteil erhielten, wurde ein genauer Ernährungsplan für die Fohlen ausgearbeitet. Das Hengstfohlen durfte eine bestimmte Zeitperiode am Euter saugen und wurde dann mit einem Milchaustauscher gefüttert. Die Stutenmilch wurde gesammelt, gekühlt in sterilisierten Flaschen aufbewahrt und dann abwechselnd mit dem Austauscher für das Stutfohlen verwendet.

Solange, bis die Fohlen eine größere Milchmenge tolerieren konnten, wurde stündlich gefüttert. Beide Fohlen gediehen, und es war ein schöner Anblick, sie beide um die Stute herumtollen zu sehen. Mit zwölf Wochen wurde das große, gut entwickelte Hengstfohlen entwöhnt, während das Stutfohlen, jetzt in der Lage alleine zu trinken, weitere zwei Monate bei der Stute bleiben durfte.

Es ist ungewöhnlich, wenn Pferde lebende Zwillinge zur Welt bringen, da Uterus und Plazenta normalerweise keine Zwillingsträchtigkeit unterstützen können. Gewöhnlich stirbt ein Fetus ab, durch dessen Tod der andere im Wachstum begünstigt wird. Bei weiter bestehender Zwillingsträchtigkeit kann es jedoch durch den Nährstoffmangel im späteren Graviditätsstadium zum Abort kommen.

Die Zwillinge waren ein Ereignis, denn sie waren das einzige überlebende Paar in diesem Gebiet seit dreißig Jahren und zogen deshalb die Aufmerksamkeit auf sich. Der Stutenbesitzer behielt den Hengst, den ich sein weiteres Leben tierärztlich betreute, und ich konnte seine Karriere als Rennpferd verfolgen. Das Stutfohlen wurde als Kinderreitpferd verkauft und gewinnt immer noch auf kleineren Turnieren ein paar Schleifen.

Die folgende Erzählung handelt nicht von Erfahrungen beim Abfohlen, soll aber, da sie sachdienlich ist, hier eingefügt werden.

Ich hatte früh morgens gerade die Behandlung eines sehr kranken Pferdes beendet und war mit einer langen Liste von Klienten unter-

Erschlaffte Beckenausgangswand (Diaphragma pelvis) mit tiefen paraanalen Mulden. Eitriger Ausfluß.

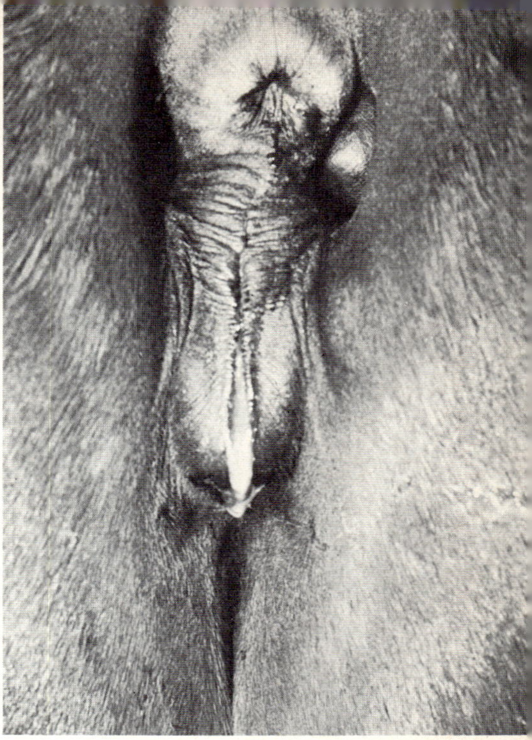

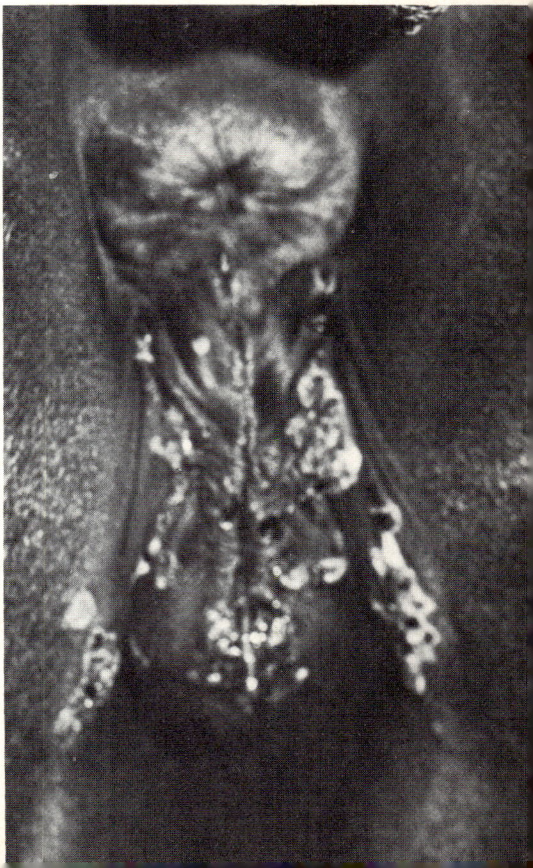

Paarungsinfektion ausgelöst durch Herpes-Virus.

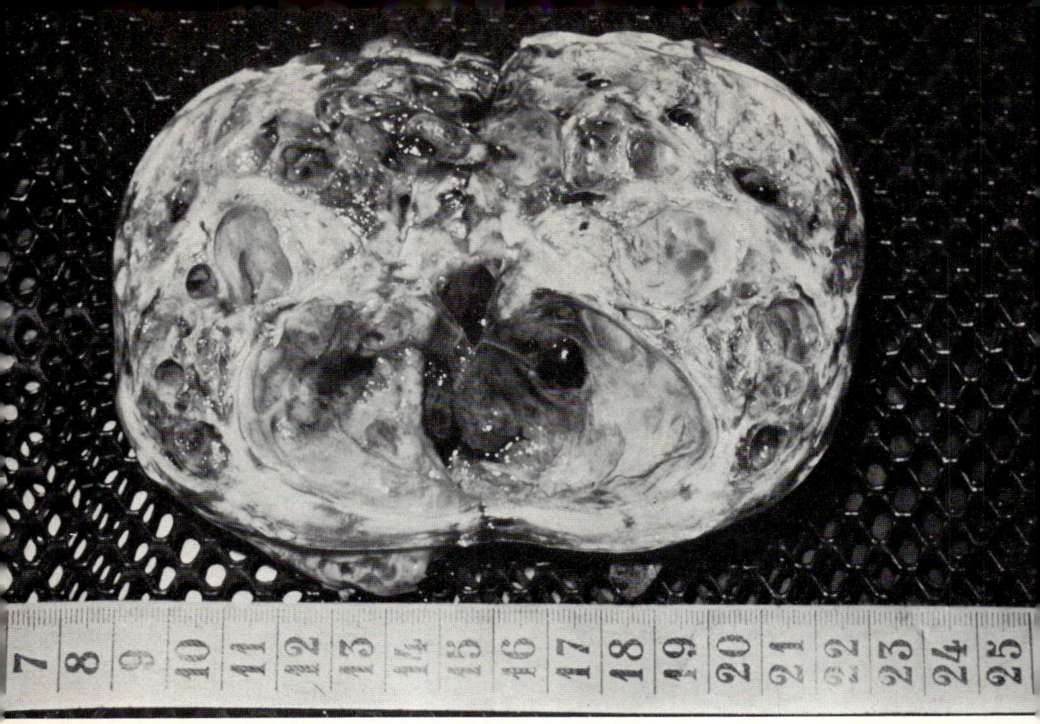

Eierstocksgeschwulst. Der gekammerte hormonbildende Granulosazelltumor führt zur Unfruchtbarkeit.

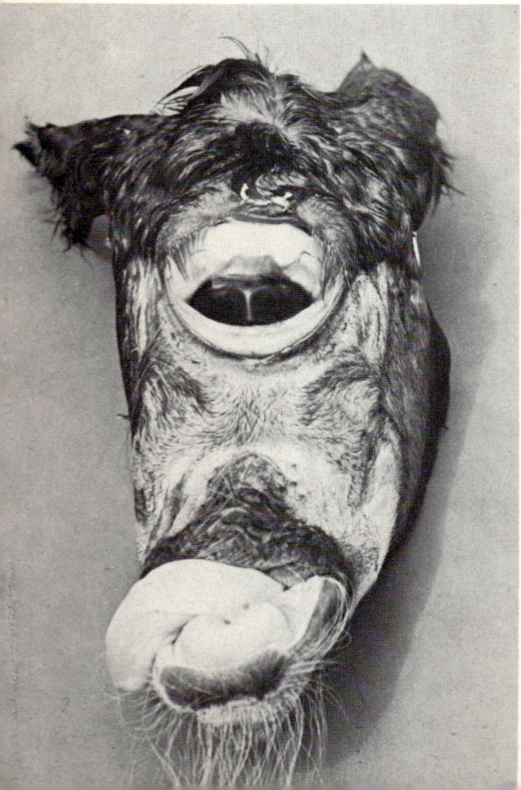

Kopfmißbildung (Arhinenzephalie mit Zyklopie) einer Totgeburt.

wegs, die noch besucht werden mußten. Es war meine Gewohnheit, abgesehen von Notfällen, jeden Morgen mit dem am weitesten entfernten Gestüt zu beginnen und mich dann nach Hause durchzuarbeiten, um die Fahrstrecke am Ende eines langen Tages so gering wie möglich zu halten.

Im Funkgerät begann es zu knistern, und die berichtende Stimme war aufgrund der großen Entfernung, die den Wagen von der Heimatstation trennte, nur schwach zu hören, aber die Nachricht war dennoch deutlich zu verstehen. Eine Färse eines langjährigen Klienten war in der Geburt, und er bat mich zu kommen, da Probleme auftraten.

Da Pferde- und Rinderpraxis recht unterschiedlich sind und die Techniken variieren, bat ich mein Büro, ihn zurückzurufen und vorzuschlagen, daß er einen Rindertierarzt konsultieren solle.

Der Mann besaß selbst offensichtlich nur wenig Kenntnisse über Rinder. Er züchtete und trainierte Quarter Horses und hatte mehrere Stiere erworben, um sie im Trainingsprogramm zu verwenden. Einer seiner »Stiere«, oder ein für einen Ochsen gehaltenes Tier, war für seine jetzige Verlegenheit verantwortlich. Sein Pferdeunternehmen war erfolgreich, aber offensichtlich hatte er beim Erwerb der Stiere weit daneben gegriffen. Er war entweder zu desinteressiert gewesen, die Tiere vor dem Kauf zu inspizieren oder von einem schlauen Händler hereingelegt worden.

Stunden vergingen, und obwohl ich bereits eine Reihe von Besuchen erledigt hatte, war ich noch weit von zu Hause und dem Hof des Stierbesitzers entfernt. Eine ernste Unterhaltung mit einem neuen Klienten wurde durch eine zweite Nachricht vom Büro unterbrochen. Dieser Anruf informierte mich darüber, daß kein anderer Tierarzt dem jetzt ernsthaft beunruhigten Besitzer zu Hilfe kommen konnte. Was sollte er tun? Ich schaute auf die lange Liste noch nicht erledigter Fälle und machte mir ein geistiges Bild von den zahlreichen Kilometern auf gewundenen, schlechten Landstraßen. Es schien sinnvoll, daß ein örtlicher, auf Rinder spezialisierter Tierarzt ausfindig gemacht würde, um an der Seite des Patienten zu sein, noch bevor ich auf den Hof gelangen konnte. Ich ließ mein Büro dem Mann sagen, er möge sich weiter bemühen, jemand anderen zu erreichen.

Der Tag schritt fort, und der Himmel war von Sternen übersät, als ich in der Nähe meiner Klinik angekommen war. Um zu hören, ob es noch weitere zwingende Fälle gab, die mich im letzten Moment zum Umdrehen und einem weiteren Herausschieben eines Bades und einer warmen Mahlzeit veranlassen würden, rief ich über Funk dort an und war entsetzt zu hören, daß die Färse immer noch nicht gekalbt hatte und keine Hilfe für sie gefunden worden war. Der Besitzer hatte nach vielen vergeblichen Versuchen, irgendjemanden zu erreichen, aufgegeben und bat mich zu kommen.

Die Färse war bereits über zwölf Stunden in der Geburt. Es schien sehr unwahrscheinlich, daß das Kalb überlebt hatte, aber ich war sicher, daß sie selbst Hilfe benötigte.

Als ich ankam, lag die schwarzbunte Färse, und eine kleine Klaue war zu sehen, die sich eiskalt anfühlte. Es war höchstwahrscheinlich, daß das Kalb bereits tot war. Bei der Untersuchung, die eine Schulterbeugehaltung (d. h. ein unter dem Körper liegendes Vorderbein) ergab, glaubte ich einmal eine Bewegung zu fühlen, aber der fehlende Muskeltonus in den Beinen schien diese Möglichkeit Lügen zu strafen.

Die fehlerhafte Haltung ließ sich gut berichtigen, und danach konnte das Kalb leicht zur Welt gebracht werden. Das kohlrabenschwarze Bündel lag mit geschlossenen Augen leblos da, aber als ich mich herabbeugte, um das Tier zu untersuchen, bewegte sich der Brustkorb und das Kalb machte ein paar Atemzüge. Es hob den Kopf, schüttelte ihn hin und her, öffnete die Augen und stand bald mit gespreizten Beinen am mütterlichen Euter, um zu trinken.

Die Plazenta der Kuh, mit ihrer knopfartigen Anheftung am Uterus, hatte das Kalb während dieser langen Geburtsperiode am Leben erhalten. Was für ein Kontrast zum Pferd!

Die Plazenta der Stute, die mit abertausenden von kleinen Zotten mit der Gebärmutter in Verbindung steht, wäre niemals in der Lage, ein Fohlen während einer so lange dauernden Geburt am Leben zu erhalten. Bereits nach einer Stunde wären die Stute, ihr Fohlen und der Tierarzt in Schwierigkeiten.

Mit diesem Beispiel läßt sich demonstrieren, wie verschieden die einzelnen Spezies sind und daß bei jeder Tierart unterschiedliche Erfahrungen beim Geburtsvorgang gemacht werden können.

Sogar nach all den Jahren, die ich in der Pferdepraxis verbrachte, mache ich immer wieder neue und unerwartete Erfahrungen. Während meiner Jugendzeit auf der Farm meiner Familie fohlten die wenigen Stuten, die wir besaßen, gewöhnlich ohne Zwischenfälle. Kleine Mißgeschicke wurden durch ein wenig Wissen und die Hilfe von Mutter Natur behoben.

Bereits sehr früh in meiner Praxis hatte ich mit Stuten zu tun, und obwohl ich mich auch sehr mit Innerer Medizin und Chirurgie bei Pferden beschäftigte, wurde doch die meiste Zeit während der Zucht- und Abfohlsaison von den Zuchtstuten beansprucht. Als meine Praxis größer wurde, befanden sich während der Saison häufig mehrere hundert Zuchtstuten unter meiner Aufsicht.

Im Abfohlstall herrscht immer eine besondere Stimmung, die vielleicht durch das Ende des langen Wartens und das Teilhaben am Geburtsprozeß mit bedingt wird. Die Zufriedenheit, die man bei der Anwesenheit eines lebenden Fohlens empfindet, wird von der Stute auf den Menschen übertragen. Sogar die unvermeidlichen Tragödien, die sowohl persönliche als auch finanzielle Verluste bedeuten, führen Mensch und Tier enger zusammen.

Jede Person, die einmal den Abfohlvorgang beobachten durfte und die Freude hatte, ein neugeborenes Fohlen, kurz nachdem es auf die Welt kommt, stehen und saugen zu sehen, wird den Titel dieses Buches (Titel der amerikanischen Originalausgabe: »Gesegnet seien die Zuchtstuten«) verstehen. Die Uneingeweihten werden es augenblicklich erkennen, wenn sie diese wunderschöne Erfahrung selbst durchlebt haben.

Quellennachweis

In der deutschen Ausgabe wurde die Bebilderung neu gestaltet. Bis auf die Abbildungen vor Seite 81 und nach Seite 96 rechts, die der amerikanischen Originalausgabe entstammen, sind alle anderen durch neu aufgenommene Bilder ersetzt worden. Bei der Zusammenstellung der Illustrationen konnte in wesentlichem Umfang auf die wissenschaftlichen Bildarchive der Professoren Dres. H. Müller, Gießen; H. Tillmann, Gießen; R. Zeller, Hannover und K. Zettl, Kassel zurückgegriffen werden. Ihnen allen für die Überlassung der Vorlagen zu danken, ist der Bearbeiterin der deutschen Ausgabe ein aufrichtiges Anliegen.

Archiv Prof. Müller: Abb. S. 129 unten links, unten rechts, S. 161 unten, S. 176 oben, S. 177 unten

Archiv Prof. Tillmann: Abb. S. 32 oben, unten, S. 48 unten, S. 49 oben, S. 64 oben, unten, S. 65 oben, unten, S. 80 unten, S. 97 unten, S. 112 unten, S. 113 unten, S. 128 oben, unten links, unten rechts, S. 144 oben, unten, S. 176 unten, nach S. 192, vor S. 193 links, rechts, nach S. 208 oben, unten, vor S. 209 oben, unten

Archiv Prof. Zeller: Abb. S. 80 oben links, oben rechts, nach S. 96 links, S. 97 oben, S. 112 oben, S. 129 oben, S. 145 oben, unten, S. 160 oben, unten links, unten rechts, S. 161 oben, S. 177 oben

Archiv Prof. Zettl: Abb. S. 49 unten

Vorlagen Dr. Meinecke-Tillmann: Abb. S. 33 oben, unten, S. 48 oben, S. 113 oben.

Verzeichnis der Fachausdrücke

Abdomen: Bauch

abdominal: zum Bauch gehörend, den Bauch treffend (intraabdominaler Druck: Druck in der Bauchhöhle; intra — Präfix — innerhalb von etwas gelegen)

Abort: Fehlgeburt

Abszeß: Eiteransammlung in einer nicht vorgebildeten Höhle im Gewebe

agglutinieren: zusammenballen, verkleben (von Antigenen durch spezifische Antikörper)

Allantoamnion: aus Allantois und Amnion gebildete Fruchthülle, die die flüssigkeitsgefüllte Amnionhöhle mit dem darin schwimmenden Embryo umgibt und diesen gegen mechanische Schädigungen schützt

Allantochorion: aus Allantois und Chorion gebildete, der Gebärmutterform entsprechende, zweizipflige, äußere zottenbesetzte Fruchthülle, die hauptsächlich fetalen Harn enthält

Allantois: Eihaut, die den Urharnsack bildet. Sie umgibt die Amnionhöhle mit dem Embryo und bildet mit dem Amnion das Allantoamnion und mit dem Chorion das Allantochorion

Allergie: Überempfindlichkeitsreaktion, die Folge einer Antigenantikörperreaktion ist

Amnion: Schafhaut. Gefäßlose Embryonalhülle der höheren Wirbeltiere, die den Embryo mit dem Fruchtwasser umschließt

Anämie: »Blutarmut«. Rote Blutkörperchen und roter Blutfarbstoff sind in der Gesamtmenge vermindert

anaerob: ohne Sauerstoff lebend

Anaphylaxie: Überempfindlichkeit. Sonderform der Allergie, die besonders rasch verläuft

Anasarka: Hautwassersucht. Wasseransammlung in der Haut und im Unterhautbindegewebe

Ankylose: Versteifung von Gelenken

Anöstrie: Brunstlosigkeit (Rosselosigkeit)

Anöstrus: Ausbleiben der Brunstzyklen

Anthelminthikum: Wurmmittel

Antigene: Stoffe (in der Mehrzahl Proteine), die dem Körper fremd erscheinen und ihn zur Bildung von Antikörpern anregen

Antikörper: Stoffe, die vom Organismus als Reaktion auf die Einwirkung von Antigenen gebildet werden (beispielsweise auch nach Impfungen; hier führen sie zum Schutz gegen Infektionen)

Anus: After

Arteriitis: Pferdestaupe, Equine Virus Arteritis, früher auch Influenza genannt. Viruskrankheit der Pferde, bei der vor allem die kleinen Arterien geschädigt werden.
Symptome: fieberhafte Störung des Allgemeinbefindens, Ödeme, Bindehautentzündung, influenzaähnliche Erscheinungen, Aborte bei trächtigen Stuten

Arthritis: Gelenkentzündung

Askariden: Spulwürmer

Aspiration: Ansaugen von gasförmigen, flüssigen oder festen Stoffen infolge Unterdruckes. Eindringen von Stoffen in die Lunge bei Einatmung

Ataxie: Störung der Bewegungskoordination

Ätiologie: Lehre von den Krankheitsursachen (im weiteren Sinn für die Ursachen selbst gebraucht)

Atresia ani: Fehlen des natürlichen Afters

Atresia coli: Fehlen des Grimmdarmes

Atresia recti: Fehlen des Mastdarmes

Atresie: Fehlen eines natürlichen Durchganges bei Hohlorganen
Autopsie: Untersuchung einer Leiche mit Eröffnung der Körperhöhlen zur Klärung der Erkrankungs- bzw. Todesursachen
Azyklie: Ausbleiben des Zyklus

Bolus: Bissen, große Pille (zum Eingeben fertiggemacht), Mehrz. Boli
Booster-Effekt: vermehrte Antikörperbildung nach erneuter Einwirkung eines Antigens. Man macht sich diese Reaktion bei Auffrischungsimpfungen zunutze
Brachygnathia inferior: verkürzter Unterkiefer
Brachygnathia superior: verkürzter Oberkiefer

Cervix uteri: Gebärmutterhals
Chorion: Zottenhaut. Zottenbesetzte Eihaut, die den fetalen Anteil der Plazenta bildet
Chromosomen: Bestandteile des Zellkernes, die Träger der Gene (Erbfaktoren) sind
CID: Combined immune deficiency. Angeborene Immunmangelkrankheit, die durch das Fehlen von weißen Blutkörperchen und Immunglobulinen gekennzeichnet ist
Coggins-Test: Test zum Nachweis der infektiösen Blutarmut der Einhufer
Cornu (Mehrz. Cornua): Horn. Cornu uteri — Gebärmutterhorn
Corpus luteum (Mehrz. Corpora lutea): Gelbkörper. Nach der Ovulation in der Follikelhöhle entstandener Funktionskörper, der für die Progesteronproduktion verantwortlich ist

Defäkation: Kotabsatz
Defekt: krankhafter Mangel
Defizienz: Mangelhaftigkeit
Degeneration: durch Stoffwechselstörungen entstandene Veränderungen der Zellen oder Gewebe
Detergenzien: oberflächenaktive Substanzen, die als Desinfektionsmittel verwendet werden
Dilatation: Erweiterung
Disposition: Bereitschaft bzw. erhöhte Neigung eines Organismus zu einer bestimmten Krankheit. Die Krankheit entsteht jedoch erst, wenn ein auslösender Faktor hinzukommt
dominant: (bezogen auf die Genwirkung) Überwiegen der Auswirkungen eines Erbfaktors
Dystokie: erschwerte Geburt

Ektropium: Ausstülpung des Augenlids
Elektrolyte: Verbindungen, deren Moleküle in wäßriger Lösung dissoziiert sind. Für die Abläufe im Organismus sind besonders Verbindungen von Natrium (Kochsalz), Kalium, Calzium und Magnesium von Bedeutung
endokrin: mit innerer Sekretion
endokrine Drüse: Drüse mit innerer Sekretion, Hormondrüse
Endokrinium: Hormonsystem
Endometrium: Gebärmutterschleimhaut
Endoparasiten: im Inneren eines Wirtes schmarotzende Parasiten (z. B. Darmparasiten)
Entropium: Einstülpung des Augenlids
Epiglottis: Kehldeckel. Er verschließt den Kehlkopf beim Schlucken
Epiphyse: 1. Zirbeldrüse (an der Gehirnbasis liegende endokrine Drüse)
2. Gelenkende eines langen Röhrenknochens, das mit dem Mittelstück zunächst durch Knorpel (Epiphysenfuge), später durch Knochen verbunden ist. Die Epiphysenfuge ist für das Längenwachstum des Knochens von Bedeutung
epizootisch: eine Infektionskrankheit (Seuche) verläuft epizootisch, wenn sie gehäuft, aber zeitlich und räumlich begrenzt in einem größeren Gebiet auftritt
equin: das Pferd betreffend
Equine Rhinopneumonitis: siehe Rhinopneumonitis
Equine Virus Arteritis: siehe Arteriitis
Euthanasie: Herbeiführung eines schmerzlosen Todes bei hoffnungslos erkrankten Tieren
Expulsion: Austreibung
Exsikkose: Austrocknung des Körpers bei Krankheiten
Exsudat: eiweißreiche Flüssigkeit, die bei Entzündungen aus den Gefäßen austritt
extrahieren: herausziehen

Faeces: Kot
Fertilität: Fruchtbarkeit
fetal: den Fetus betreffend, zum Fetus gehörend
Fetalmembranen: Eihäute

Fetotomie: operative Fruchtzerstückelung unter der Geburt beim toten Fohlen

Fetus: Keimling (Frucht) nach Abschluß der Embryonalentwicklung

Fibrin: Eiweißstoff, der sich bei der Blutgerinnung bildet und ausflockt

Fistel: röhrenförmige, alte, schlecht heilende Wunde, aus der Eiter oder Körperhöhlenflüssigkeit entleert wird

Follikel: bläschenförmiges Gebilde im Eierstock, das die reifende Eizelle enthält

fragil: hinfällig, zart, zerbrechlich

FSH: Follikelstimulierungshormon. Hypophysenhormon, das für das Heranbilden von Follikeln mit ihren Eizellen verantwortlich ist

Gasterophilus intestinalis: Dasselfliegenart, deren Larven im Magen des Pferdes parasitieren. Die Eier werden von den Fliegen an der Haut der Pferde (vorzugsweise Vorderfußwurzelgelenke und Widerrist) abgelegt

Gastritis: Magenschleimhautentzündung, Magenkatarrh

Gastrointestinaltrakt: Magendarmkanal in der Gesamtheit

Geburtshelferhaltung: die Hand wird mit konisch zusammengelegten Fingerspitzen gehalten

Gen: einzelner Erbfaktor, der an einer bestimmten Stelle eines Chromosoms liegt und den erblichen Anteil von Merkmalen bedingt.

Genese: Entstehung, Entwicklung

genetisch: erblich bedingt

Genitale, Genitalien: Geschlechtsorgane

Genitalinfektion: Infektion der Geschlechtsorgane

Genitaltrakt: Fortpflanzungstrakt, Geschlechtstrakt

Gestation: Trächtigkeit

Geweberegeneration: siehe Regeneration

Gonade(n): Geschlechtsdrüse(n), Keimdrüse(n) (Eierstöcke und Hoden)

gonadotrop: auf die Keimdrüsen wirkend

Gravidität: Trächtigkeit

Hämatom: Bluterguß

Hämoglobin: roter Blutfarbstoff mit der Fähigkeit, Sauerstoff zu binden

hämolytisch: roten Blutfarbstoff auflösend

Hämorrhagie: Blutung

Hernie: Bruch, Eingeweidebruch

Hippomanes: Fohlenbrot, Füllenmilz, Roßbrunst. Bräunliche bis olivgrüne Gebilde von leberähnlicher Konsistenz, die in der Allantoisflüssigkeit schwimmen

Histiotrophe: Uterinmilch. Absonderung der trächtigen Gebärmutterschleimhaut. Produkt zur Ernährung des Embryos

Histologie: Lehre von den Körpergeweben

histologisch: die Histologie betreffend, geweblich

Hormon: körpereigener Wirkstoff, der von endokrinen Drüsen oder bestimmten Zellarten gebildet wird

Hydrocephalus: Wasserkopf

Hymen (!der! Hymen): Jungfernhäutchen. Schleimhautfalte am Scheideneingang

Hypophyse: Hirnanhangsdrüse. Wichtige endokrine Drüse, die an der Unterseite des Gehirns gelegen ist

Hypoplasie: Unterentwicklung, unvollkommene Ausbildung

IgM: Immunglobulin M. Antikörper mit hohem Molekulargewicht, der die Fähigkeit hat, mit dem Antigen, das seine Bildung ausgelöst hat, spezifisch zu reagieren

Ikterus: Gelbsucht. Ein Symptom, das zustande kommt, wenn im Blut aus irgendeinem Anlaß Gallenfarbstoffe vermehrt vorkommen, was äußerlich an einer Gelbfärbung von Haut und Schleimhäuten sichtbar wird. Beispielsweise entsteht beim hämolytischen Ikterus der Fohlen eine Überproduktion von Gallenfarbstoff durch den gesteigerten Abbau von Hämoglobin

Ileus: Darmverschluß

Immunisierung: 1. aktiv: dem Organismus werden im Verlauf einer Impfung oder einer Infektion Antigene zugeführt, die eine Bildung spezifischer Antikörper auslösen
2. passiv: dem Organismus werden fertige Antikörper zugeführt (beispielsweise mit Heilserum oder auch mit Kolostrum)

Immunität: spezifische Abwehrbereitschaft eines Organismus

Induktion: Auslösung, Verursachung

induzieren: auslösen, hervorrufen (beispielsweise die Ovulation)

Infertilität: Unfruchtbarkeit

Infestation: Befall mit Parasiten (Heimsuchung, Überschwemmung)

Influenza: Equine Influenza, Pferdeinfluenza, seuchenhafter Husten etc. Virusinfektionskrankheit der Pferde, die hauptsächlich durch die Influenzaviren A equi 1 und 2 hervorgerufen wird. Es kommt zu einer fieberhaften Störung des Allgemeinbefindens und einer Entzündung von Bronchien und Luftröhre (Husten)

Infusion: Einfließenlassen größerer Flüssigkeitsmengen (beispielsweise in die Blutgefäße oder unter die Haut)

Inhalation: Einatmung von Heil- oder Narkosemitteln in Form von Dämpfen, Gasen oder fein zerstäubten Flüssigkeiten

Injektion: Einspritzung von Lösungen

Inkubation: Bebrütung

Inkubator: Brutapparat, Brutschrank

Instillation: siehe Infusion

intermittierend: mit Zwischenräumen erfolgend, mit Unterbrechungen

intrauterin: innerhalb der Gebärmutter

in utero: in der Gebärmutter

invadieren: Eindringen von Krankheitserregern

Involution: Rückbildung (der Gebärmutter)

irreparabel: unheilbar, nicht wiederherstellbar

irreversibel: nicht umkehrbar

Irrigator: Gefäß zum Flüssigkeitseinlauf

Kalzium: zweiwertiges Erdalkalimetall. Lebenswichtiges Element für den Organismus (beispielsweise von Bedeutung bei der Blutgerinnung)

Karotin: als Provitamin A, das mit der Nahrung aufgenommen wird, kann es im tierischen Organismus in Vitamin A umgewandelt werden. Vitamin A ist ein Wachstumsvitamin, das an der Erhaltung von Epithelgeweben beteiligt ist und eine wesentliche Rolle beim Sehvorgang spielt (der »Sehpurpur« — der lichtempfindliche Farbstoff des Auges — ist ein Vitamin A-Abkömmling)

Kleinhirn: Teil des Gehirns, das unter anderem der Erhaltung des Gleichgewichtes und dem unwillkürlichen koordinierten Zusammenwirken der für Gang und Haltung wichtigen Muskeln dient

Kolik: krampfartige Schmerzen (vielfach in Verbindung mit Magen-Darm-Erkrankungen)

Kolon (Colon): Grimmdarm

Kolostrum: Vormilch, Kolostralmilch. Nach der Geburt produziertes Eutersekret. Nahrung des Neugeborenen. Die Kolostralernährung ist wegen des Schutzstoffgehaltes (Antikörpergehaltes) für das neugeborene Fohlen sehr wichtig

Koma (komatös): Zustand, der mit tiefer Bewußtlosigkeit einhergeht (in tiefer Bewußtlosigkeit)

konservative Behandlung: Behandlung ohne Operation

Konstriktion: Zusammenziehung

kontagiös, kontaminierend: ansteckend

Kontamination: Ansteckung, Verseuchung, Verunreinigung

Konzeption: Empfängnis, Befruchtung. Vereinigung von Ei- und Samenzelle

Koprophagie: Verschlingen von Kot (»Kotfressen«)

Kryptorchismus: Ausbleiben des Hodenabstiegs (Descensus) aus der Bauchhöhle in den Hodensack

Laktation: Milchproduktion, Absonderung von Milch

laktieren: Milch geben

lateral: seitlich, seitwärts, auswärts

laxieren: abführen

Lochien: Absonderungen der Gebärmutter während der ersten Tage nach der Geburt

Lungenalveolen: Lungenbläschen. Dünnwandige Bläschen, durch deren Wände der Gasaustausch zwischen Atemluft und Lungenblut stattfindet

Lutealphase: Gelbkörperphase. Zyklusphase, die hauptsächlich unter Progesteroneinfluß steht

Luteinisierungshormon: gonadotropes Hormon, das die Ovulation herbeiführt

Luxation: Gelenkverrenkung

Lymphozyten: besondere Form der weißen Blutkörperchen, die Antikörper bilden können. Die Stammzellen werden vom Thymus (Bries) — T-Lymphozyten — und von den Mandeln und den lymphatischen Organen des Darmes — B-Lymphozyten — geliefert

Mastitis: Euterentzündung

Megakalorien: 1 Million Kalorien (Kalorie = physikalische Maßeinheit der Wärmeenergie)

Mekonium: Darmpech. Erste Entleerung aus dem Darm des Neugeborenen. Aus Darmschleim, Darmepithelien, Galle und abgeschlucktem Fruchtwasser bestehende, zähe, dunkelbraune Masse

Mikrophthalmie: angeborene Kleinheit der Augen (Mißbildung)

Neonatus: Neugeborenes

neonatal: die Neugeborenenphase betreffend

Obstipation: Verstopfung

Ödem: abnorme Flüssigkeitsansammlung im Gewebe

omphalogen: über (durch) den Nabel

oral: zum Mund gehörend, durch den Mund einzunehmen

Osteoarthritis: Knochen- und Gelenkentzündung

Östrogene: Follikelhormon. Weibliche Geschlechtshormone, die für das Zustandekommen des Rosseverhaltens verantwortlich sind

Östrus: Brunst, Rosse

Ovar: Eierstock

Ovariektomie: Entfernung der Eierstöcke

Ovulation: Follikelsprung. Freigabe der befruchtungsfähigen Eizelle aus dem Follikel

Parasitose: von Parasiten verursachte Krankheit

Partus: Geburt

Pedigree: Stammbaum

perinatal: die Zeit um die Geburt herum

perineal: den Damm betreffend

Perineum: Damm. Mittelfleisch zwischen After und Schamspalte

Peristaltik: Bewegungen des Darmes zum Transport des Inhaltes

Plazenta: Mutterkuchen. Organ zum Stoffaustausch zwischen Mutter und Frucht

Plazentation: Ausbildung der Plazenta

Pluripara: Mehrgebärende. Stute, die mehrmals geboren hat

PMSG: Pregnant Mare Serum Gonadotropin, Stutenserum-Gonadotropin. In der Frühträchtigkeit im Blutserum der Stute vorkommendes Hormon

Pneumonie: Lungenentzündung

Pneumovagina: Ansammlung von Luft in der Scheide

Polydaktylie: Ausbildung überzähliger Zehen

polyöstrisch: Brunstperioden finden das ganze Jahr über in regelmäßigen Abständen statt (saisonal polyöstrisch = nur in bestimmten Jahreszeiten)

postnatal: die Zeit nach der Geburt betreffend

postpartal: nach der Geburt auftretend

post partum: nach der Geburt

Prädisposition: Anfälligkeit für bestimmte Krankheiten

pränatal: die Zeit vor der Geburt betreffend

präpartal: die Zeit vor der Geburt betreffend

Präputium: Vorhaut

Primipara: Erstgebärende

Progesteron: Gelbkörperhormon. Hormon zur Erhaltung der Trächtigkeit

Prognose: Vorhersage. Beurteilung des zu erwartenden Krankheitsverlaufs

Prolaktin: Hormon des Hypophysenvorderlappens, unterhält die Milchsekretion

Prostaglandine: Hormongruppe, die in den meisten Organen der Säugetiere vorkommt. Wirkung: unter anderem Auflösung des Corpus luteum

Punktion: Einstich (zwecks Entleerung von Flüssigkeitsansammlungen zu diagnostischen oder therapeutischen Zwecken)

Regeneration: Erneuerung, Wiederherstellung. Ersatz verlorengegangener Zellen durch gleichwertige Zellen

Rehe: keimfrei verlaufende Entzündung der Huflederhaut. Als Folge bildet sich meist der typische Rehehuf (Knollhuf).

Reinfestation: erneuter Parasitenbefall

rektal: den Mastdarm betreffend

Rektallösung: Einlaufflüssigkeit

rektovaginal: den Mastdarm und die weibliche Scheide betreffend

Rektum: Mastdarm

Relaxation: Erschlaffung. Entspannung

Reoviren: Erreger leicht verlaufender Infektionskrankheiten (insbesondere des Atmungstraktes)

Reparation: Ersatz von Gewebedefekten durch Zellen, die den verlorengegangenen nicht gleichwertig sind

reponierbar: in die ursprüngliche Lage zurückbringbar
Reproduktion: Fortpflanzung
Reproduktionszyklus: Fortpflanzungszyklus
resorbieren: aufnehmen, aufsaugen
Respiration: Atmung
Respirationstrakt: Atmungstrakt
Restitution: Wiederherstellung der normalen Körperfunktion
Retention: Zurückhaltung, Verhaltung
retikuloendotheliales System: System von Zellen mit der Fähigkeit, Krankheitserreger zu vernichten und Immunkörper zu bilden
Retina: Netzhaut des Auges (lichtempfindlicher Teil)
reversibel: umkehrbar, heilbar
Rezeptivität: hier: Paarungsbereitschaft
Rezeptor: Reizempfänger
rezessiv: (bezogen auf die Genwirkung) Eigenschaft, die durch die Wirkung eines dominanten Gens abgeschwächt oder überdeckt wird
Rhinopneumonitis: durch Herpesviren hervorgerufener Katarrh der Luftwege. Verläuft mit den gleichen Krankheitserscheinungen wie die Pferdeinfluenza. Bei trächtigen Stuten treten die gefürchteten Virusaborte auf
Ruptur: Zerreißung

Schizosoma reflexum: Mißbildung der Frucht mit einer vom Brusteingang bis zum Becken reichenden Längsspalte und Aufbiegung der seitlichen Brust- und Bauchwand. Die Eingeweide liegen frei in der Gebärmutter
Schleimhautkrater (endometrial cups): Strukturen in der Gebärmutterschleimhaut, in denen zwischen dem 40. und 150. Trächtigkeitstag das PMSG gebildet wird
Sekundärerreger: Krankheitserreger, die eine zusätzliche Infektion hervorrufen, nachdem der Organismus bereits von Krankheitserregern befallen war
Sensibilisierung: Empfindlichmachung
Septikämie: Überschwemmung des Blutes mit Bakterien und deren Stoffwechselprodukten
Septum: Scheidewand
Serumgonadotropin: siehe PMSG
Sonde: hier: Schlauch zum Einfüllen von Flüssigkeiten (Ernährung mittels einer Magensonde)
Spat: Knochenwucherung im Bereich der Sprunggelenksinnenfläche, die zu Lahmheiten führen kann
Spezies: (Tier-)Art
Stenose: Verengung von Kanälen oder Öffnungen
Strongyliden (»Blutwürmer«): Fadenwurmart, die im Darm schmarotzt. Die Larvenstadien dringen in das Blutgefäßsystem ein und verursachen hier schwere Schäden
Suppositorium: Arzneizäpfchen, das in den Mastdarm eingeführt wird
Synchronisation: Herstellung der Gleichzeitigkeit
Syndrom: Krankheitsbild mit einer in typischer Kombination auftretenden Gruppe von Krankheitszeichen
systemisch: ein Organsystem oder mehrere Organe gleichzeitig betreffend
Symphyse: Schambeinfuge

Thorax: Brustkorb
Thymus: Bries, innere Brustdrüse. Während der Reifung des Organismus von großer Bedeutung für die Entwicklung eines gut funktionierenden Immunsystems
Torticollis: Schiefhals
Tranquilizer: Medikament mit entspannender, beruhigender, dämpfender Wirkung
Trauma: durch äußere Gewalteinwirkung entstandene Verletzung des Organismus
Trimester: ⅓ der Tragzeit

Urachus: Im Nabelstrang befindlicher Harngang, der den Urin der Frucht von der Harnblase in die Allantoisblase leitet. Nach der Geburt verkümmert der Urachus, und es entsteht ein Strang, der vom Blasenscheitel zum Nabel verläuft
Urämie: Harnvergiftung des Organismus, die zustande kommt, wenn mit dem Harn auszuscheidende Stoffe im Körper zurückgehalten werden
urinieren: Harn absetzen
uterin: die Gebärmutter betreffend
Uterus: Gebärmutter
Uterusinvolution: Rückbildung der Gebärmutter nach der Geburt

Vagina: Scheide
Vaginalseptum: Scheidewand in der Vagina

Vaginitis: Scheidenentzündung
Vakzination: Impfung
Vestibulum vaginae: Scheidenvorhof
Virämie: Virusinfektion, mit Ansiedlung und Verbreitung der Viren auf dem Blutweg
viskös: zähflüssig
Viskosität: Zähflüssigkeit
visuell: das Sehen betreffend
Vorhofplastik: plastische Operation zur Wiederherstellung der Funktion der Scham und des Scheidenvorhofes
Vulva: Scham

Wobbler: Erkrankung, die durch eine gestörte Koordination der Bewegung gekennzeichnet ist

zentralnervös: das Zentralnervensystem (Gehirn und Rückenmark) betreffend
Zervix: (Gebärmutter-)Hals
Zygote: befruchtete Eizelle nach der Verschmelzung des männlichen und weiblichen Vorkerns
Zyklus: periodisch ablaufende Veränderungen an den Geschlechtsorganen (Follikelreifung, Ovulation, Corpus luteum-Bildung) mit dem sichtbaren Zeichen der Rosse

Sachregister